U0072547

蔬果養生健康DIY

中醫博士

黃于芯 醫師◎編著

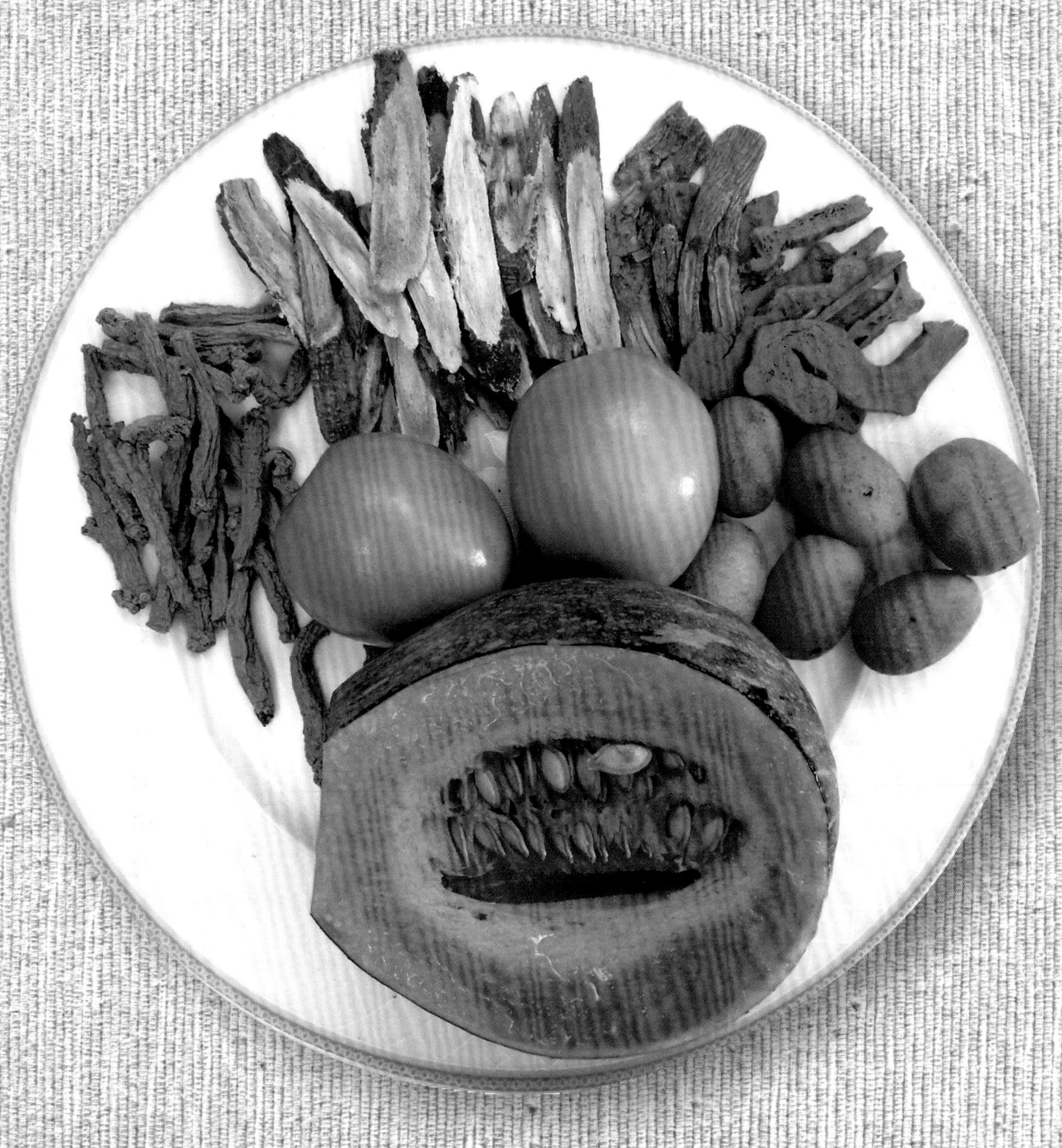

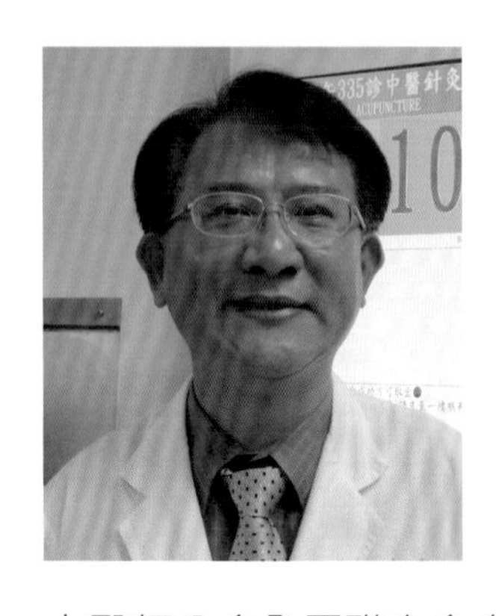

[推薦序 1]

蔬果飲食防病養身

中醫師公會全國聯合會名譽理事長
中國醫藥大學附設醫院副院長
中國醫藥大學中醫系所主任
聯合國世界和平基金會世界名醫獎得主
全國醫學科技金橋獎得主

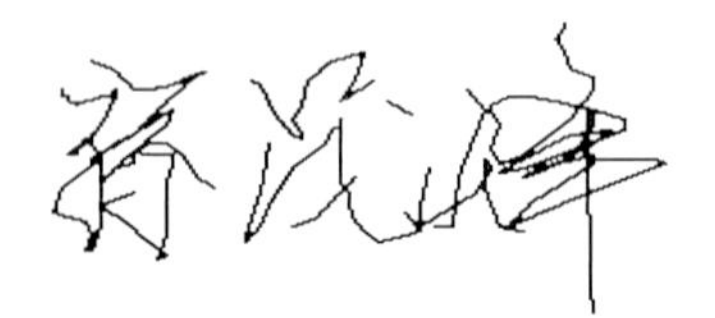

唐朝名醫孫思邈曾說：「安生之本，必資於食，不知食宜者，不足以存生也。」由此可知，吃適宜的食物對於人類生存的重要性。食物取自於天然的最好，用蔬果來養生更佳；蔬果養生是在於飲食蔬果之道和如何利用蔬果飲食來調理身心，我們日常所吃的蔬果和中藥一樣，有著寒、熱、溫、涼的屬性和酸、苦、甘、辛、鹹五味的特性，不同的性味，自然對不同的疾病有著不一樣的養生效果。

「五穀為養，五果為助，五畜為益，五菜為充，氣味合而服之，以補益精氣」，所以食物除了溫飽外，可以補益精氣，如果能正確的調配，還有祛病的效果。「三分治，七分養」，寓治於養，利用日常蔬菜、水果來養生，不僅可以防病強身，對病情的恢復也有幫助，從而達到了保健的目的。

黃于芯醫師所編著的《蔬果養生健康DIY》一書，是以日常所吃的蔬果為主，魚、肉為次，搭配安全的中藥而烹飪的養生料理，不僅可以嚐到蔬果的美味，對於常見的疾病也有保健的效果，值得珍藏。

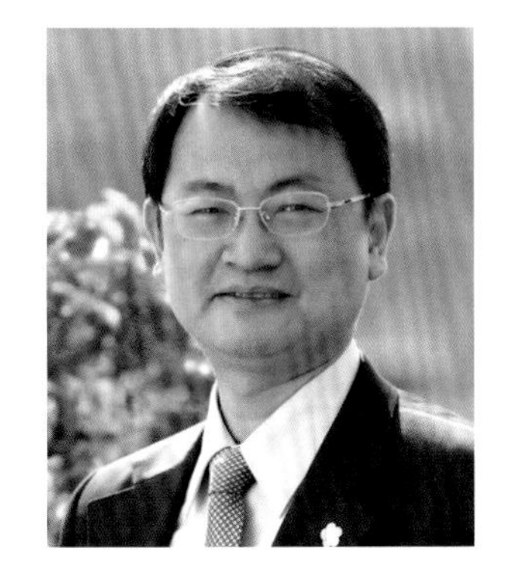

［推薦序 2］

蔬果料理　食用實用兩得兼

彰化縣藥用植物學會理事長
大葉大學藥用植物與保健學系主任
仁愛中醫醫院院長

張世良

自商朝以來，就有著「藥食同源」的觀念，許多的食物可以藥用，許多的中藥也可以食用，因為傳統的中藥和食物都來自於大自然，而且一般人認為「藥治不如食療」，宋代名醫陳直就說過：「以食治疾，勝於用藥」，食療是最健康、最安全的防病、祛病、養生的方式。

平日所食的蔬果，不僅是可以溫飽，「吃得對」還可以達到防病、保健、養生的目的，美國著名抗衰老專家霍華德・希爾說：「只有懂得怎麼吃，才能找到長壽之路的入口。」，明朝名醫李時珍也說過：「善食者善生，不善食者傷身。」

想用日常的蔬果來養生、保健、防病，就需要有一本書籍來指導，《蔬果養生健康 DIY》正符合需要，葷素皆宜，值得參考。這本書是黃于芯醫師行醫經驗及平日自身養生飲食、教授養生料理的經驗撰寫而成的，讀者除了可以藉著食物的美味，達到幫助祛病、防病和保健、養生的目的外，還可以從本書中，學到一些常用中藥及水果的食用知識。這是一本實用的養生保健料理食譜，也是獲得知識的優良書籍。

[自序]

蔬果養生　自然又健康

大家都知道吃水果、蔬菜，對身體有很大的幫助，但是常常因為繁忙的工作，顧此失彼，更談不上用天然的食物來養生了！因此在三餐溫飽的同時，可以吃到水果、蔬菜，又可以養生保健，真是一舉數得；況且我們日常食用的水果、蔬菜，有很多可以供作藥用，譬如：龍眼、山藥、栗子、枇杷……既可食用，又可以藥用。用平日所吃的水果、蔬菜為主，魚、肉為次，加入適合的、性味較為平和的、安全的中藥，料理成飲品、粥、涼拌菜、湯，來預防一些平時常見的症狀，既可享受蔬果的美味，又可滋補養身，也可以達到養生保健的作用。

本書既是介紹養生保健的料理，所以不著重料理的刀工，或繁雜的烹飪技巧，或用過多的加工製品，主要以天然為主。料理的內容，是累積作者行醫經驗、平日養生飲食，及擔任救國團藥膳老師、勞動部職訓局創意養生料理老師的教學心得。這些料理有的保健功用相同，但讀者可依個人的體質、飲食偏好（葷或素），及不同季節的蔬果，從而選擇不同的料理方式。作者所學有限，尚請不吝指教。

但是蔬果養生保健效用緩慢，必需長期堅持才有效果。「安身之本必資於食，救疾之速必憑於藥」，養生保健是防病、祛病的輔助，當有病痛時，或病情並無改善，應迅速就醫，千萬不可諱疾忌醫。

黃于芯中醫診所院長　黃于芯

目錄

粥

拌

湯

飲

附記

「安身之本必資於食，救疾之速必憑於藥。」

——扁鵲（中國古代名醫）

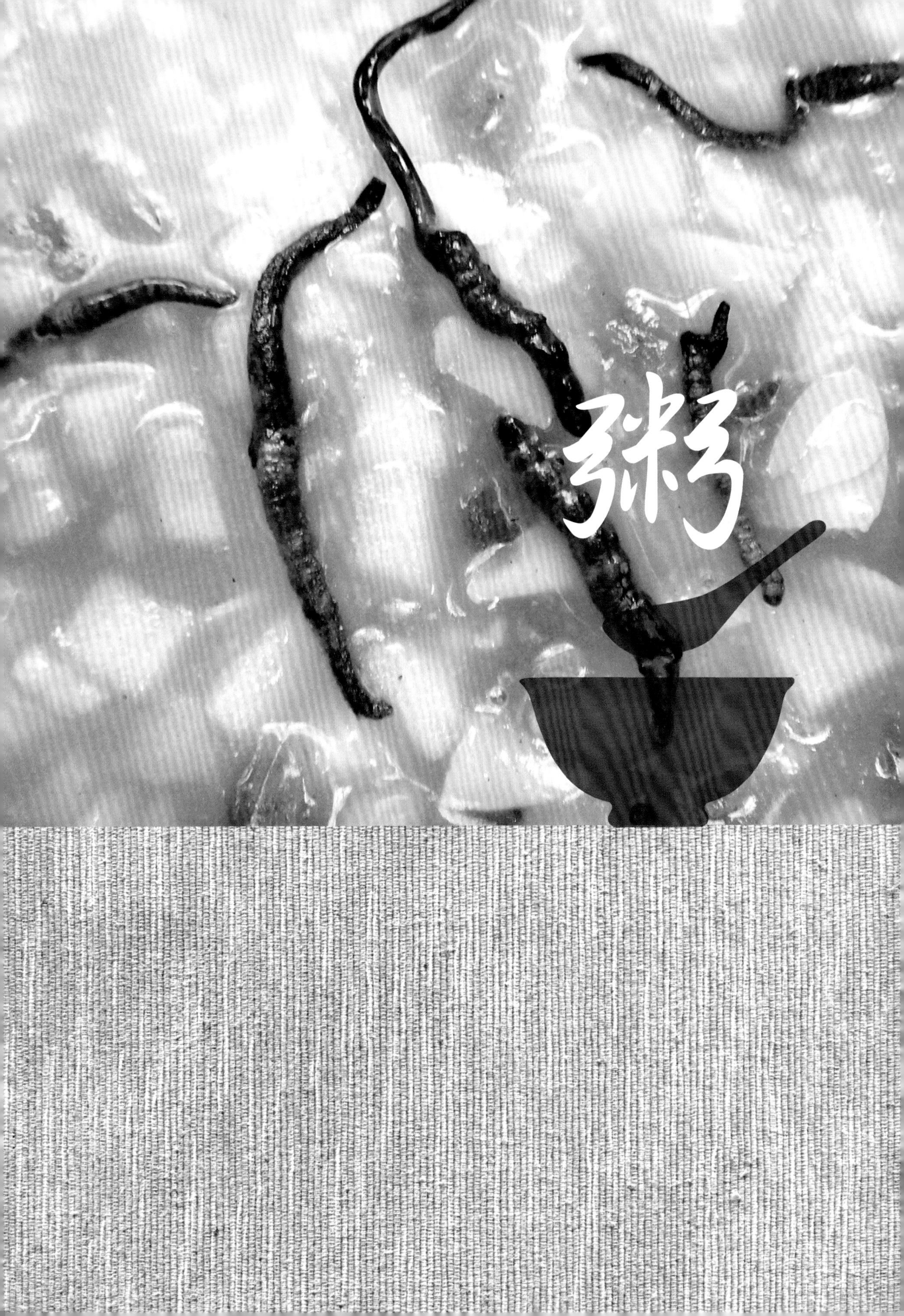
粥

促進食慾粥

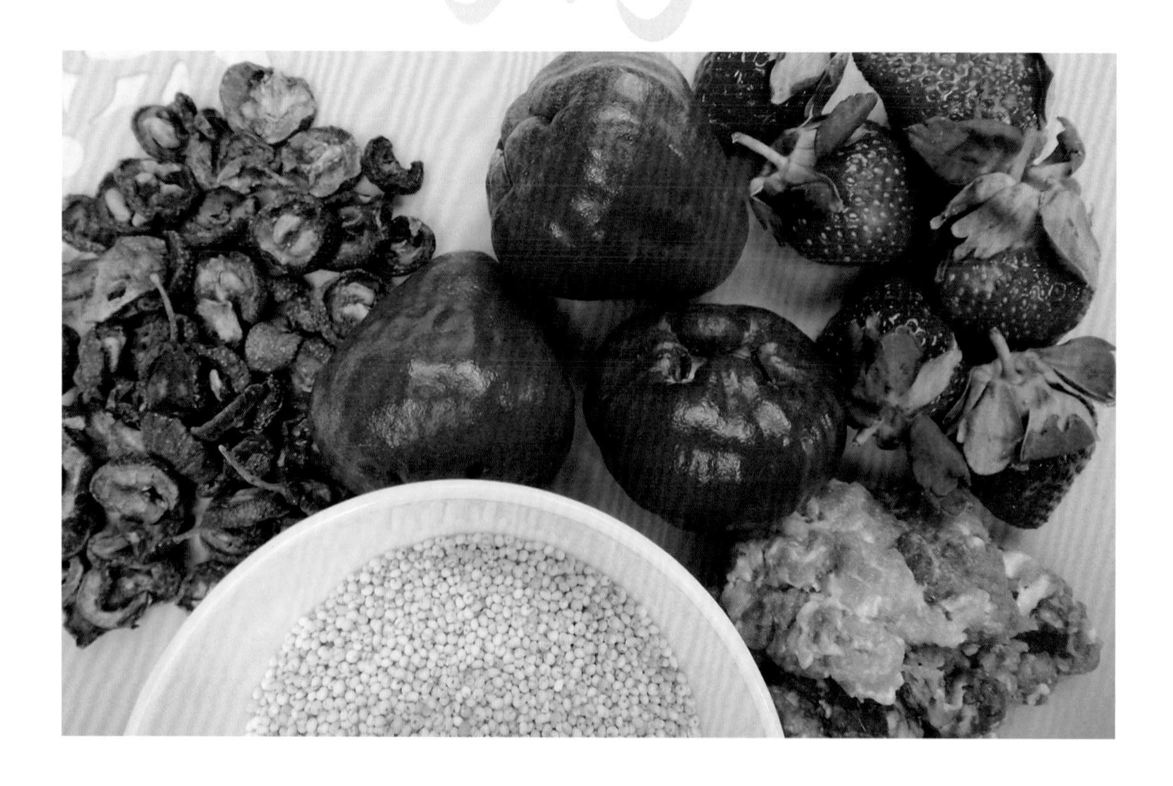

材料

山楂 1 兩 蓮霧 150 克 草莓 100 克 豬絞肉 120 克（素食不用）
粟米（小米）80 克　鹽少許 蔥末少許

主要功效

幫助消化、促進食慾、開胃健脾。

功效解說

山楂開胃消食，促進消化液的分泌，對消肉食積滯效果更好。粟米健脾養胃，治療不思飲食、脾胃虛弱、消化不良。蓮霧開胃、助消化，可治胃腹脹滿。草莓富含維生素 C、果膠和膳食纖維，有幫助消化、健脾和胃的功效，可治食慾不振。豬肉補胃氣、益氣力、長肌肉。

做法

1. 山楂洗淨，用小紗布袋裝，袋口繫緊備用。
2. 蓮霧洗淨，瀝乾水，去果臍、籽，冷開水洗過，切小丁備用。
3. 草莓泡冷水 15 分鐘，去蒂洗淨，瀝乾水，冷開水洗過，切小丁備用。
4. 粟米、山楂，加適量的清水（約 1400CC，如果水不足，中途可加水），大火煮沸，

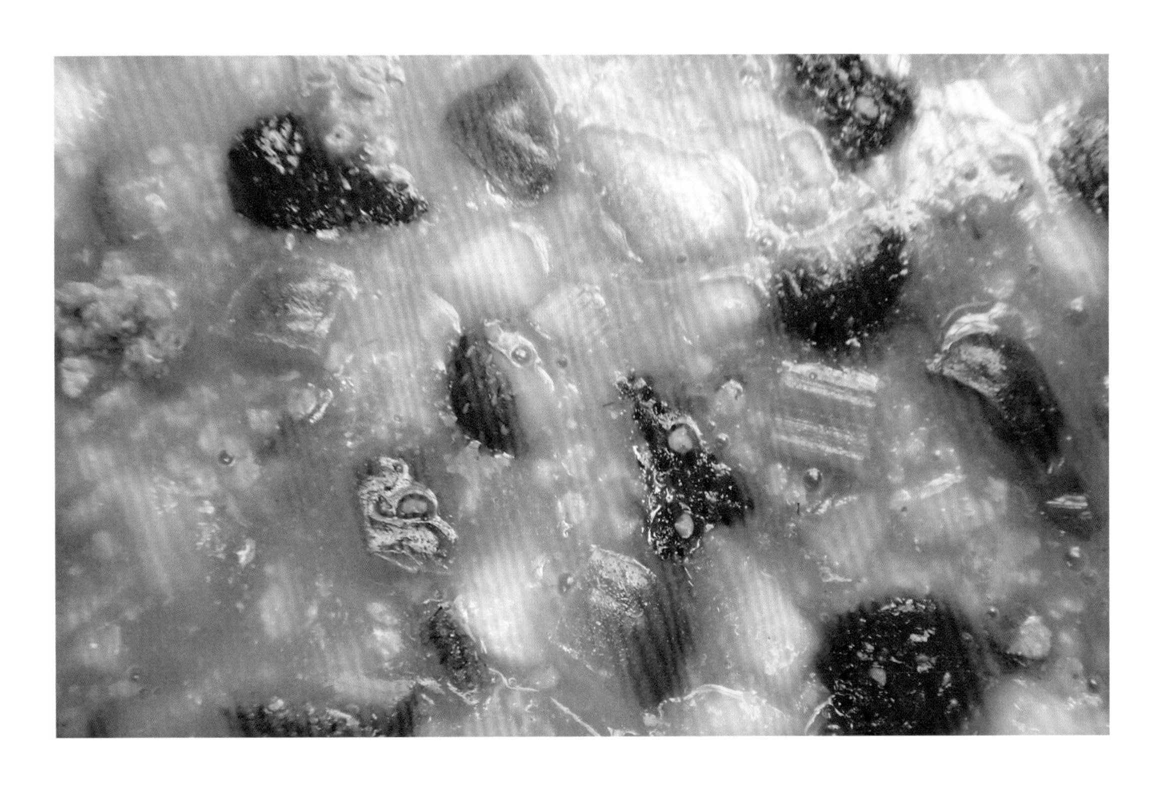

改小火煮 30 分鐘，取出裝山楂的小紗布袋，轉中火，放入豬肉煮熟，再加草莓、蓮霧、蔥末和鹽，粥滾熄火即可。

注意事項

1. 山楂會促進消化液分泌，脾胃虛弱、胃酸過多、胃潰瘍患者慎食。
2. 草莓性涼，痰濕內盛、腸滑便瀉者不宜多食；含草酸，忌和含鈣物同食，尿路結石病人亦不宜多食。
3. 蓮霧有利尿作用，頻尿者少食；性偏涼，脾胃虛寒者不宜多吃。
4. 沒有草莓可用鳳梨代替。鳳梨所含的蛋白質分解酵素，可以分解蛋白質及幫助消化，它的成分中有酸丁酯，具有刺激唾液分泌及促進食慾的功效。但是鳳梨的菠蘿蛋白酶能溶解纖維蛋白和酪蛋白，對其過敏、胃潰瘍、凝血功能障礙患者禁食；發燒和患有濕疹疥瘡者不宜多食；食用前浸泡鹽水可減少過敏。
5. 沒有蓮霧可用蘋果代替。蘋果益胃健脾，增進食慾，可治療消化不良。蘋果會增強消化力，脾胃虛者不宜多食。蘋果中的酸會腐蝕牙齒，吃完最好漱口；富含糖類，糖尿病患者不宜多食；含鉀鹽，腎炎患者不宜多食。
6. 粟米性涼，胃冷者不宜多食。素食者不放豬肉。

消痘淡疤粥

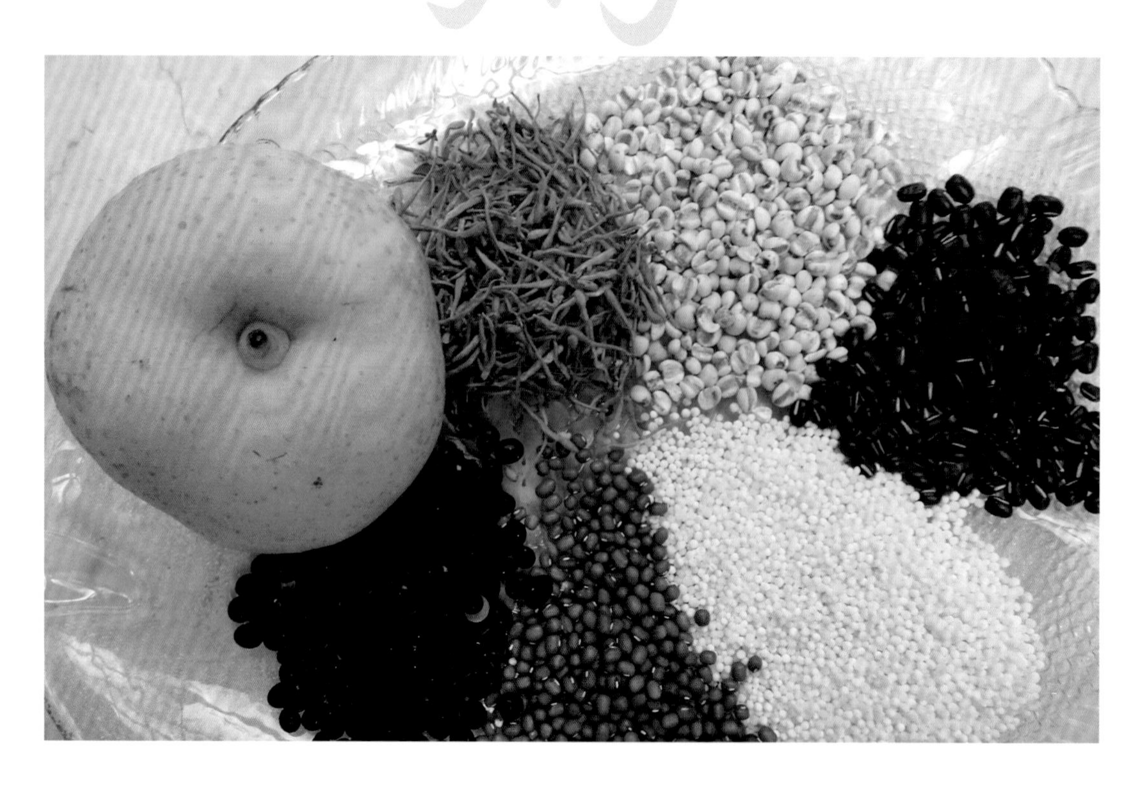

材料

水梨 1 粒（約 200 克） 金銀花 3 錢（要用紗布袋裝） 薏仁 30 克 紅豆 30 克
西谷米（西米）30 克 綠豆 30 克 黑豆 30 克 白砂糖適量

主要功效

改善、消除青春痘或粉刺、消腫淡疤。

功效解說

金銀花清熱解毒，消腫抗炎。黑豆補腎解毒，活血化瘀，幫助痤瘡消腫淡疤。綠豆清熱解毒、有消腫作用。西米有使皮膚恢復天然潤澤的功能；紅豆清熱解毒、消腫排膿，促進血液循環而淡疤，使臉色紅潤。薏仁含維生素 E，可以改變膚色，光滑細膩皮膚，消除粉刺、色斑，解毒排膿。水梨清熱降火、解瘡毒。

做法

1. 黑豆、紅豆、綠豆、薏仁洗淨，用清水泡 4 小時，撈起備用。
2. 水梨洗淨，去核、籽，不必去皮，切小丁備用。
3. 金銀花洗淨，用小紗布袋裝，袋口繫緊備用。
4. 金銀花和黑豆、紅豆、綠豆、薏仁放入鍋內，加適量的清水（約 1800CC），大火

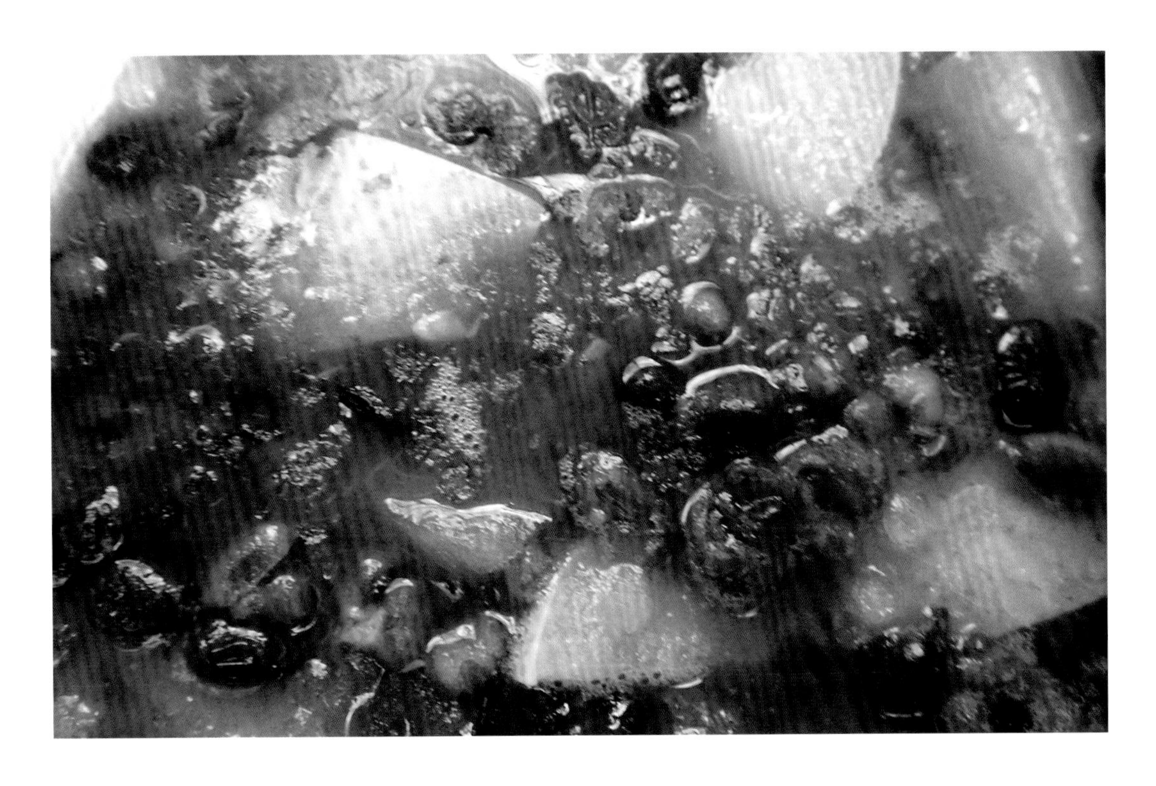

煮沸，改小火，慢慢加入西谷米，邊煮邊攪拌，煮 30 分鐘後，取出金銀花藥袋，繼續煮至西谷米呈透明狀（沒有白點），加入水梨、適量的白砂糖，攪拌均勻，粥滾熄火。

注意事項

1. 金銀花性寒，脾胃虛寒及氣虛瘡瘍膿清者忌服。
2. 黑豆過食不易消化，小兒不宜多食；含高普林，尿酸偏高、痛風患者不宜食。
3. 薏苡仁利水滲濕，頻尿、便秘者和孕婦慎用。
4. 綠豆性寒，脾胃虛寒、腹瀉、便溏、腸胃脹氣者不宜食用。
5. 梨性寒，久病體虛、大便溏瀉、脾胃虛寒、產婦血虛者慎食；含果酸，胃酸過多者不可多食；有利尿作用，尿頻者少食。
6. 紅豆富含鐵，不能用鐵鍋煮（會變黑色）；不宜和茶、咖啡同食，以免影響鐵質吸收；利水，頻尿者不宜多食；含高普林，尿酸偏高、痛風患者不宜食。
7. 西谷米主要成分是澱粉，糖尿病患者不宜食。

黑髮護髮粥

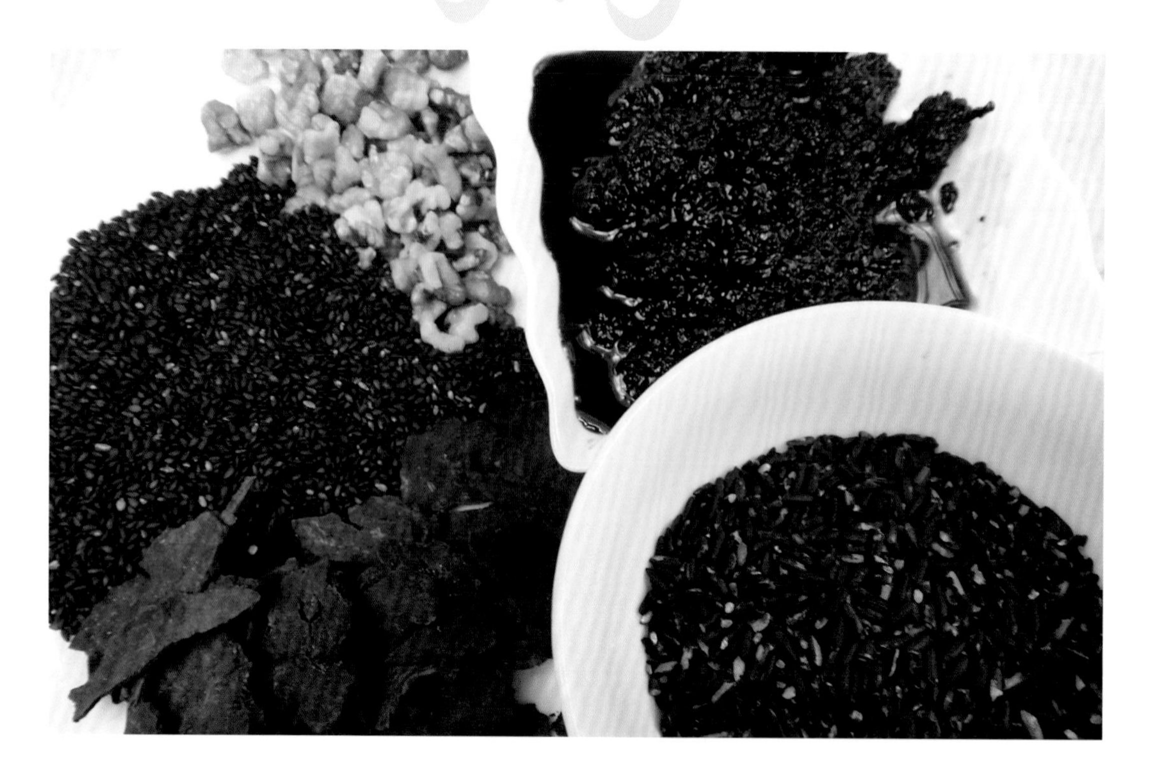

材料

黑芝麻 50 克　核桃 50 克　桑椹膏 100 克　紫米 80 克
何首烏 3 錢（要用紗布袋裝）

主要功效

養血補血，護髮，預防白髮、脱髮，烏黑頭髮。

功效解說

黑芝麻補血、烏髮、護髮，可防止頭髮脱落，或過早變白。核桃補腎滋養血脈，烏鬢生髮。桑椹養血護髮，補肝滋腎，預防頭髮早白。紫米補血益氣，含有天然的黑色素，可烏黑髮絲。何首烏補益精血，烏黑髭髮。

做法

1. 黑芝麻和核桃用乾鍋炒熟（有聞到香味即可），備用。
2. 何首烏洗淨，用小紗布袋裝好，和紫米放入鍋內，加適量的清水（約 1000CC，如中途水不足，可再加水），大火煮沸，改小火煮 30 分鐘，取出何首烏藥袋，粥熟熄火，加入桑椹膏，拌匀，再撒上黑芝麻和核桃即成。

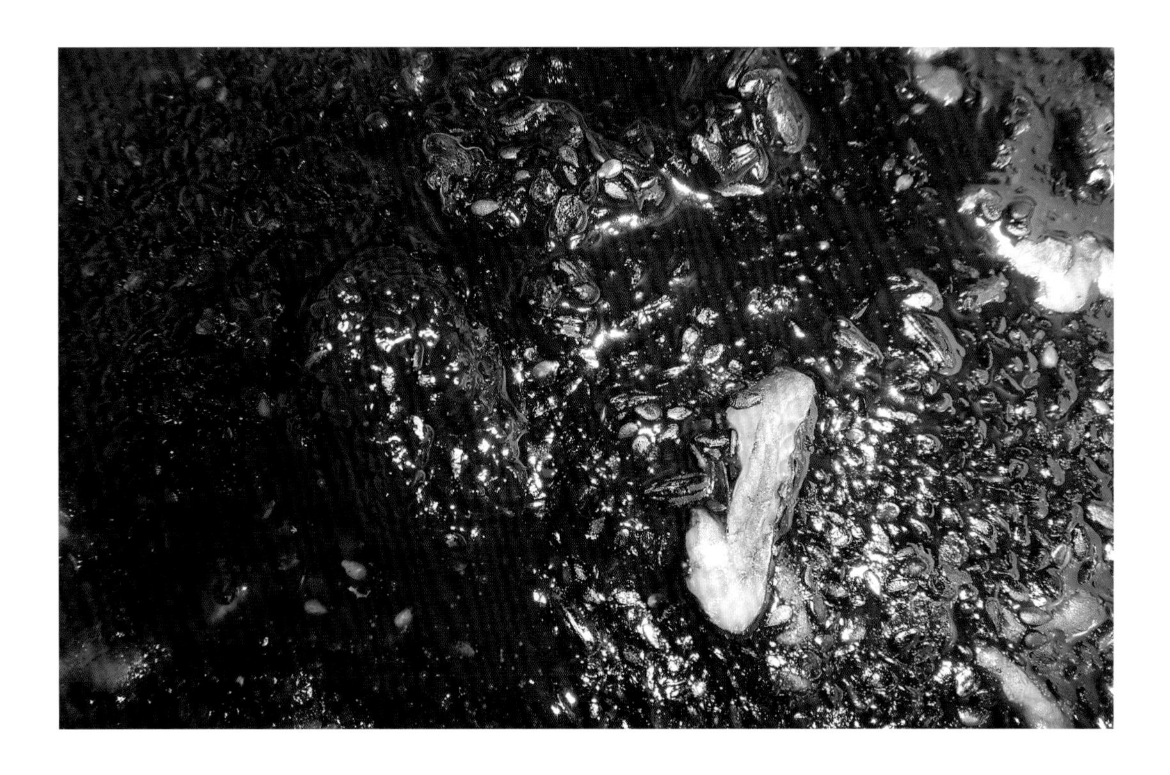

注意事項

1. 本粥性屬溫熱，身體有燥熱現象時，不宜食用。
2. 桑椹含有胰蛋白酶抑制物，會影響蛋白質的吸收與消化，腸胃消化不良者，不宜食用。
3. 芝麻油有潤腸作用，腹瀉、遺精者慎食。
4. 生何首烏潤腸通便，大便溏瀉者慎用；濕痰重者慎用製首烏。
5. 核桃含豐富脂肪油，多食會引起腹瀉，便溏、腹瀉者不宜食；性溫，痰火喘咳、陰虛火旺者不宜食。（陰虛火旺，常熬夜者較常見，有口乾舌燥、夜間盜汗、手足心熱、全身潮熱、小便短赤或黃、大便燥結等症狀。）
6. 可用鮮桑椹 200 克代替桑椹膏，但要加適量的蜂蜜。

保護視力粥

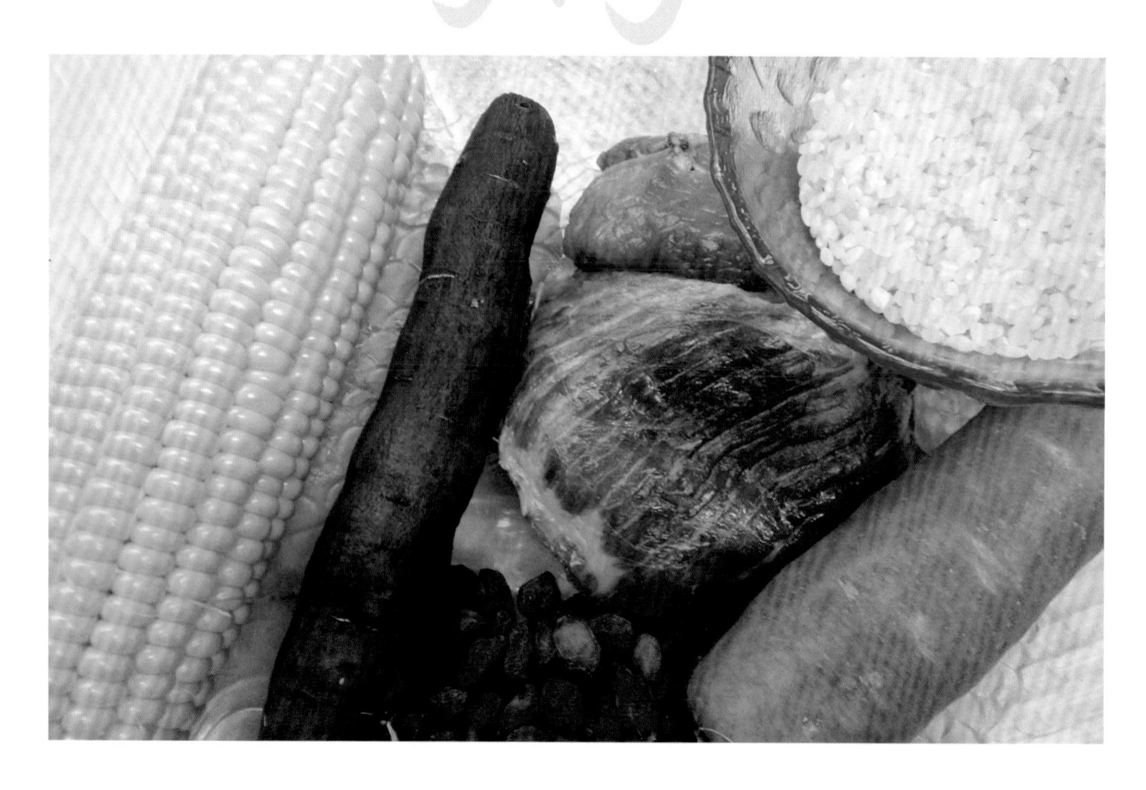

材料

新鮮黃玉米 1 支（約 220 克） 紅番薯 60 克 枸杞 1 兩
豬瘦肉 120 克（素食不用） 胡蘿蔔 60 克 白米 80 克 鹽少許 蔥末少許

主要功效

保護視力，緩解眼睛疲勞，防治近視。

功效解說

枸杞養肝明目，治療視力減退。黃色玉米富含胡蘿蔔素，可以緩解眼睛疲勞，預防近視，還含有葉黃素，可以過濾對眼睛有害的光線，可以對抗眼睛老化。紅番薯含有維生素 A 和胡蘿蔔素，可以防治眼睛酸澀、眼睛疲勞，改善視力。胡蘿蔔更含有豐富的胡蘿蔔素，可以養肝明目，預防近視，消除眼睛疲勞。

做法

1. 將黃玉米去外葉、鬚，洗淨，用刀削下玉米粒備用。
2. 枸杞冷開水沖淨備用。
3. 紅番薯洗淨，去皮，切小丁備用。
4. 胡蘿蔔洗淨，切小丁備用。

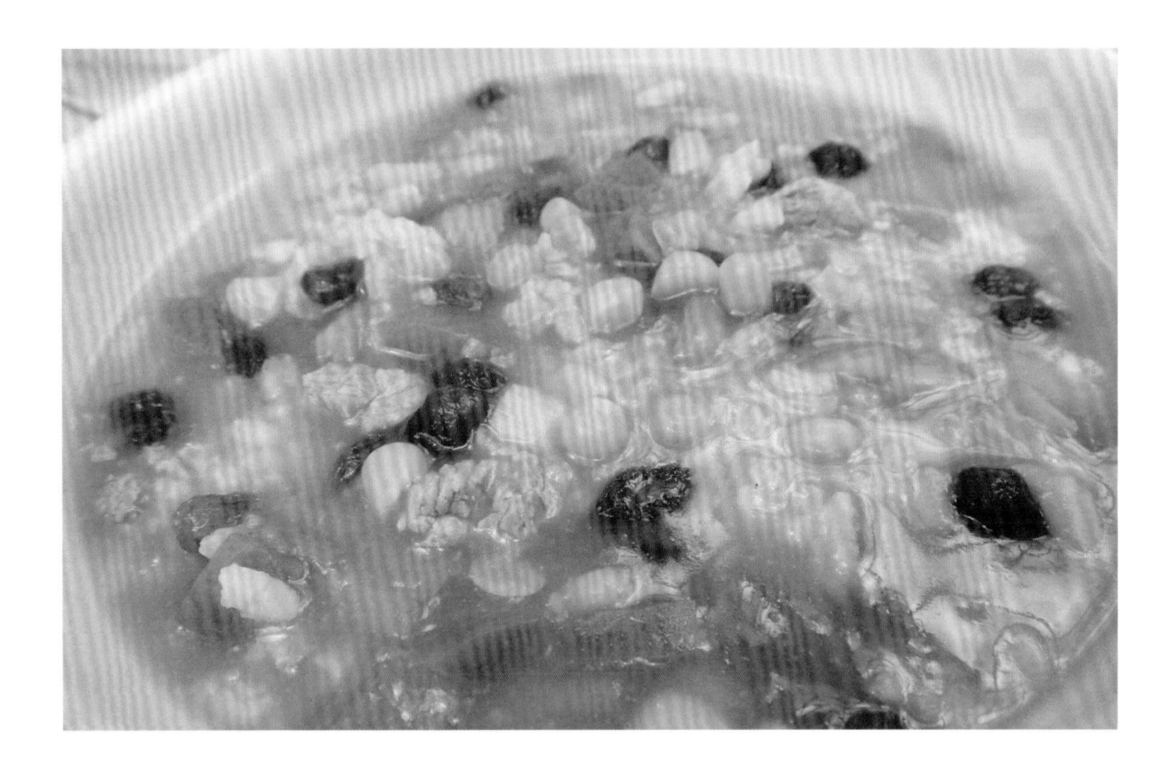

5. 豬瘦肉洗淨，切小丁備用。
6. 米放入鍋內，加入適量的水，煮八分熟時，放入玉米粒、紅番薯、胡蘿蔔、豬肉，煮熟，再放入枸杞、鹽和蔥末，粥滾熄火即可。

注意事項

1. 番薯吃多會引起脘脹和反胃，胃腸不適、胃腸脹氣、胃酸過多者，不宜食用；番薯不能與柿子同吃，會產生胃柿石，因而致病。
2. 發霉的玉米會產生黃麴毒素，有致癌作用，不可食用。
3. 枸杞甘潤，脾胃虛弱、腹瀉者不可多食。
4. 胡蘿蔔性平為補，白蘿蔔性涼為瀉，兩者最好不要同時吃；長期大量食用胡蘿蔔皮膚會發黃，停食一段時間發黃現象會消失。
5. 素食者不必放豬肉。不吃蔥者可改用芹菜末。

散寒暖宮粥

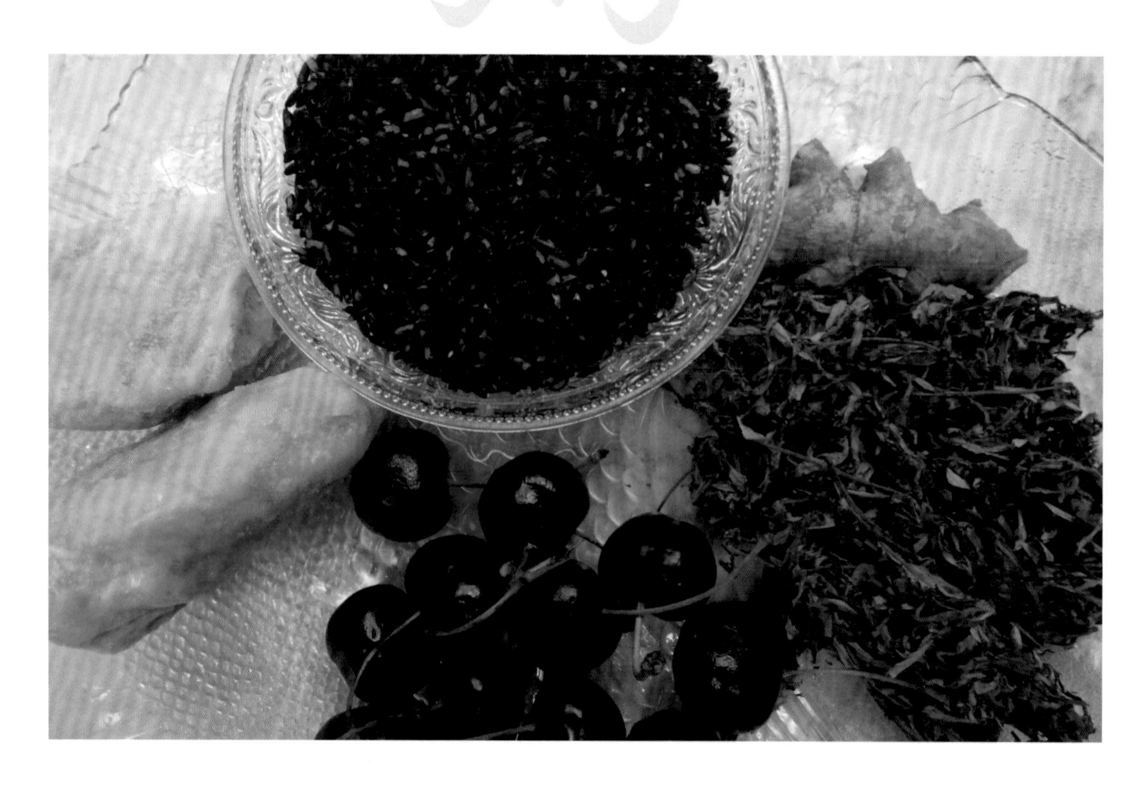

材料

榴槤肉 200 克 紫米 80 克 生薑 20 克 艾葉 1 錢 5 分（要用紗布袋裝）
鮮櫻桃 120 克 黑糖適量

主要功效

改善寒性體質，或婦女痛經，或產後怕冷、腹冷痛。

功效解說

櫻桃補血益氣，每百克含鐵量高達 59 毫克，可促進血液生成；性溫熱，可以暖身補中。生薑溫中散寒，促進血液循環，可治痛經。榴槤健脾補氣、活血散寒、緩解經痛，可治心腹冷痛，改善寒性體質；種子富含蛋白質，味道類似板栗，可以增強體力。艾葉溫經散寒止痛，可治虛寒性腹痛。紫米富含鐵質，補血暖身。

做法

1. 生薑洗淨，切絲備用。
2. 櫻桃洗淨，瀝乾水，去梗，冷開水洗淨，切開去籽備用。
3. 榴槤沖淨，去殼、去籽，取肉 200 克切碎備用。種子用另一鍋水煮熟後，剝開種子皮、取仁切碎備用。

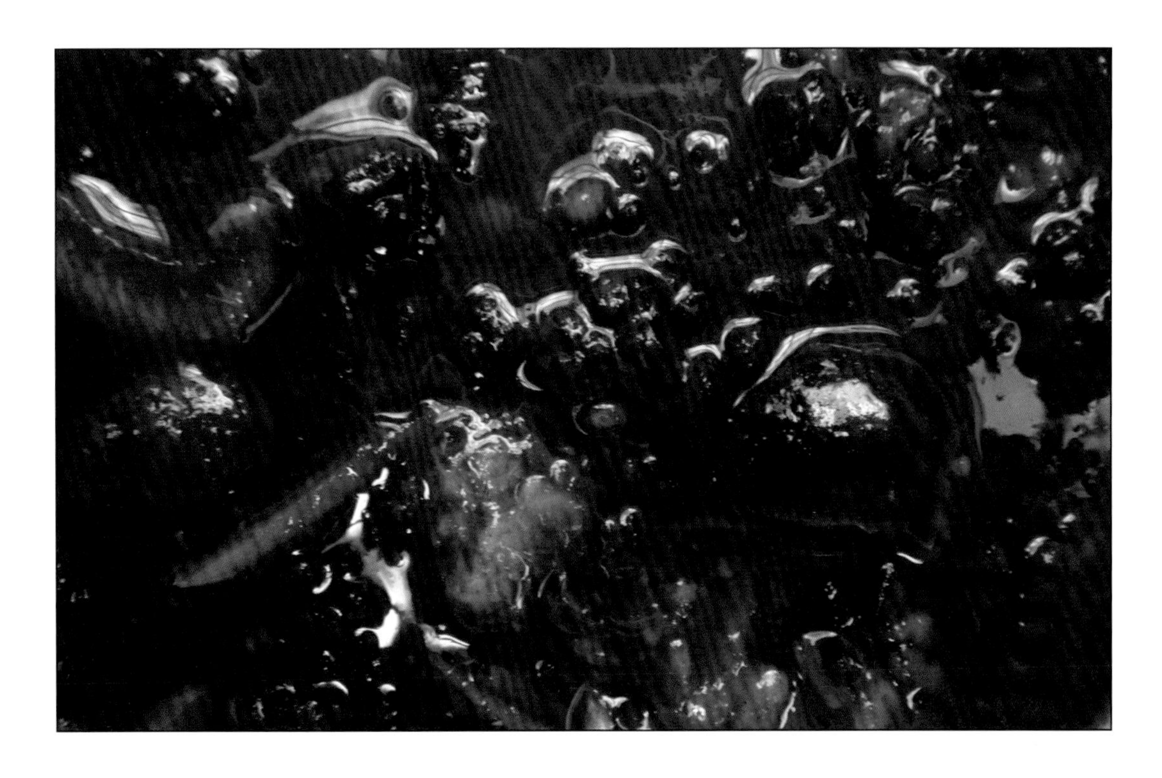

4. 艾葉洗淨，用小紗布袋裝，袋口繫緊備用。
5. 紫米、艾葉、薑絲放入鍋，加適量的清水（約 1000CC），大火煮沸，改小火煮 30 分鐘，取出艾葉小紗袋，加入榴槤肉、榴槤種子仁，粥滾熄火，加入櫻桃、黑糖即可。

注意事項

1. 本品溫熱，身體有燥熱現象時慎食。
2. 艾葉性溫燥，陰虛火旺、血燥生熱者慎用。
3. 生薑辛溫助熱，陰虛火旺、熱病高熱、發炎症者忌食。
4. 榴槤性熱而滯，感冒不可多吃；不可與酒同時吃（同屬燥熱之物）。
5. 榴槤含鉀量高，急、慢性腎炎、腎功能不全者忌食；熱量高，肥胖者忌吃；又因含糖量高及含膽固醇高，糖尿病患者、高膽固醇血癥患者忌食。
6. 不敢吃榴槤，可用乾荔枝肉 50 克取代。乾荔枝肉養血補氣、理氣止痛。
7. 櫻桃性溫熱，虛熱咳嗽、熱性病忌食；有火氣、潰瘍症狀者慎食；含糖高，糖尿病患者忌食；含鉀量高，急、慢性腎炎、腎功能不全者忌食。

養心助眠粥

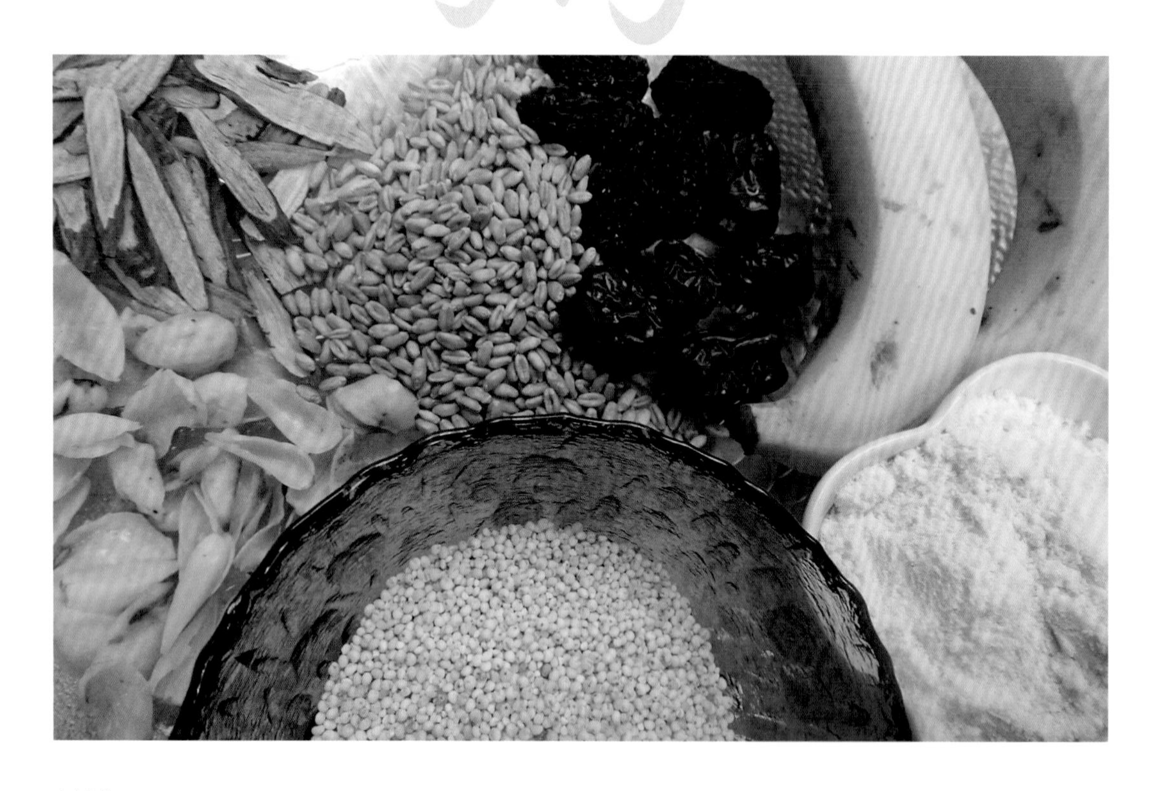

材料

乾百合 3 錢（或鮮百合 30 克） 甘草 3 錢 浮小麥 1 兩 紅棗 5 粒 黑棗 5 粒
香蕉 250 克 奶粉 50 克 粟米（小米）80 克

主要功效

養心安神、補脾和中、可集中注意力、改善憂鬱、幫助睡眠，尤其是更年期症候群的失眠。

功效解說

百合清心除煩，寧心安神，可治精神恍惚、心情抑鬱、失眠多夢。甘草瀉心火、和胃。大棗益氣生津，養心潤躁。浮小麥養心液、益氣、除煩，與甘草、大棗共成甘潤緩急、養心寧神之功，滋臟氣而止其躁，可治精神恍惚、煩躁不安、失眠。牛奶和香蕉含有色胺酸，可以使人放鬆心情，減緩神經活動，有幫助入眠的作用；香蕉還含有鎂元素，可以舒緩壓力、鎮靜精神，幫助更快入眠。粟米補脾、益氣、和胃、安眠。

做法

1. 百合洗淨，浸泡冷水 2 小時（若用鮮品則不必浸泡）備用。
2. 甘草、小麥洗淨，各用小紗布袋裝，袋口繫緊備用。

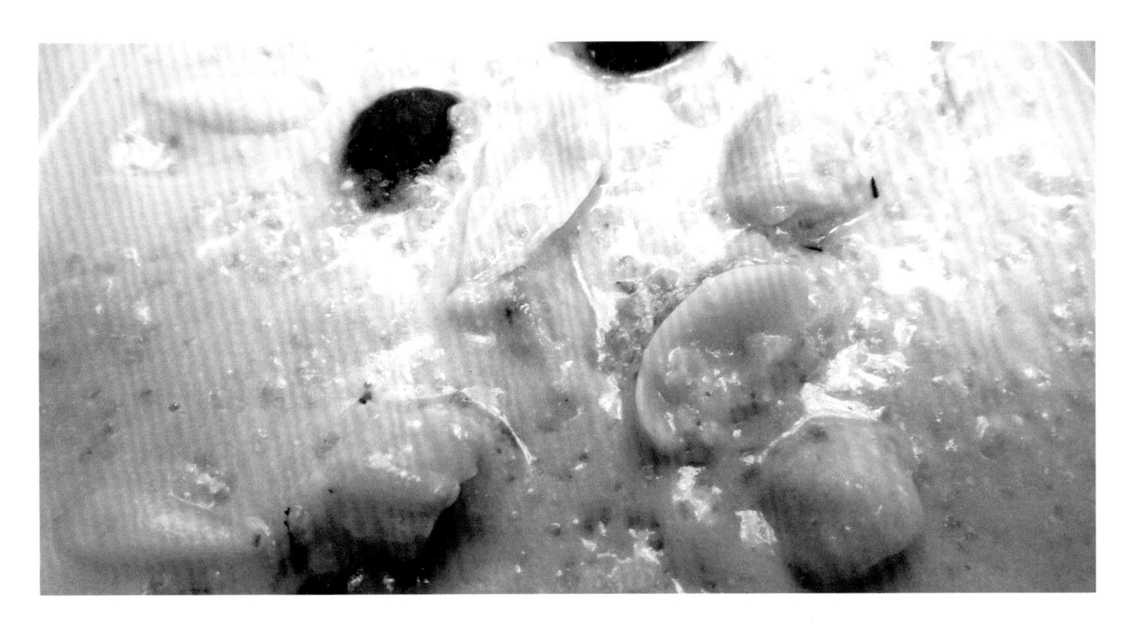

3. 大棗洗淨備用。
4. 香蕉洗淨，去皮，切小丁備用。
5. 將百合、甘草、小麥、大棗、粟米，放入鍋內加適量的水（約 1200CC），大火煮沸，改小火煮 30 分鐘，取出甘草、小麥紗布袋，熄火，加入奶粉、香蕉，攪拌均勻即可。

注意事項

1. 百合、浮小麥性涼，風寒咳嗽、脾胃虛寒（脾胃虛寒體質，表現為食慾減低、腹部冷痛喜溫喜按、大便稀溏）、脾虛多痰、脾虛泄瀉者，不宜食用。
2. 甘草味甘能助濕壅氣，令人中滿，濕盛而胸腹脹滿及嘔吐者忌服；具有鹽皮質類固醇樣作用，長期使用會有血壓上升及浮腫現象，高血壓患者、水腫患者慎用。
3. 紅棗含糖量高，糖尿病患者、牙病患者不宜食用；性溫，痰熱患者不宜食用；有宿疾、食積、便秘者不宜多食。
4. 黑棗不宜多食，食用過多會引起腹脹和胃酸過多，有胃病及腸胃脹氣者慎食；腐爛的黑棗不可食用，會引起中毒現象。
5. 香蕉含鉀量很高，有腎功能不全或急、慢性腎炎的人忌食；性寒，脾胃虛寒、胃痛腹涼者，少食；胃酸過多者忌食。
6. 粟米易黏鍋底，煮的時候要攪動。粟米性涼，胃冷者不宜多食。
7. 如果不嫌棄小麥的粗纖維，可先將小麥浸泡冷水 4 小時，再和粟米一同煮來吃（只有甘草用小紗布袋裝）。
8. 可用鮮大棗 10 粒代替紅棗和黑棗。

補腦增憶粥

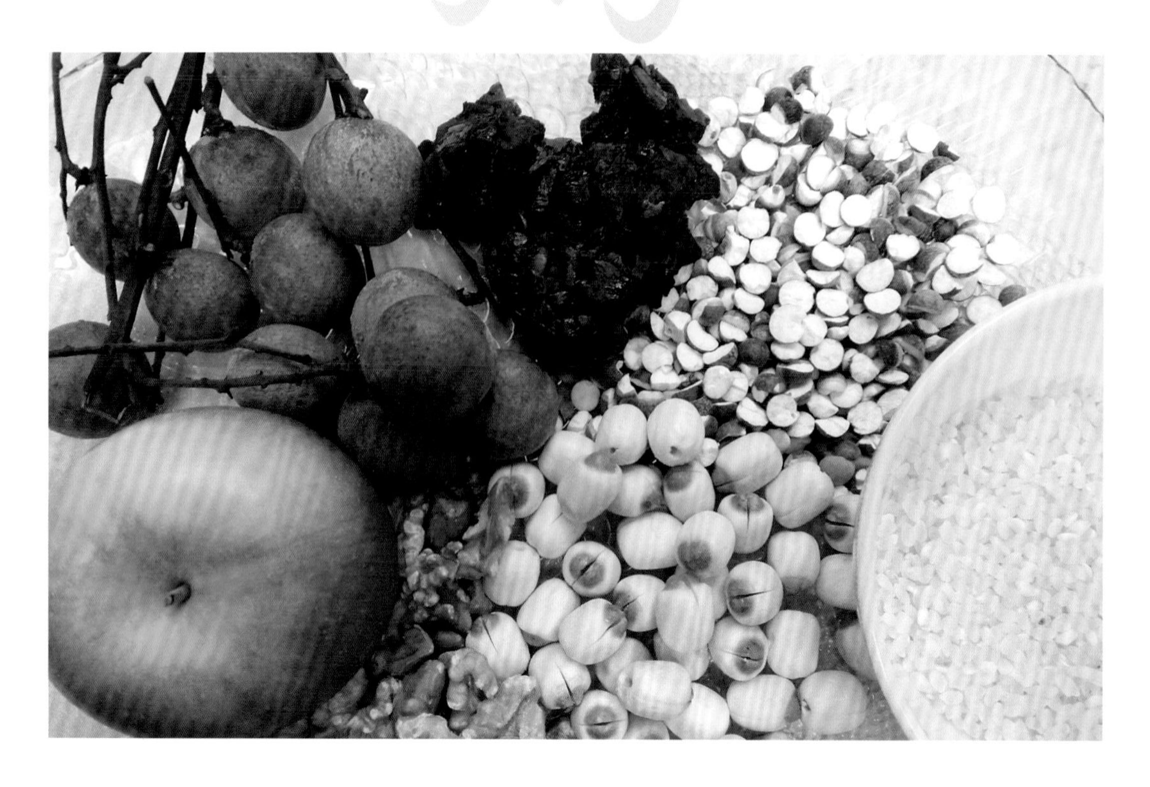

材料

蘋果 1 粒（約 150 克） 新鮮龍眼 12 粒（非產季則不用）

龍眼肉（桂圓肉）60 克 芡實 30 克 鮮蓮子 60 克 核桃 30 克 白米 80 克

主要功效

補腦健腦、增強記憶力。

功效解說

桂圓肉養血安神，補益心脾，可以營養腦細胞，增強記憶力。核桃富含磷脂成分，能增強細胞的活性，提高大腦功能。蓮子養心安神，可以健腦，增強記憶力。芡實益精氣，提供營養，令人耳目聰明，加入本粥中，對改善健忘有所幫助。蘋果補血、益智安神，含有鋅可增強智能和記憶。

做法

1. 芡實洗淨，泡冷水 4 小時，撈起備用。
2. 鮮蓮子洗淨備用。
3. 核桃剁碎備用；桂圓肉切碎備用。
4. 新鮮的龍眼洗淨，去殼及籽，用冷開水沖過，剁成碎片備用。

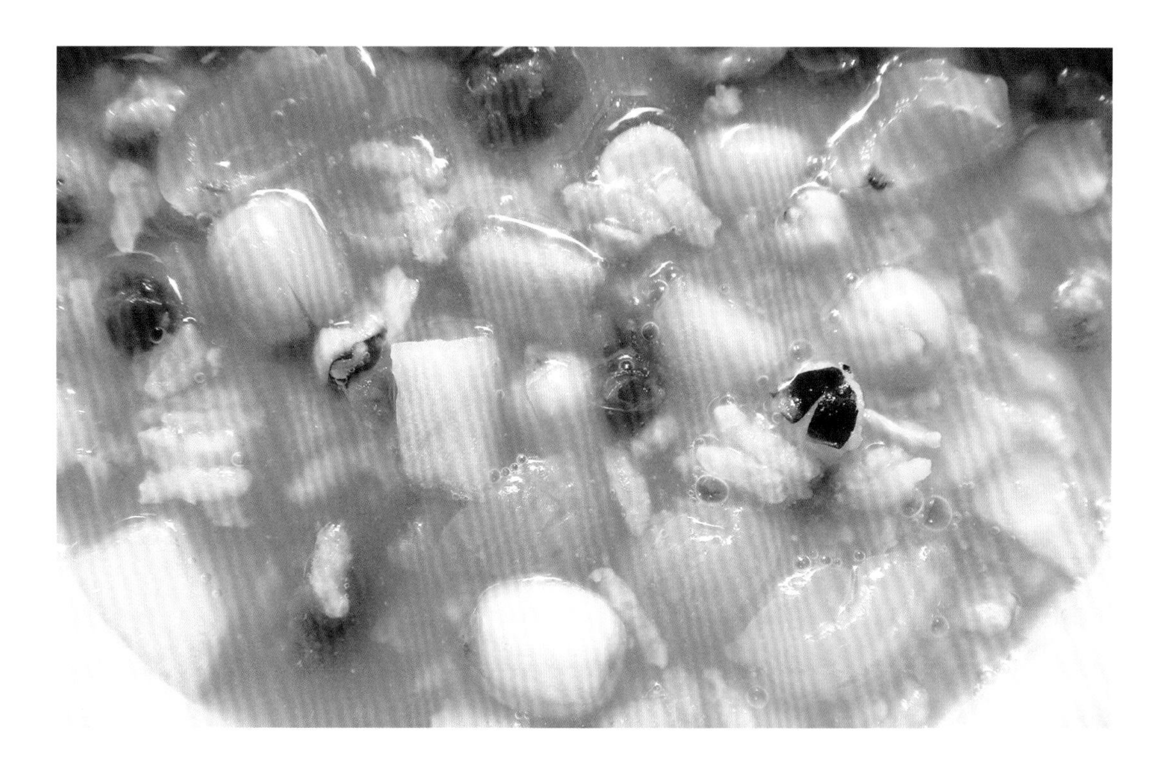

5. 蘋果洗淨，去皮、核、籽，切小丁備用。
6. 芡實、米放入鍋，加適量的清水（約 1400CC），中火煮，粥八分熟時，放入桂圓肉、蓮子、核桃，待蓮子熟時，加入蘋果、新鮮龍眼肉拌勻，粥滾熄火。

注意事項

1. 龍眼肉性溫味甘，會助火化燥，有內熱者、上火發炎癥狀、陰虛火旺者或易脹氣者、痰火體質的人不宜食用。龍眼肉葡萄糖含量較高，糖尿病患者不宜多食；不易消化，胃腸悶脹者不宜食用。
2. 蘋果會增強消化力，脾胃虛者不宜多食。蘋果的果酸會腐蝕牙齒，吃完最好漱口；富含糖類，糖尿病患者不宜多食；含鉀鹽，腎炎患者不宜多食。
3. 核桃含豐富脂肪油，多食會引起腹瀉，便溏、腹瀉者不宜食；性溫，痰火喘咳、陰虛火旺者不宜食。
4. 可用乾蓮子 30 克代替鮮蓮子，乾蓮子要先浸泡冷水 4 小時。蓮子不易消化，腹脹者慎服；大量食用會造成便秘，會便秘者慎用。
5. 芡實固澀收斂，便秘者不宜食用；不易消化，不可過食，嬰兒、腹脹者忌食；剛生產的婦女不宜食用。

保護肝臟粥

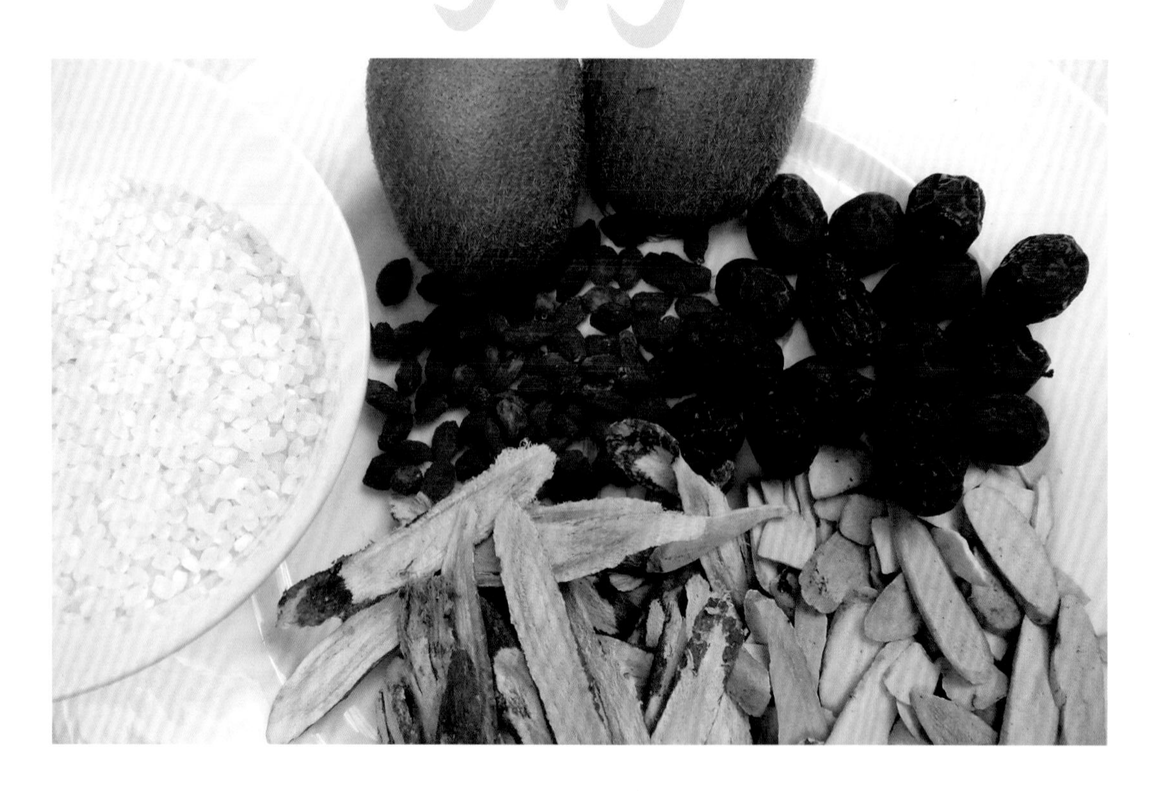

材料

奇異果 2 粒　枸杞 5 錢　紅棗 15 粒　白芍 5 錢　黃耆 1 兩　白米 80 克
白糖適量

主要功效

保護肝臟，促進肝功能正常。

功效解說

黃耆補氣，能增強免疫力，和機體代謝功能，具保護肝臟的作用。白芍養肝血；紅棗調補脾胃、益氣生津，提升血清蛋白，提供肝臟營養，有保肝作用。枸杞滋養明目，平補肝腎，有促進肝細胞新生的作用。奇異果有改善黃疸的功能，富含維生素C，可強化免疫系統。

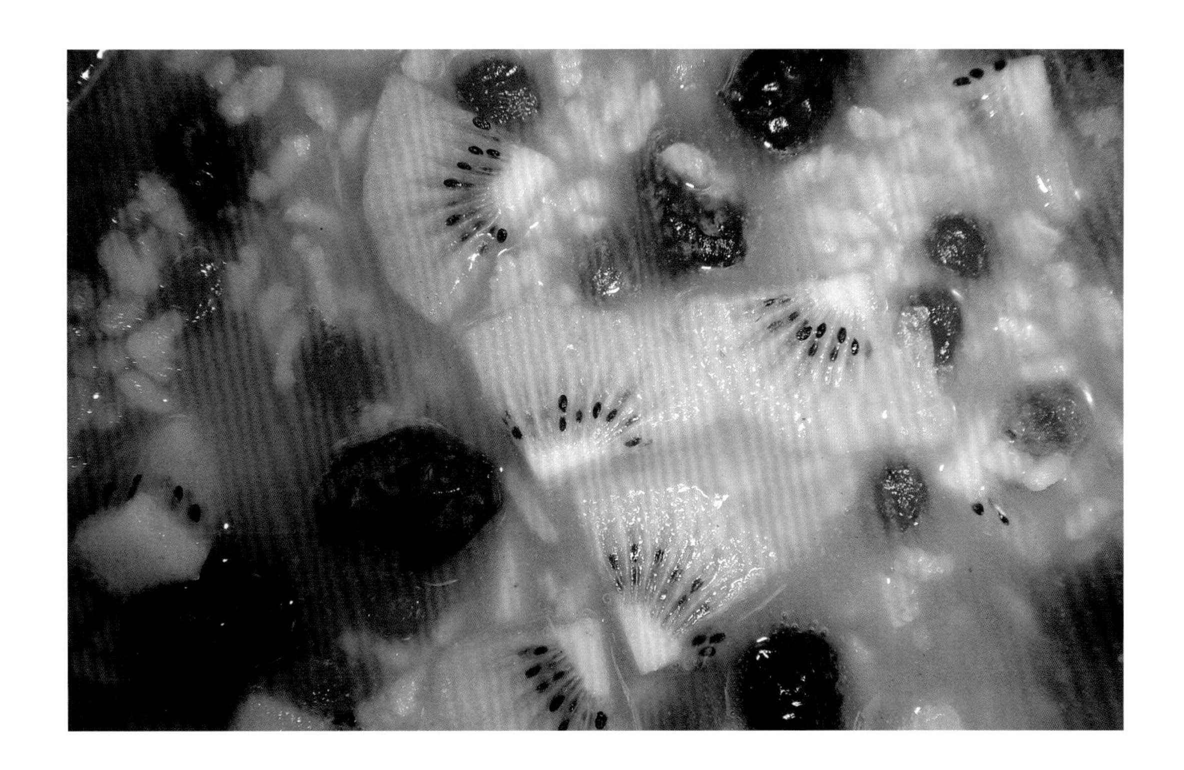

做法

1. 枸杞冷開水沖洗淨備用。
2. 奇異果洗淨，瀝乾水，去皮，冷開水沖過，切小片備用。
3. 黃耆、白芍、紅棗洗淨，和米放入鍋內，加入適量的清水，大火煮沸，改小火煮30分鐘，挾去黃耆和白芍藥渣，再放入枸杞煮，粥滾加入白糖，熄火，加奇異果攪拌均勻即可。

注意事項

1. 黃耆性微溫，陰虛陽盛（火旺）者忌服；補中益氣，胸膈腹氣滯者忌食。
2. 白芍性寒，虛寒性腹痛泄瀉者及小兒出麻疹期間不宜食用。
3. 奇異果性寒，風寒感冒、痛經、閉經、脾胃虛寒、慢性胃炎、體質虛寒者不宜食用；潤腸通便，腹瀉者不宜食用；含鉀量高，急、慢性腎炎、腎功能不全者忌食。
4. 食用枸杞的禁忌請見第15頁、紅棗的禁忌請見第19頁。
5. 有肝臟疾病者應即就醫。

促進腸動粥

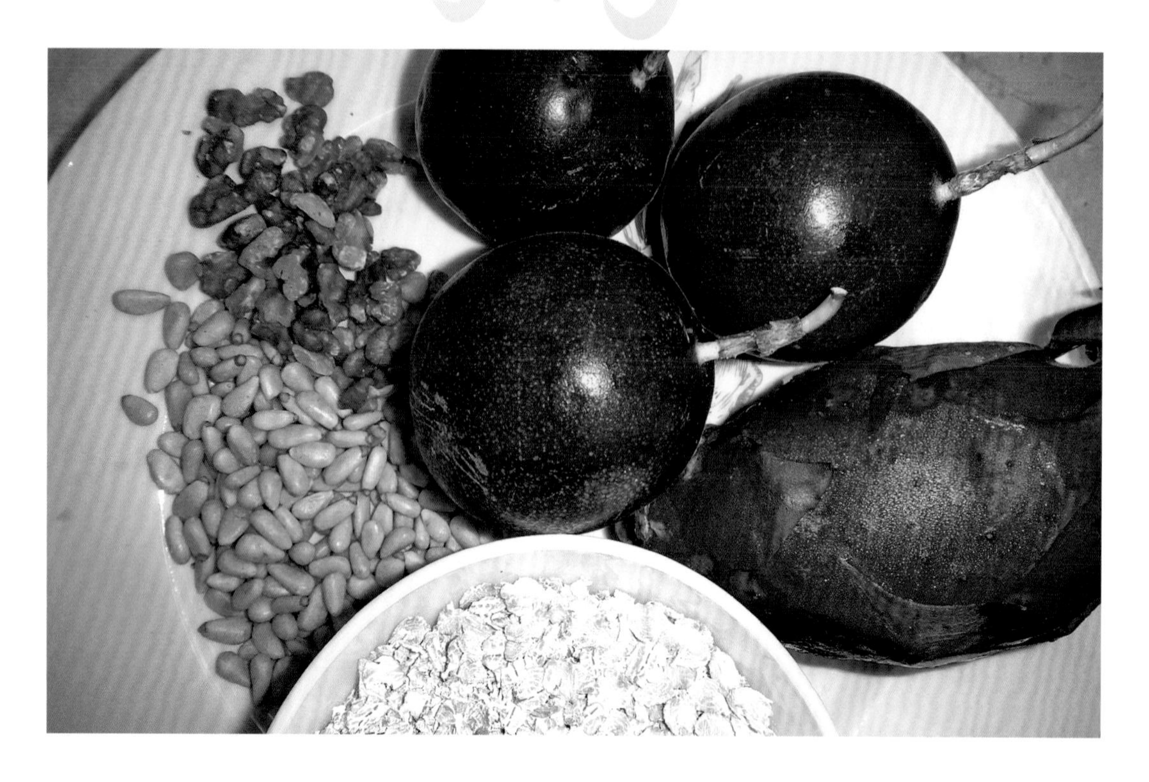

材料

松子仁 50 克 核桃 20 克 百香果 3 粒 火龍果 200 克（紅肉、白肉皆可）
燕麥片 1 碗 蜂蜜適量

主要功效

促進腸子蠕動，幫助排便順暢，預防便秘。

功效解說

松子仁潤肺滑腸，可治療慢性便秘。核桃有潤腸通便的作用，它所含的亞油酸能刺激腸道，使分泌增多，蠕動加快，排便順暢。百香果生津潤燥、清腸開胃，促進腸蠕動，有通便功能。火龍果含纖維量高，有潤腸作用，它的籽幫助腸胃蠕動、促進消化，對便秘有治療作用。燕麥含有豐富的纖維素及亞油酸，有潤腸通便的作用；蜂蜜也有潤腸通便的功效。

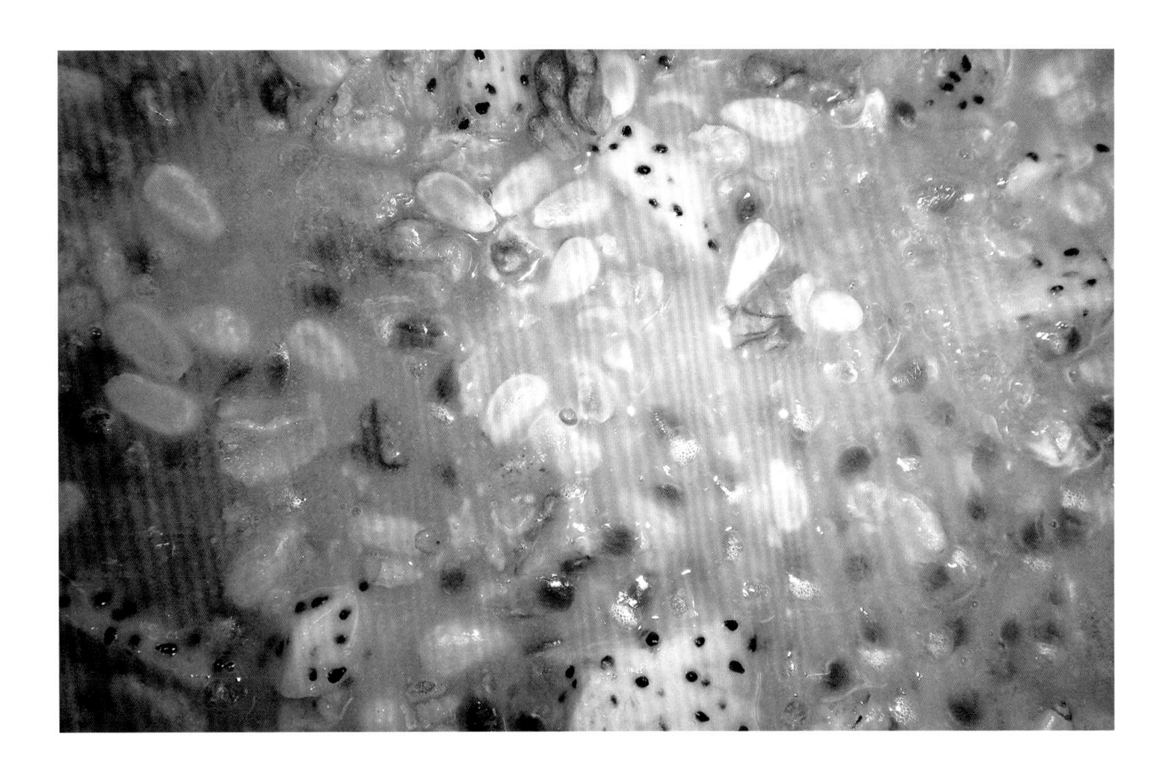

做法

1. 百香果洗淨，瀝乾水，切開挖出果肉備用。
2. 火龍果洗淨，瀝乾水，削去一層薄皮，撕下皮內肉切碎、果肉切小丁，備用。
3. 將松子仁、核桃放入鍋，加適量的清水煮熟，再加入燕麥片，燕麥片熟，熄火，加入蜂蜜和百香果、火龍果肉及皮內肉，攪拌均勻即可。

注意事項

1. 本品有通便、潤滑作用，腹瀉、滑精者，不宜食用。
2. 因松子仁富含油脂，膽囊已切除，或膽功能嚴重不良者，應慎食。
3. 火龍果含糖分，糖尿病患者少量食用。吃紅肉火龍果，排泄物會出現紅色。
4. 百香果有通便作用，腹痛、腹瀉者不宜食用。
5. 核桃含豐富脂肪油，多食會引起腹瀉，便溏、腹瀉者不宜食；性溫，痰火喘咳、 陰虛火旺者不宜食。
6. 燕麥含有麩質，對麩質過敏者不宜食用；會在體內分解成普林，痛風患者不宜食。燕麥不可過食，以免造成胃痙攣或脹氣。

降壓防眩粥

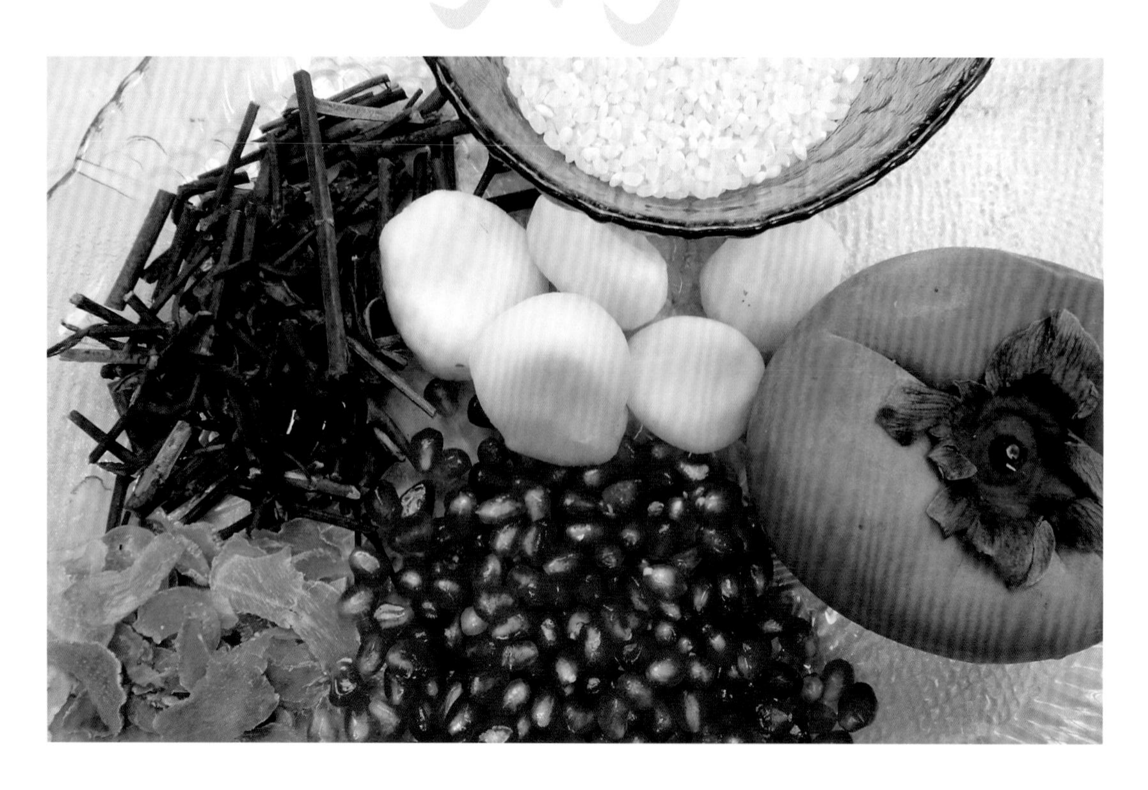

材料

天麻 3 錢　鉤藤 3 錢　荸薺 100 克　進口石榴種子 80 克　甜柿 1 粒（約 250 克）
白米 80 克　砂糖適量

主要功效

幫助降血壓，可治血壓高的眩暈。

功效解說

天麻能增加腦血流量，降低腦血管阻力，輕度收縮腦血管，增加冠狀血管流量，能降低血壓，對心臟有保護作用。鉤藤可直接擴張末梢血管，有降低血壓作用。荸薺含有荸薺英，對降血壓有一定的效果。石榴含有多種氨基酸和微量元素，有軟化血管、降血脂、降血糖、降膽固醇等作用，可防止冠心病、高血壓。柿子有軟化血管、增加冠狀動脈流量，有助於降血壓，並能活血消炎，改善心血管功能。

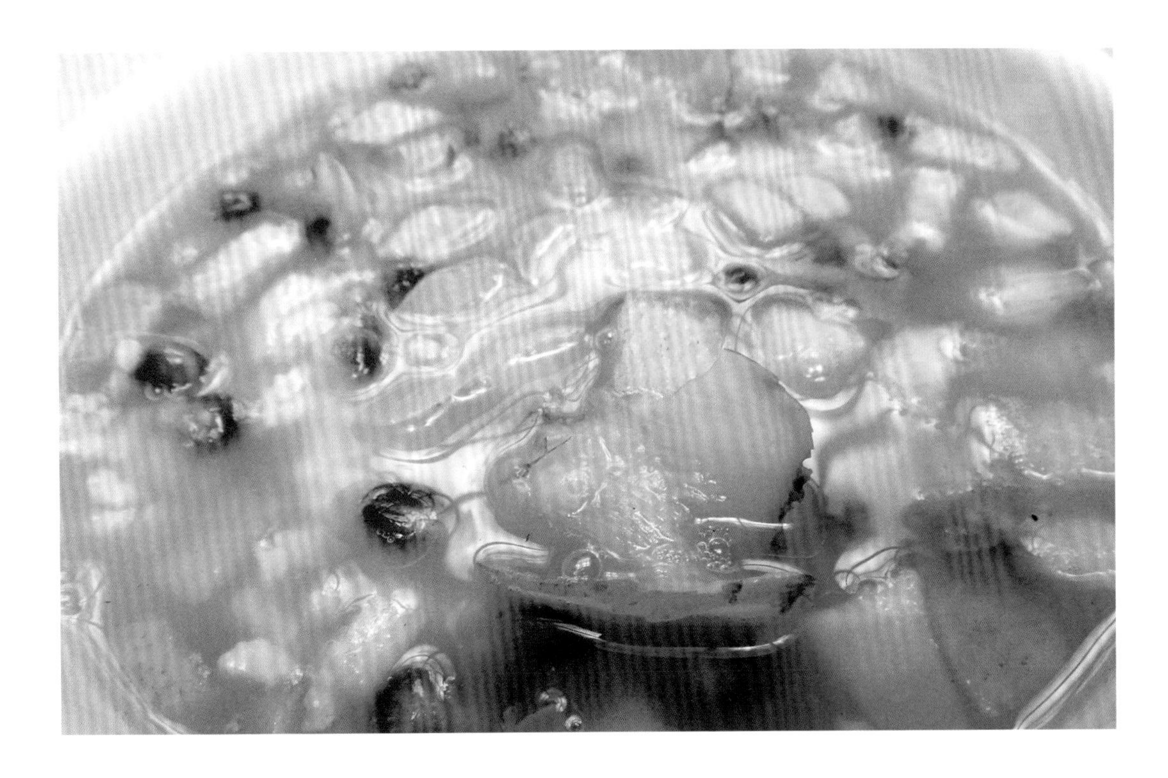

做法

1. 天麻洗淨，冷水浸泡 2 小時備用。
2. 鉤藤洗淨，用小紗布袋裝，袋口繫緊備用。
3. 甜柿洗淨，去皮、蒂、籽，冷開水沖過，切成小丁備用。
4. 進口石榴洗淨，瀝乾水，去皮，取種子 80 克備用。
5. 荸薺去皮和芽眼，洗淨，切成小丁備用。
6. 將米、天麻、荸薺放入鍋，加入適量的水（約 1400CC），大火煮沸，**改小火煮 20 分鐘時，放入鉤藤煮 5 分鐘後熄火**，取出裝鉤藤的紗布袋，放入石榴種子、甜柿、砂糖（不夠甜再放）攪拌均勻即可。

注意事項

1. 非高血壓患者，或無高血壓引起的眩暈症狀者忌服本粥。
2. 鉤藤有清熱作用，無火者勿服；會盜氣，虛者勿服。鉤藤如果煮沸 20 分鐘以上，則會降低其降血壓的作用。
3. 若有津液衰少、氣血虛甚者慎用天麻。如果食用天麻出現胸悶氣促、噁心嘔吐、蕁麻疹、皮膚瘙癢、心跳呼吸加快、頭暈等現象，此為對天麻的過敏反應，應立即停藥，症狀嚴重者應即刻就醫。

4. 荸薺性寒，脾胃虛寒、大便溏瀉、有血瘀者不宜食用。
5. 石榴是食用石榴種子外面的種皮，種子要吐掉。石榴性溫，多食會上火，也會損傷牙齒琺瑯質，吃完要及時漱口；有收斂作用，感冒、急性炎症、便秘者慎食；含糖分，糖尿病患者慎食。
6. 柿子含有較多的鞣酸，與高蛋白的魚、蝦、蟹同吃的話，高蛋白在鞣酸的作用下，易凝固成塊，形成胃柿石，而引起腹痛、嘔吐、甚至嘔血，所以也不可空腹吃。柿子也不可與紅薯或菠菜同食，會產生胃柿石。
7. 柿子含單寧，易與鐵質結合，破壞鐵的吸收，貧血患者少食；含糖類較高，糖尿病患者少吃。柿子性寒，產後、脾胃虛寒、腹瀉、外感風寒者忌食。有慢性胃炎、消化不良、胃動力功能低下等胃病患者，不宜食用柿子。
8. 非石榴產季，可用蘋果代替。蘋果含有可使體內鈉鹽及多餘的鹽排除的成分，達到降血壓的作用。但蘋果會增強消化力，脾胃虛者不宜多食。蘋果中的酸會腐蝕牙齒，吃完最好漱口；富含糖類，糖尿病患者不宜多食；含鉀鹽，腎炎患者不宜多食。
9. 沒有甜柿，可用香蕉代替。香蕉的含鉀量很高，可以使心肌縮收與舒張功能協調，因而維持血壓穩定和預防心血管疾病。因含鉀量高，急、慢性腎炎、腎功能不全患者忌食；性寒，脾胃虛寒、胃痛腹涼者，少食；胃酸過多者忌食。

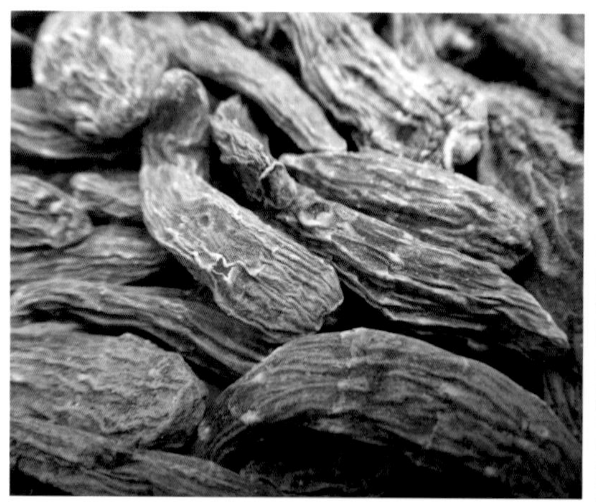

● 天麻

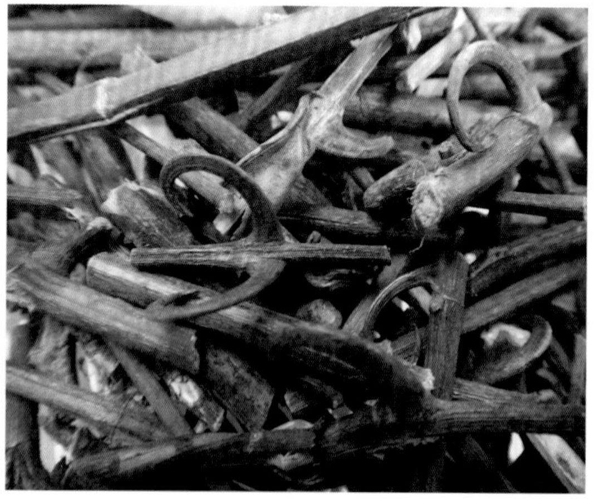

● 鉤藤

潤肺止咳粥

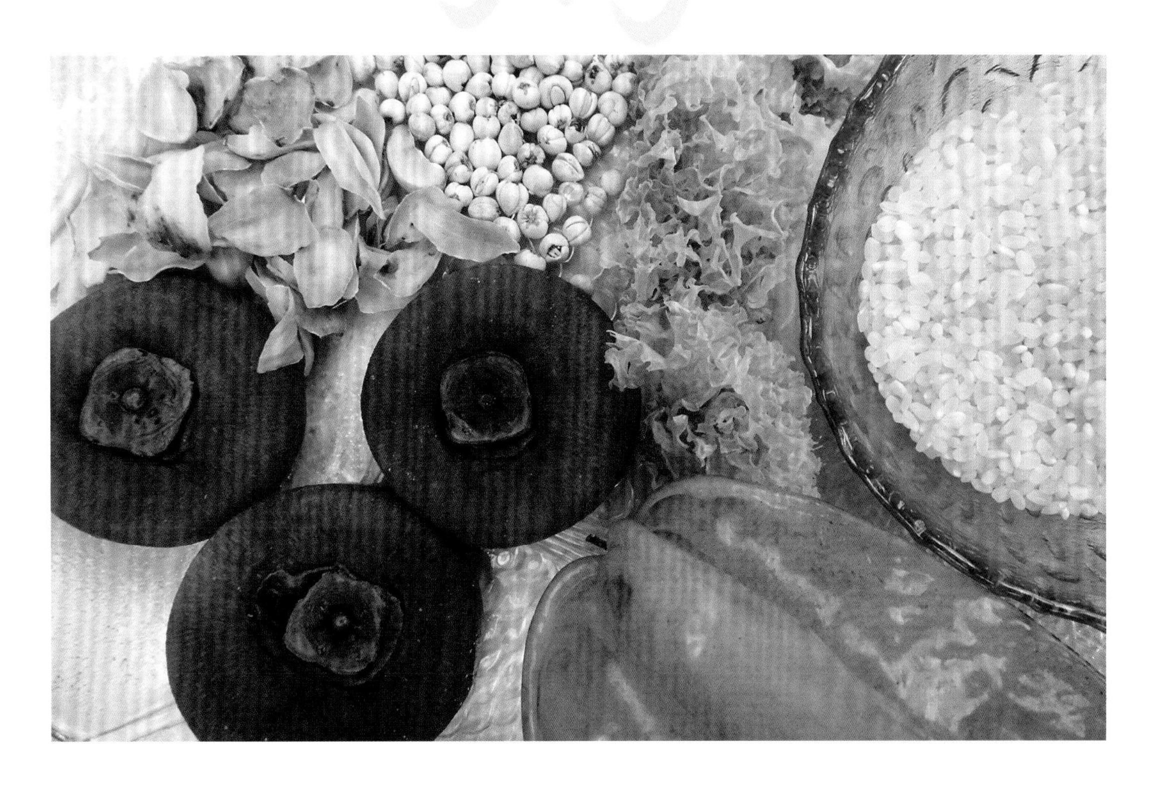

材料

柿餅 3 個 百合 5 錢（或鮮百合 30 克） 川貝（珠貝）5 錢 白木耳 10 克
白米 80 克 楊桃 150 克

主要功效

潤肺生津，治療聲音沙啞，或慢性肺熱咳嗽痰黃。

功效解說

柿餅鎮咳、潤肺生津、化痰，可治療肺熱（痰黃）咳嗽。川貝清熱潤肺，化痰止咳。百合清咽潤燥、生津止咳，可治療乾咳、久咳、肺熱咳嗽。白木耳生津潤肺、止咳。楊桃潤肺生津、順氣化痰止咳。

做法

1. 將川貝、百合、白木耳洗淨，用冷水浸泡 2 小時，撈起，並將白木耳切碎，備用（如用鮮百合，不必浸泡只需洗淨）。
2. 柿餅去柿蒂，切小丁備用。
3. 楊桃洗淨，瀝乾水，去硬邊，冷開水洗過，去籽，切小丁備用。
4. 將川貝、百合、白木耳和米，放入鍋內，加適量的水（約 1400CC）煮成粥，再加

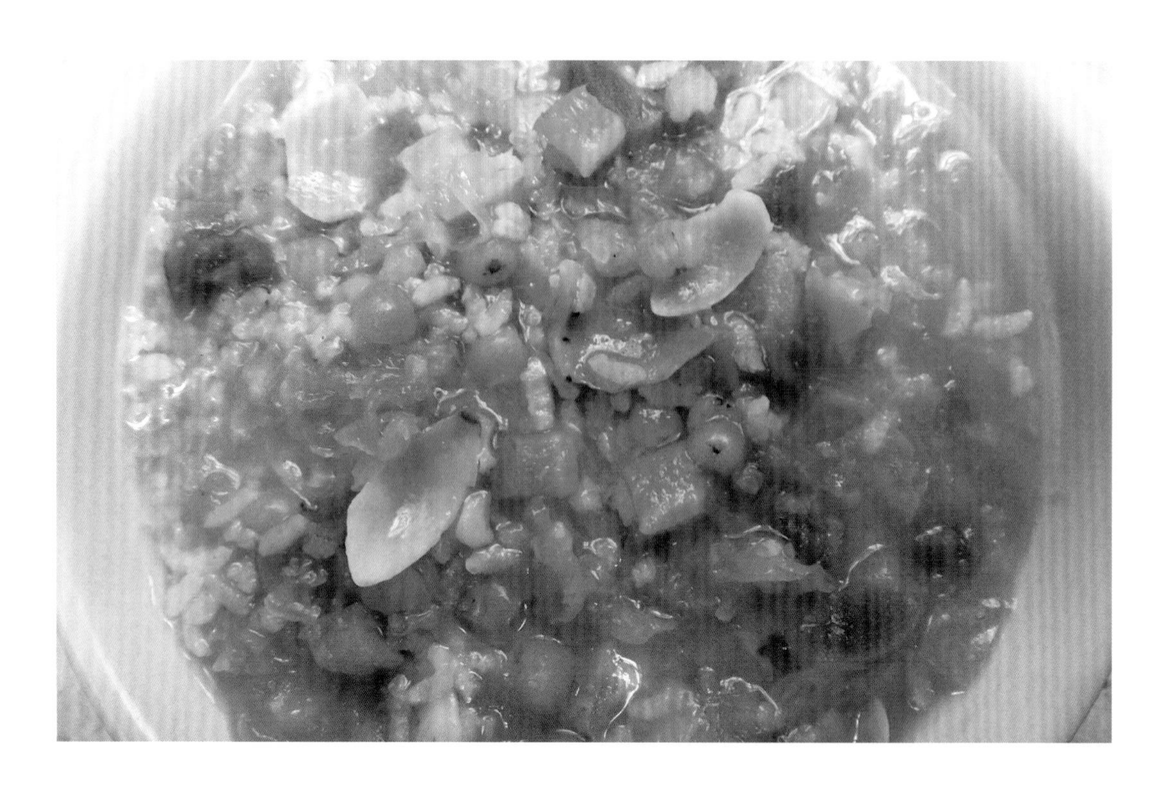

入楊桃、柿餅拌勻，粥滾熄火即可。

注意事項

1. 本粥適合肺燥、肺熱痰黃咳嗽，服用期間忌食辛辣、油膩、燥熱食物。本粥性偏寒，婦女產後慎服；腹瀉者、風寒感冒有流清涕、白色稀痰、透明痰，不可食用。
2. 楊桃性寒，腸胃虛寒者少吃；含鉀量高，急、慢性腎炎、腎功能不全者忌食。食用柿子的禁忌，請見第 28 頁。
3. 可以用水梨 1 粒代替柿餅（用水梨要加入白砂糖），梨可清熱化痰止咳，可治慢性支氣管炎，但梨性涼，慢性腸炎、脾胃虛寒者忌食。
4. 百合甘涼，風寒咳嗽、虛寒出血、脾胃不佳者忌食。
5. 川貝性涼，脾胃虛寒、寒痰、濕痰不宜或慎服；對川貝過敏者忌服，有過敏體質者慎用。
6. 白木耳較滋膩，有風寒咳嗽（痰白、痰清）、濕熱生痰、寒咳者忌食。
7. 服用本粥，咳嗽不見好轉應即就醫。

補血養血粥

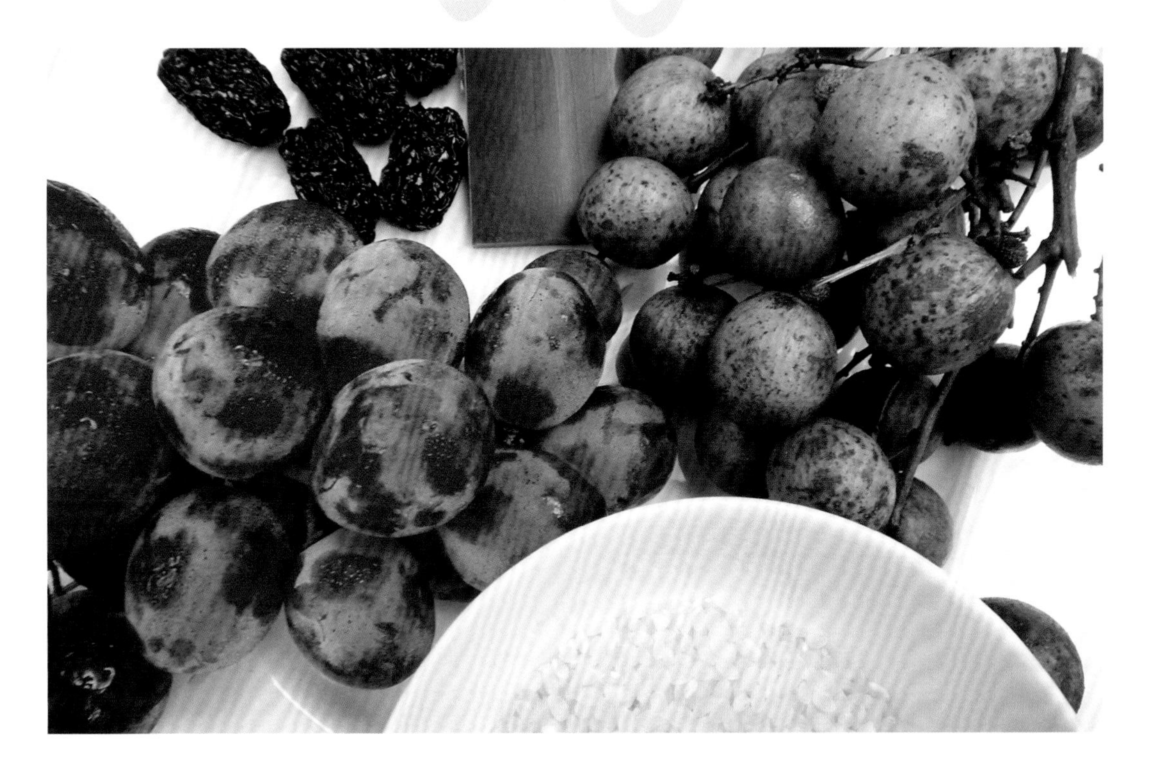

材料

鮮葡萄 200 克 黑棗 5 粒 阿膠 15 克 鮮龍眼 250 克 白米 80 克

主要功效

補血養血，婦女產後、經後補血，或貧血者補血。

功效解說

阿膠補血、止血，滋陰潤燥，為補血佳品，有造血的功能。黑棗富含鐵、能補血。龍眼肉補血養血，可治療貧血。葡萄益氣、養血、補血，含有豐富的維生素 B12，具有抗惡性貧血的作用。

做法

1. 將阿膠搗細碎備用。
2. 新鮮的龍眼和葡萄洗淨，瀝乾水，去皮，冷開水沖過，備用。
3. 將黑棗和米放入鍋內，加入適量的水，大火煮，粥熟時，加入阿膠，邊煮邊攪拌，待阿膠融化於粥內，熄火，再將葡萄、龍眼放入粥內攪拌均勻即可。

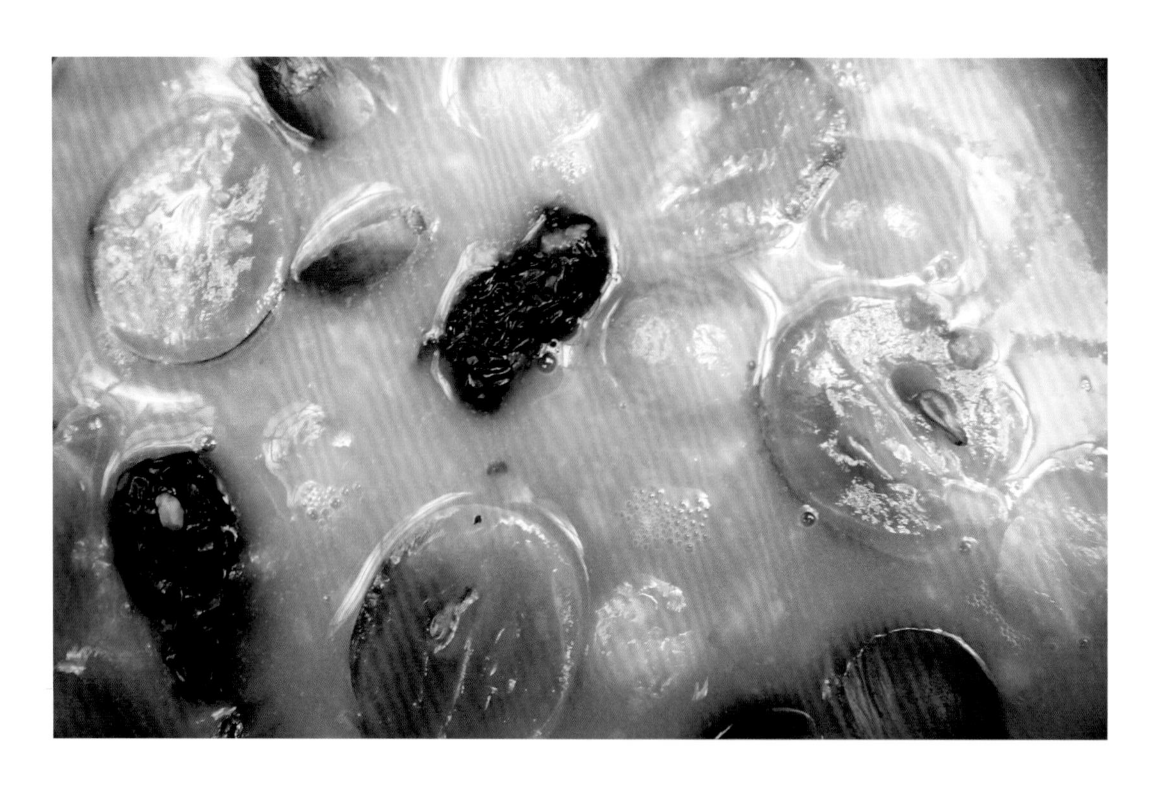

注意事項

1. 阿膠有黏性，必須邊煮邊攪拌，否則易黏鍋底。阿膠性滋膩有礙消化，脾胃虛弱、嘔吐、便溏者慎用。
2. 黑棗不宜多食，食用過多會引起腹脹和胃酸過多，有胃病及腸胃脹氣者慎食；腐爛的黑棗不可食用，會引起中毒現象。
3. 龍眼屬濕熱食物，多食易滯氣，會助火化燥，有內熱、上火發炎癥狀、陰虛火旺者或易脹氣者、痰火體質的人不宜食用；葡萄糖含量較高，糖尿病患者不宜多食；不易消化，胃腸悶脹者不宜食用。
4. 葡萄含糖量高，肥胖者、有蛀牙者、腸胃虛弱者、糖尿病患者不宜多食。
5. 沒有鮮葡萄，以葡萄乾 30 克代替；沒有鮮龍眼，以桂圓肉 30 克代替。但桂圓肉不易消化，容易腹脹氣、消化不良的人慎用。
6. 老人或小孩要食用本粥，則龍眼和葡萄要去皮、籽；若用桂圓肉，則要切碎。

媽咪寶貝粥

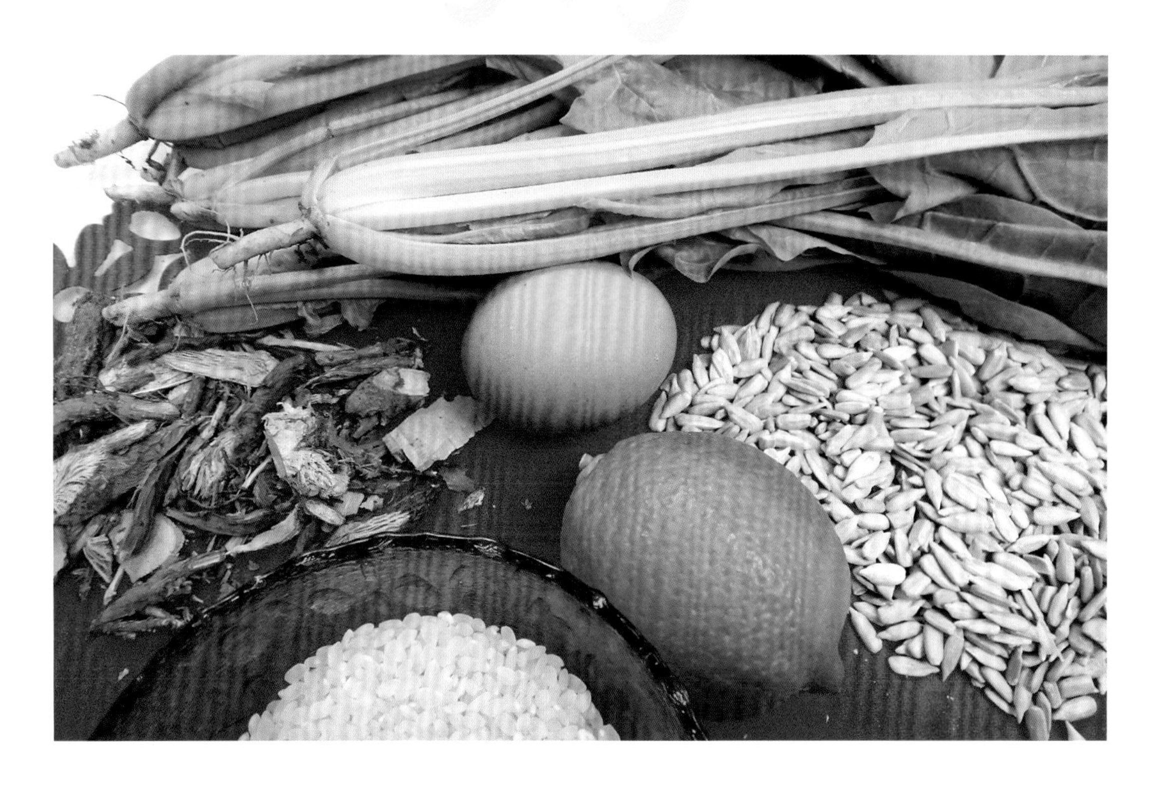

材料

苧麻根 8 錢 菠菜 200 克 葵花子仁 50 克 雞蛋 1 粒　檸檬半粒
白米 80 克 蔥花少許 鹽少許 香油數滴

主要功效

適用於妊娠養胎、安胎。

功效解說

苧麻根清熱解毒、利尿消腫、涼血安胎、止血，可治孕婦腹痛、胎動不安、先兆流產。檸檬的酸味，可促進腸中鐵質的吸收，對胎兒和母親都有助益，有安胎的作用。菠菜養血止血，含有豐富的葉酸，可防止胎兒神經系統畸形，菠菜也含有豐富的 B 群，可防止孕婦失眠、盆腔感染、精神抑鬱。葵花子有促進胎兒大腦發育的營養素；雞蛋安神養心，幫助孕婦睡眠，雞蛋又有補血、安胎的作用。

做法

1. 檸檬洗淨，瀝乾水，去皮、籽，取半粒果肉剁碎備用。
2. 苧麻根洗淨，小紗布袋裝，袋口繫緊備用。
3. 菠菜洗淨，不必去根，切成約 1 公分的小段備用。

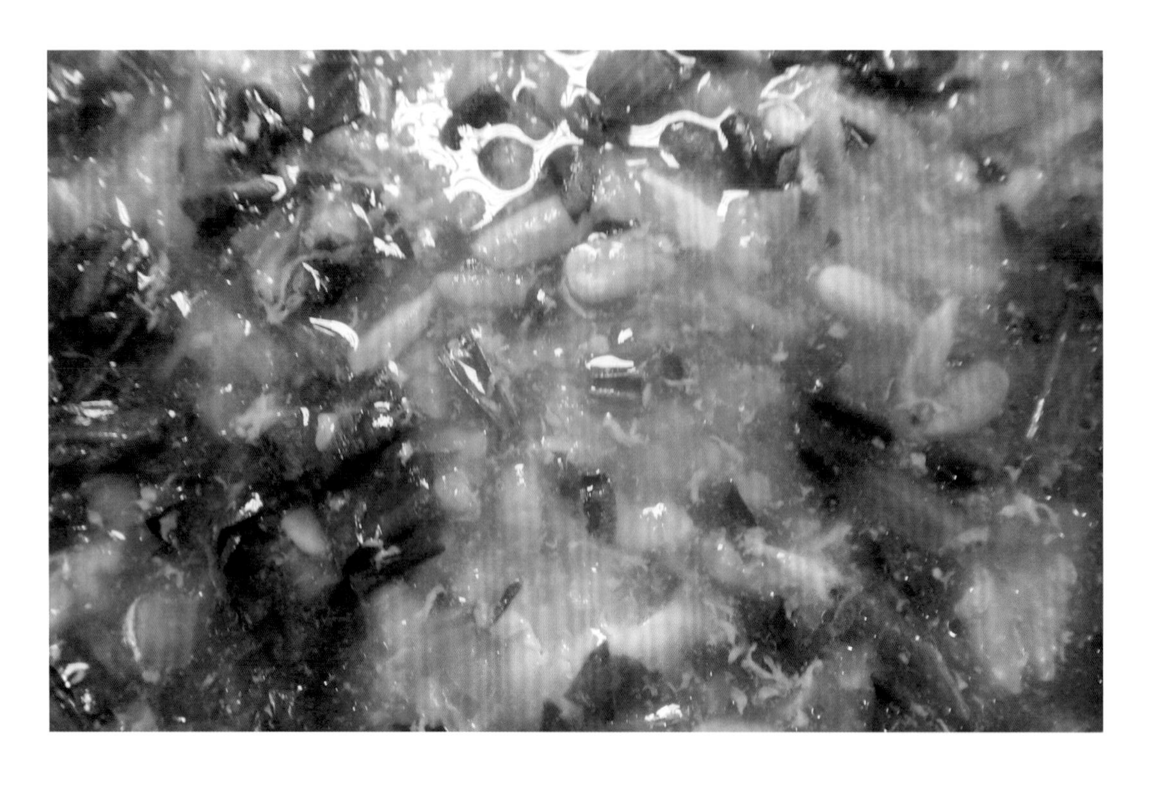

4. 葵花子仁洗淨備用。
5. 雞蛋洗淨，去殼，蛋汁打散備用。
6. 將米、苧麻根放入鍋內，加適量的清水，大火煮沸，改小火煮 30 分鐘，取出苧麻根藥袋，轉中火，放入葵花子、菠菜、雞蛋、蔥花煮熟（菠菜熟即可，不必煮爛），熄火，再加入檸檬果肉、鹽、香油即可。

注意事項

1. 本粥偏寒涼，腸胃虛寒、腹瀉、便溏者不宜多食 。本粥孕婦宜常吃。
2. 苧麻根性寒，胃寒腹瀉者不宜食用。
3. 菠菜含草酸較多，與含鈣豐富的食物共煮，會形成草酸鈣，有害胃腸消化，也不利於對食物鈣的吸收。（將菠菜放入沸水中燙一下就撈出來，可破壞草酸。）
4. 葵花子富含脂肪油，大量食用會增加肝臟負擔，肝病患者慎食。
5. 檸檬味酸，胃潰瘍、胃酸過多患者慎食。

白皙澤顏粥

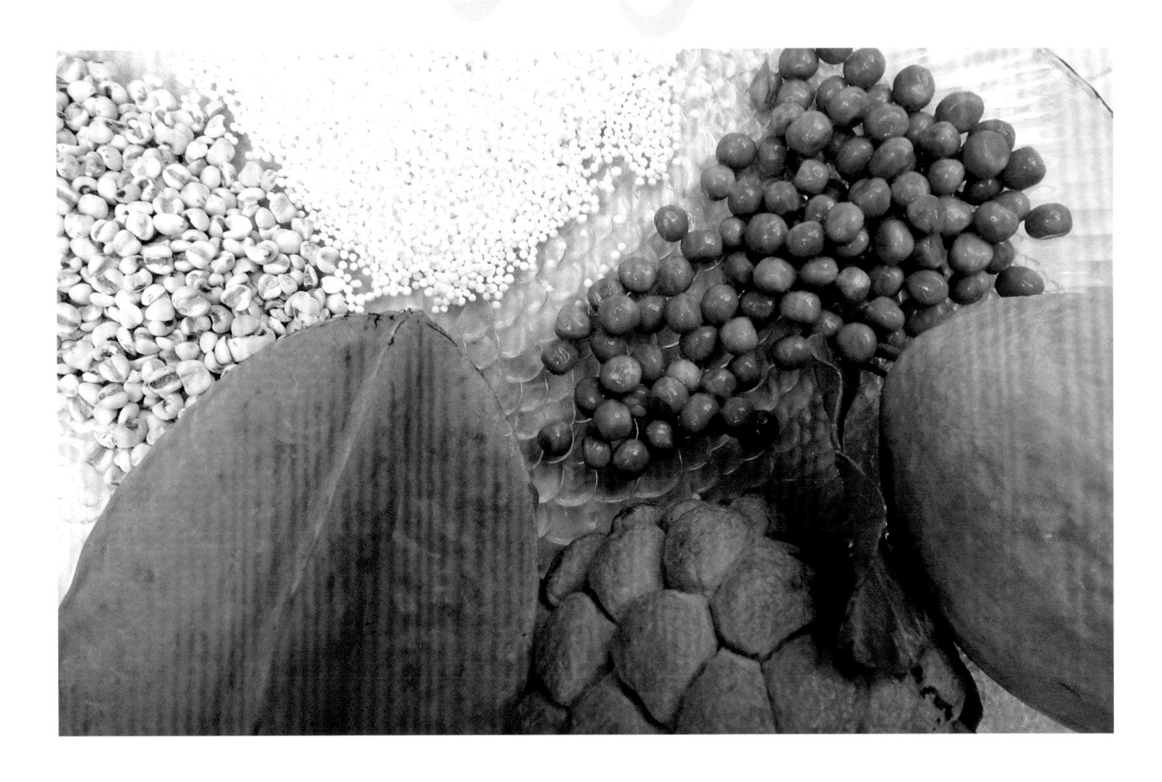

材料

薏苡仁 50 克　西谷米 50 克　青豆仁（豌豆）50 克　芭樂半粒（約 100 克）
釋迦半粒（約 180 克）　楊桃半粒（約 150 克）

主要功效

光澤容顏、美白潤膚，改善暗沉膚色。

功效解說

薏苡仁中富含維生素 E，可以使皮膚光滑細膩，消除粉刺，改善暗沉膚色，美白皮膚。西谷米有使皮膚恢復天然潤澤的功能；豌豆富含維生素 C，美白、防皮膚老化、去除色素沉澱，使臉部光澤、滋潤皮膚，抗自由基。芭樂維生素 C 的含量非常高，是柑橘類的八倍，可以預防皮膚老化，排除體內毒素，養顏美白美容；芭樂籽富含鐵，可使臉色紅潤。楊桃有豐富的果酸，能抑制皮膚黑色素沉澱及角質細胞內聚力，可以去除或淡化黑斑，光澤容顏。釋迦為抗氧化水果，能有效延緩肌膚衰老，美白肌膚。

做法

1. 薏苡仁洗淨，泡冷水 4 小時，撈起備用。

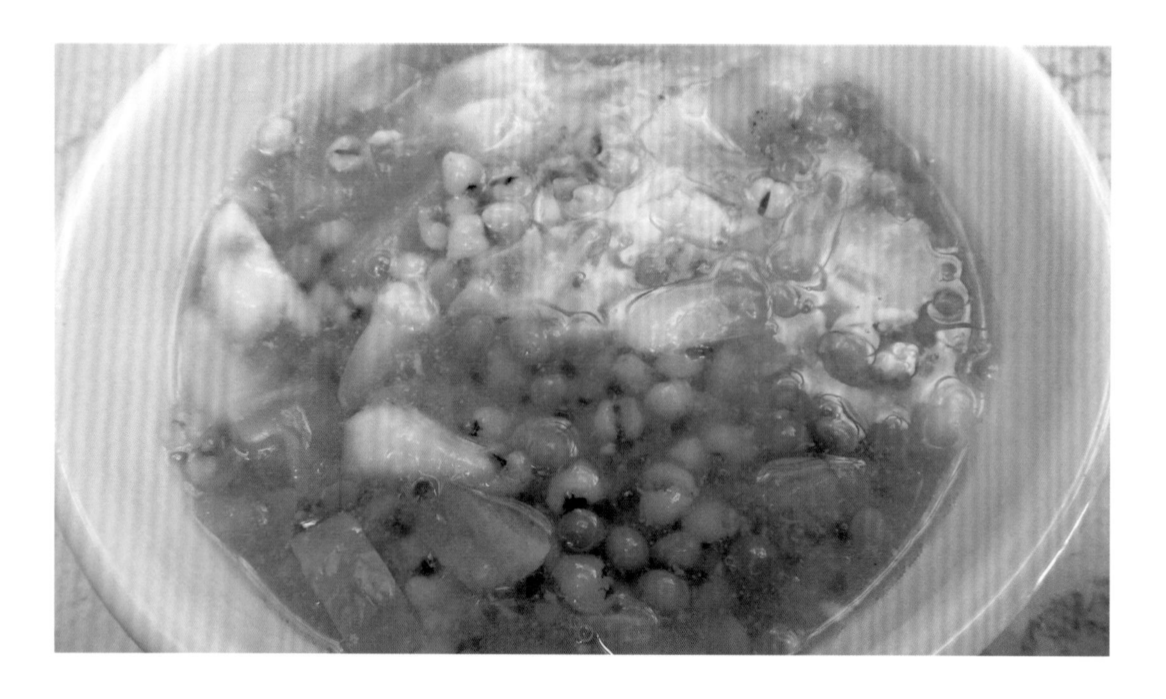

2. 豌豆仁洗淨備用。
3. 楊桃洗淨，瀝乾水，冷開水洗過，去硬邊及籽，切小丁備用。
4. 釋迦洗淨，瀝乾水，去皮，取果肉（不必去籽，吃粥時再吐掉籽）備用。
5. 芭樂洗淨，瀝乾水，去果臍，冷開水洗過，不必去籽，切小丁備用。
6. 薏苡仁放入鍋內，加適量的清水（約 1200CC），大火煮沸，改小火，慢慢加入西谷米，邊煮邊攪拌，直至西谷米成透明狀，再加入豌豆煮熟，熄火，加入芭樂、楊桃、釋迦，攪拌均勻即可。

注意事項

1. 薏苡仁利水滲濕，頻尿、孕婦及便秘者，均應慎服。
2. 西谷米主要成分是澱粉，糖尿病患者不宜食。
3. 豌豆吃太多會腹脹，不宜長期大量食用。
4. 釋迦糖分高，減肥及糖尿病患者不宜多食。
5. 楊桃富含鉀，急、慢性腎炎、腎功能不全者忌食；性偏寒，腸胃虛寒者少食。
6. 芭樂有收斂止瀉作用，有便秘、內熱者不宜多吃；含鉀，急、慢性腎炎、腎功能不全者慎吃。
7. 要有白皙的容顏，要常補充蔬果及水分、睡眠要充足、外出或運動要避開早上 11 點到下午 3 點時段的陽光、外出要抹防曬乳並撐傘或戴帽子。應少吃感光性強的食物，如：芹菜、九層塔、香菜……等，感光食物在食用後照射到陽光或其他強烈光線，會使黑色素細胞活力增加，使得皮膚出現斑點或變黑。

解酒護肝粥

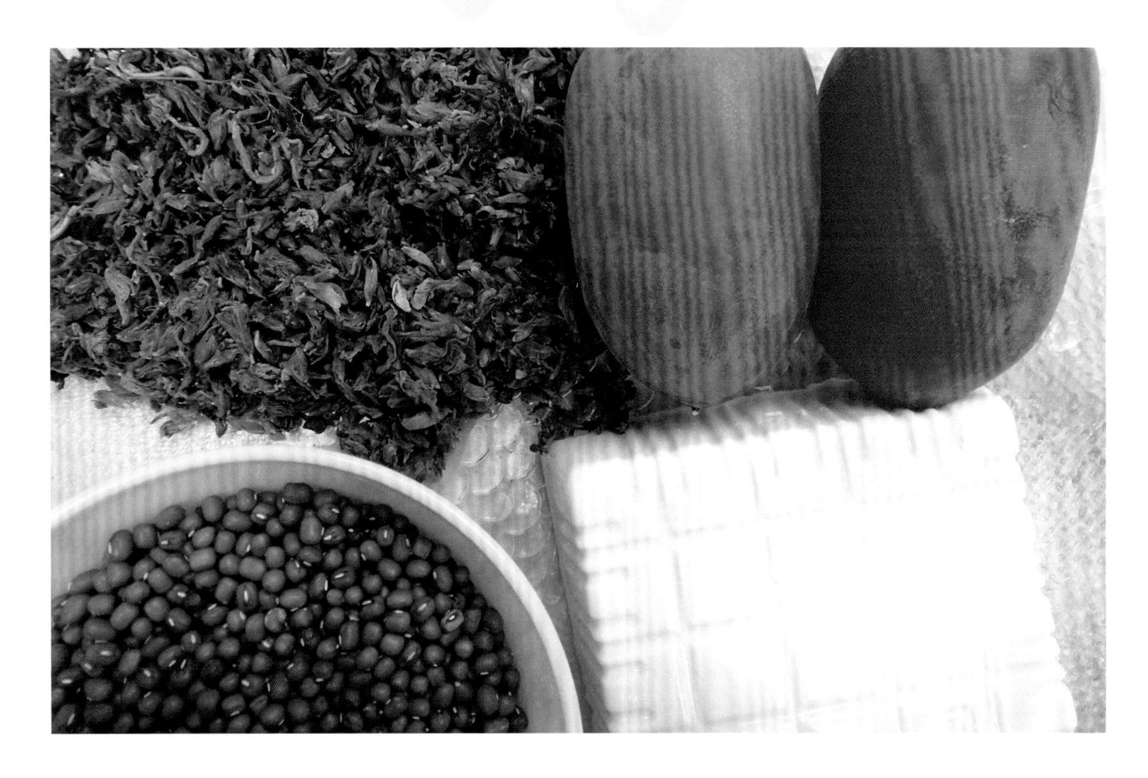

材料

葛花 5 錢　軟柿子 250 克　嫩豆腐 1 塊　綠豆 130 克　白砂糖適量

主要功效

解酒，改善醉酒症狀，保護肝臟。

功效解説

葛花解酒醒脾，可以解酒後發熱煩渴、頭暈、頭痛、嘔吐酸水等症狀，還有清熱、解毒、護肝的作用。綠豆有解毒作用，可以解酒精中毒，保護肝臟。豆腐可以解酒，它含有半胱氨酸，能加速酒精在人體內的代謝，減少酒精對肝臟的危害。軟柿子清熱潤肺、解酒毒，能促進血液中乙醇的氧化，幫助機體對酒精的排泄，減少酒精對機體的傷害。

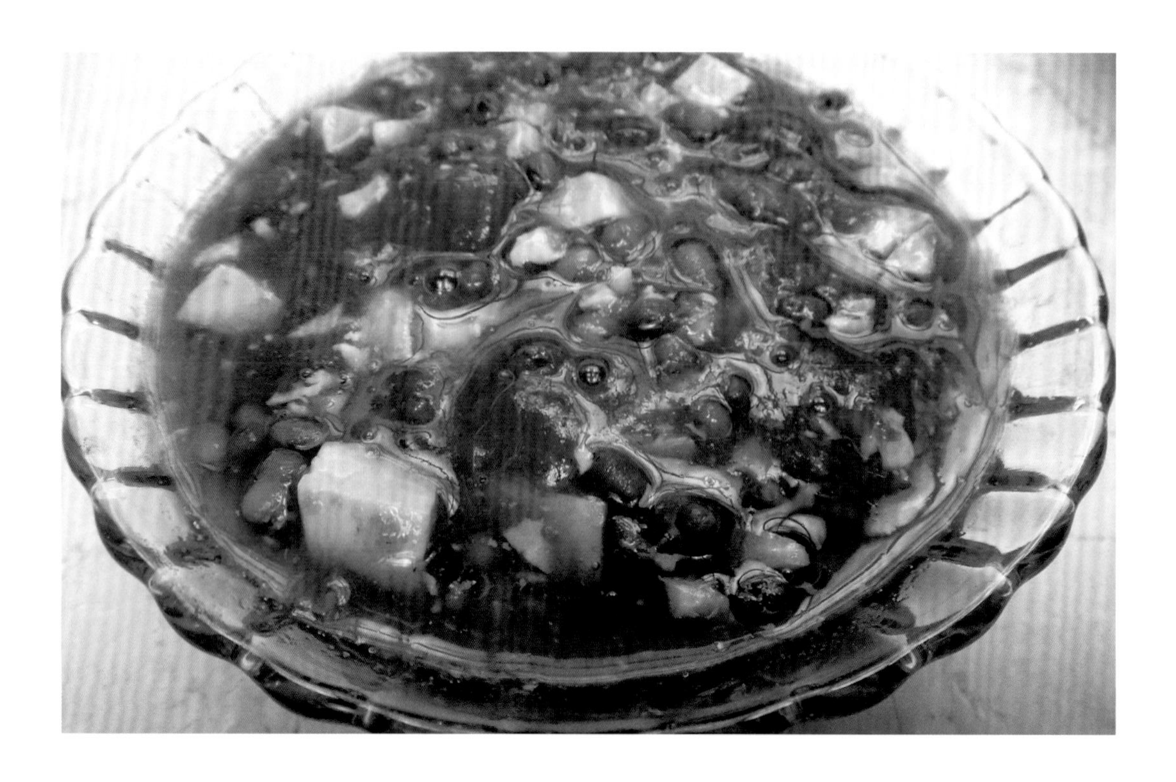

做法

1. 綠豆洗淨，泡冷水 4 小時，撈起備用。
2. 豆腐洗淨，切小丁備用。
3. 軟柿子洗淨，瀝乾水，去蒂、皮、籽，冷開水沖過，切小丁備用。
4. 葛花洗淨，用紗布袋裝好，和綠豆放入鍋內，加入適量的清水（大約 1200CC），大火煮沸，改小火煮 30 分鐘，取出葛花藥袋，待綠豆爛時，加入豆腐煮滾，熄火，加入柿子、白砂糖（不夠甜再加）攪拌均勻即可。

注意事項

1. 葛花能解酒毒，無酒毒者不可服，因此本粥適合喝酒後食用；但也不可藉此過飲，飲酒過量會傷身。
2. 大便稀薄者、痛風或尿酸偏高者，不宜食用豆腐。
3. 本料理用的軟柿子是筆柿，也可用另一種圓形的軟柿子。食用柿子的禁忌請見第 28 頁。沒有軟柿子可用牛番茄，牛番茄味酸，可解酒；其有機酸可和乙醇結合，達到解酒的目的。食用番茄的禁忌請見第 54 頁。
4. 食用綠豆的禁忌請見第 11 頁。醉酒症狀無改善，應即刻就醫。

益腎（治帶下、固精、縮尿）粥

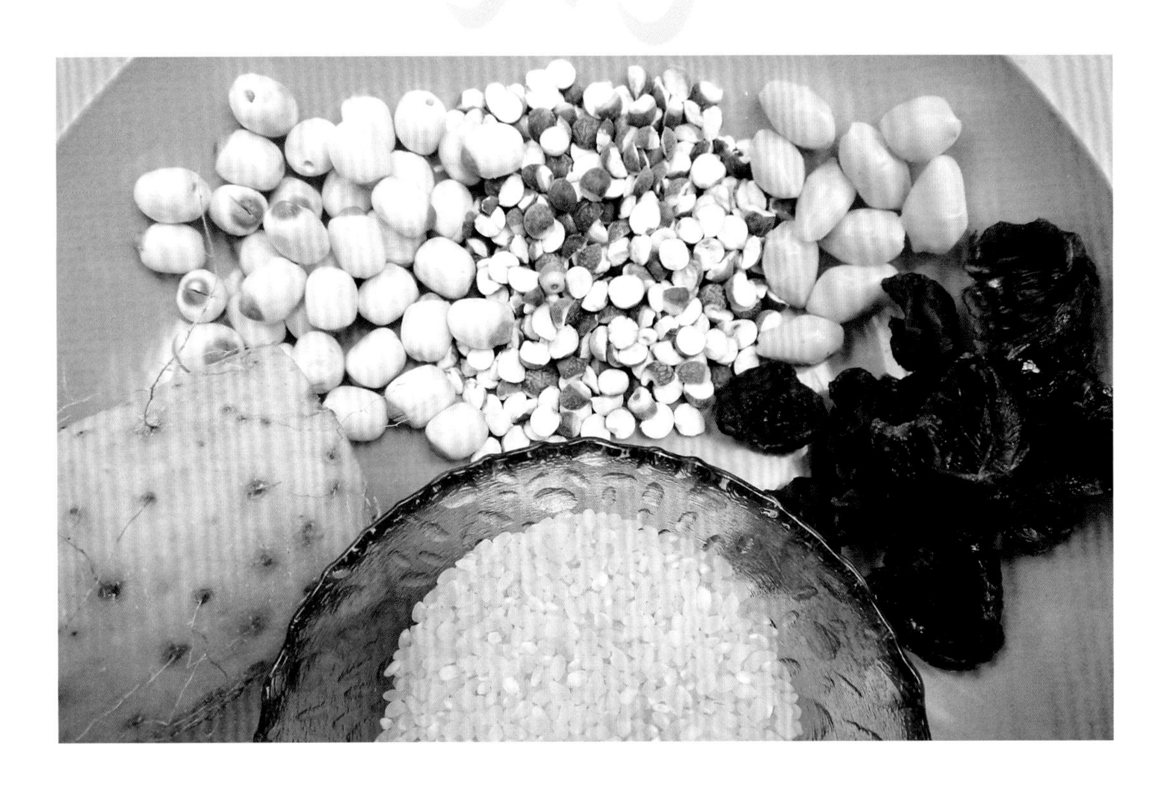

材料

鮮山藥 100 克 鮮蓮子 60 克 芡實 30 克 鮮白果 10 粒
乾荔枝肉克 50 克（或鮮荔枝 150 克） 白米 80 克

主要功效

益腎，改善婦人帶下、男人遺精，或有頻尿症狀者。

功效解說

山藥滋腎益精、固精收澀，可治帶下、遺精、頻尿。蓮子滋養固澀、益腎固精，可治腎虛遺精、滑精、小便不禁、婦人帶下。白果（銀杏）收澀，能止遺精、縮尿、止白帶。芡實補腎固精，收斂固澀，能治小便不禁、遺精、滑精、帶下。荔枝補中益氣、填精髓，有治遺尿、頻尿的功效。

做法

1. 鮮山藥洗淨去皮，切小丁備用。
2. 乾荔枝肉冷開水洗淨，切碎備用（若是鮮荔枝，洗淨去殼、籽，取肉，冷開水沖過，剝碎備用）。
3. 白果、蓮子洗淨備用。

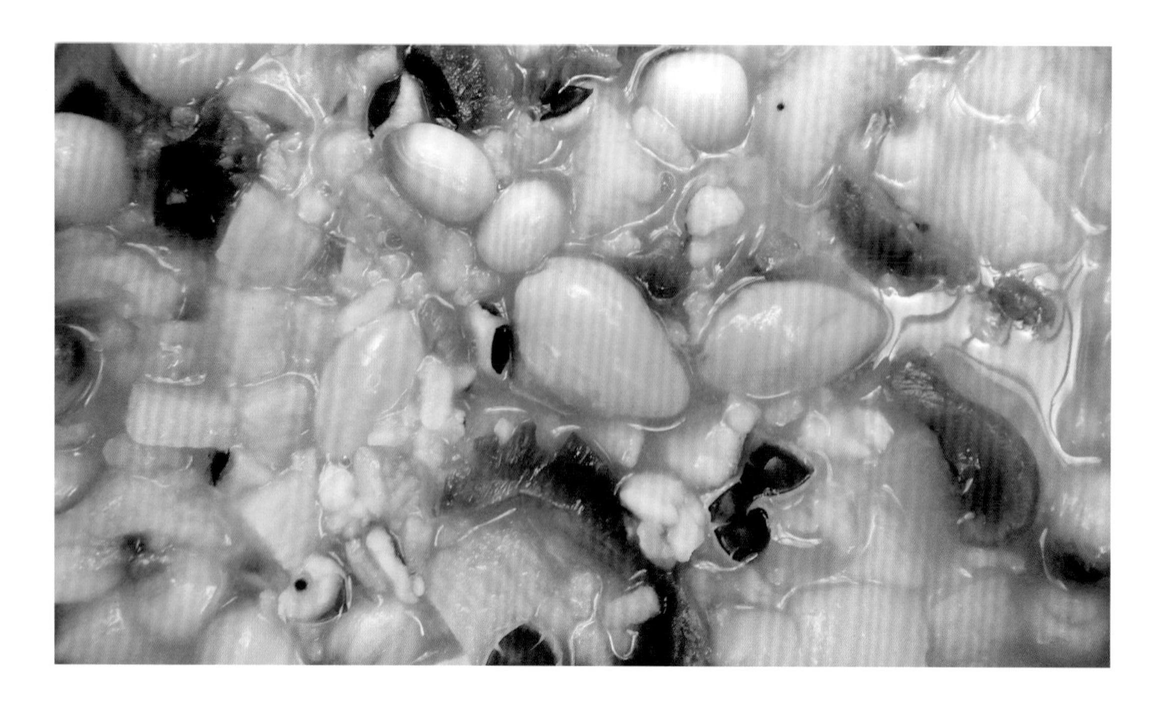

4. 芡實洗淨，用冷水泡 4 小時，撈起和白米、白果、蓮子、山藥放入鍋內，加適量的清水煮，粥八分熟時，放入荔枝肉，煮至粥熟即可。（若用鮮荔枝肉，則等粥熟再放。）

注意事項

1. 白果含有微毒（一天最好不超過 10 粒、小孩 3 粒），不能生吃，也不可長期大量食用，以免中毒，尤其是小孩容易中毒。白果具有擴張血管、促進血液循環的功效，不可與西藥阿斯匹林或抗凝血藥物同時服用，會造成凝血時間延長、血流不止，因此手術後患者、孕婦、經期婦女、身體虛寒者不宜食用。
2. 山藥有收澀止瀉的作用，大便燥結者不宜食用。但屬於炎症腹瀉者也不可吃。
3. 荔枝含糖分高，不宜空腹吃，空腹吃會刺激胃黏膜，造成胃脹、胃痛；又因含豐富果糖，不可多食，多食後會使人體血中果糖含量顯著升高，以致血中葡萄糖相對降低，即血糖過低症，又稱荔枝病，會有手抖、噁心、心慌、頭暈等症狀，尤其兒童易得荔枝病，更不可多食。荔枝性熱，多食易上火生內熱，患有陰虛火旺症狀者（如咽乾喉痛、鼻出血、牙齦腫痛者）不宜食用。多吃荔枝上火者，可用荔枝殼熬水喝能清火。
4. 蓮子固澀止瀉，多食會大便燥結，便秘者慎食；不易消化，易脹氣者慎食。
5. 芡實固澀收斂，便秘者不宜食用；不易消化，不可過食，嬰兒、腹脹者忌食；剛生產的婦女不宜食用。
6. 本粥雖可改善婦人帶下、男人遺精或有頻尿症狀，但有這些症狀者，仍應諮詢醫師為妥。

氣管保健粥

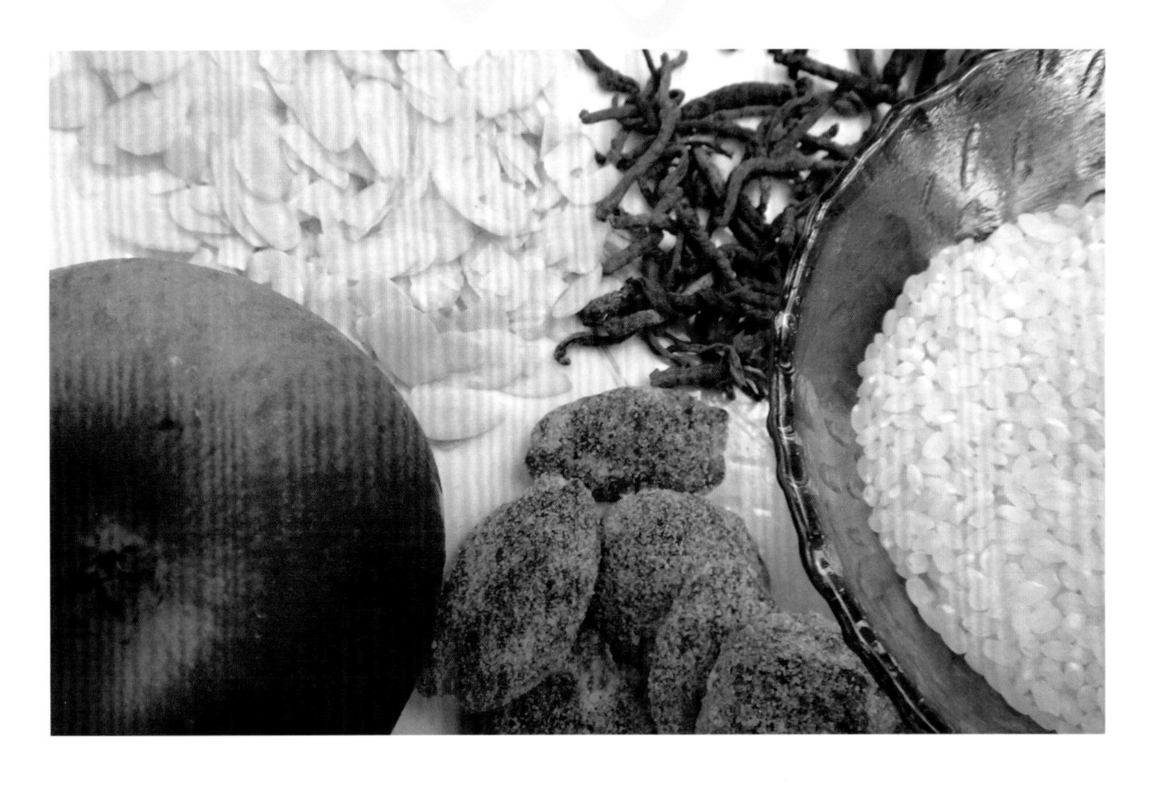

材料

甜杏仁片 20 克 冬蟲夏草 1 錢 金桔餅 60 克 蘋果 1 粒（約 250 克）
白米 80 克

主要功效

保健呼吸系統，增強免疫功能。

功效解說

冬蟲夏草補肺益腎，調節呼吸系統功能，有平喘祛痰、擴張支氣管、防止肺氣腫的作用，也有調節免疫系統功能，增強抗病能力，促進抗體產生，抗炎、抗菌、抗病毒。杏仁補虛潤肺，止咳平喘。蘋果潤肺生津益氣，可改善呼吸系統和肺功能。金桔理氣止咳、化痰生津，可增強機體的抗寒能力，防治感冒、支氣管炎。

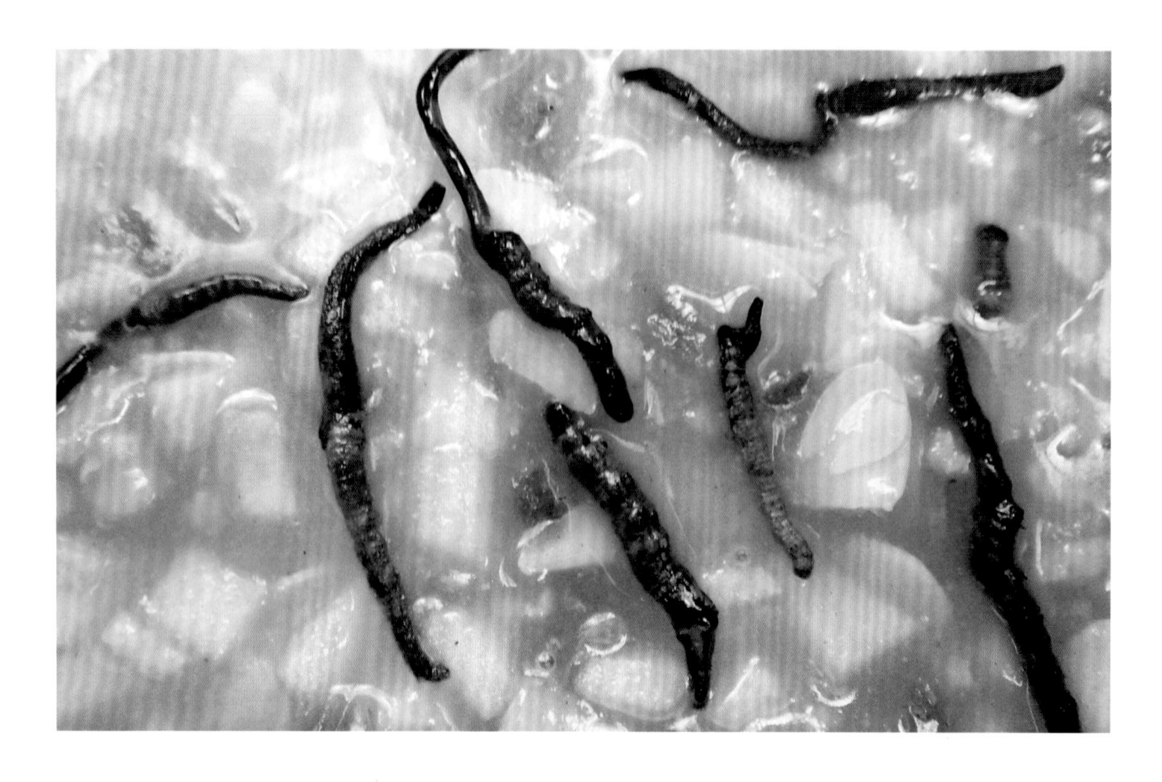

做法

1. 蘋果洗淨，瀝乾水，去皮、籽，冷開水沖過，切小丁備用。
2. 金桔餅切碎備用。
3. 冬蟲夏草洗淨放入砂鍋，加 1500CC 的清水浸泡 1 小時後，加入白米，大火煮沸，改小火煮 30 分鐘，放入金桔餅、蘋果、杏仁片，粥滾熄火。

注意事項

1. 食用冬蟲夏草不可和白蘿蔔同食（會降低藥效）。
2. 若有黃痰，可用枇杷 250 克（洗淨，瀝乾水，去皮、籽，冷開水沖過，切小塊）代替蘋果。枇杷潤肺止咳祛痰，可防治感冒，但含糖分高，糖尿病患者忌食；性涼，脾虛便稀者及咳嗽多稀痰者不宜食用。
3. 蘋果會增強消化力，脾胃虛者不宜多食。蘋果中的酸會腐蝕牙齒，吃完最好漱口；富含糖類，糖尿病患者不宜多食；含鉀鹽，腎炎患者不宜多食。
4. 杏仁潤腸通便，腹瀉忌食；嬰兒慎食。
5. 金桔餅含糖量高，糖尿病患者忌食。

消腸胃脹氣粥

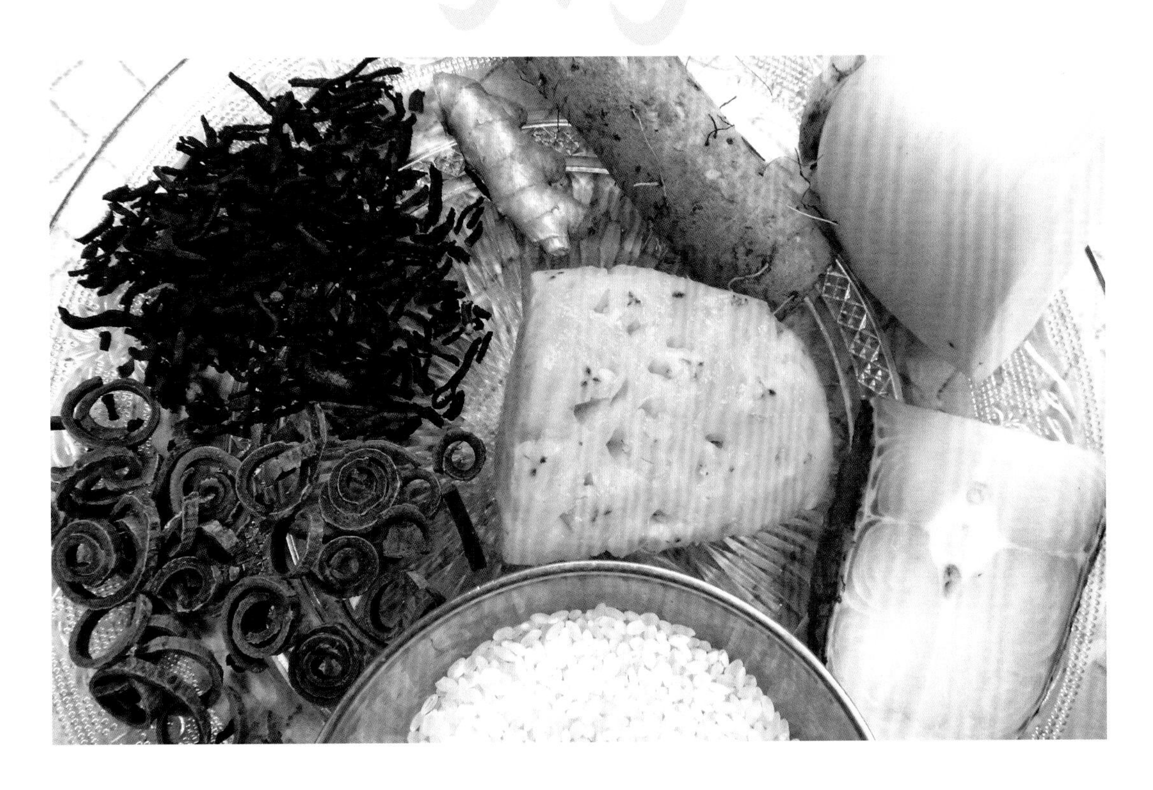

材料

厚朴（薑製）3 錢 陳皮 3 錢 生薑 10 克 牛蒡 100 克 白蘿蔔 100 克
鱈魚 120 克（素食不用） 鮮鳳梨肉 120 克 白米 80 克
醋少許 鹽少許 香菜少許

主要功效

促進腸胃蠕動，幫助排氣，以消脹氣並促進消化。

功效解說

生薑所含薑辣素和陳皮所含揮發油，均對胃腸有溫和的刺激作用，能促進消化液分泌，使食慾增加，並能制止腸內異常發酵，幫助腸內積氣排出。厚朴健胃通氣，消食積氣滯、脘腹脹滿，可治腸胃功能失調而導致腸內物發酵產生的氣脹。牛蒡富含纖維質，促進大腸蠕動，幫助排氣。白蘿蔔下氣消食，含粗纖維、芥子油和澱粉酶，具有促進消化，增強食慾，加快腸胃蠕動的作用，可治消化不良、食積腹脹。鳳梨含有豐富的維生素 B1 和蛋白分解酵素，幫助人體消化吸收，含有豐富的纖維質，促進腸蠕動，幫助排氣。鱈魚富含營養素對人體有益，容易消化。

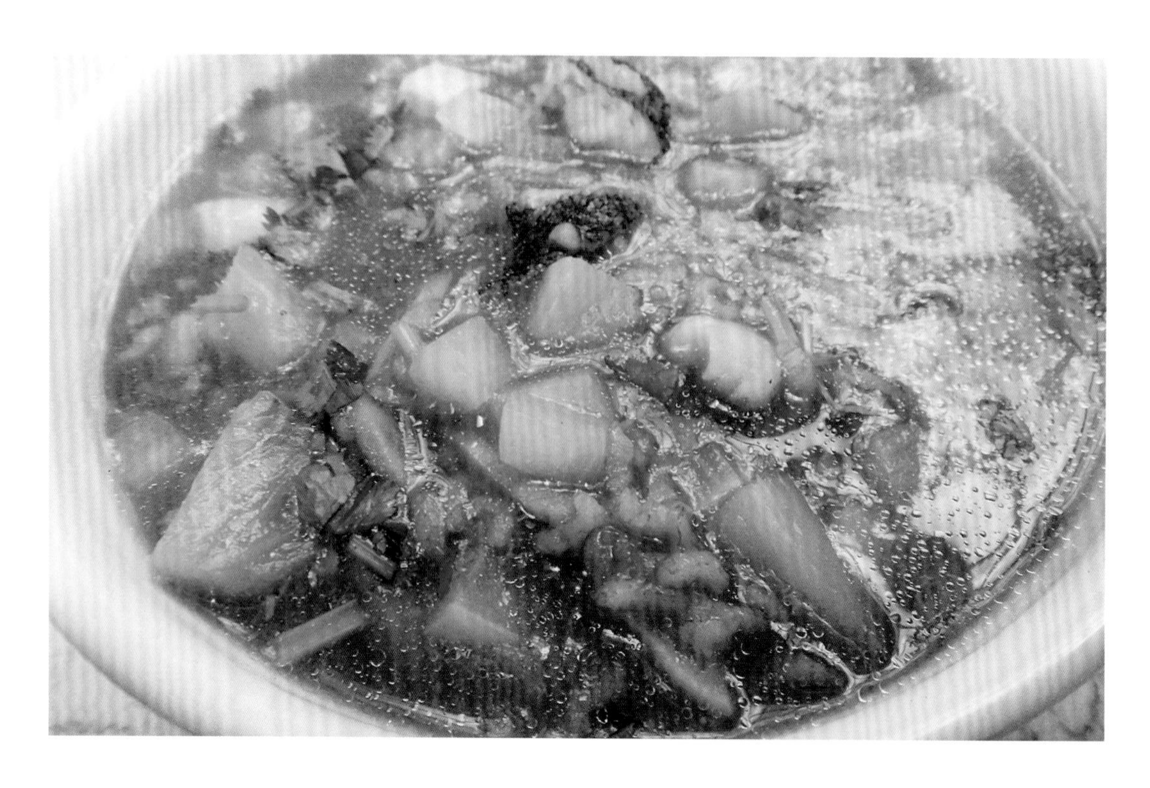

做法

1. 生薑洗淨，切碎備用。
2. 陳皮、厚朴洗淨，和生薑用小紗布袋裝，袋口繫緊備用。
3. 牛蒡洗淨，刮去黑皮，切絲，放入已加入醋的冷水中浸泡一下，撈起，瀝乾水備用。
4. 白蘿蔔洗淨，去皮，切丁備用。
5. 鱈魚洗淨，去魚骨，取肉切丁備用。
6. 鳳梨肉冷開水沖過，切丁備用。
7. 將裝陳皮、生薑、厚朴的小紗布袋和米放入鍋，加適量的水（大約1500CC），大火煮沸，改小火煮30分鐘，取出小藥袋，轉中火，放入鳳梨、牛蒡、白蘿蔔煮熟，再放入鱈魚煮熟，加鹽、香菜即可。

注意事項

1. 厚朴易耗氣傷津，氣虛津虧者及孕婦慎用。
2. 陳皮性溫，氣虛體燥、吐血、內有實熱、陰虛燥咳者慎服。
3. 生薑辛溫助熱，陰虛火旺、熱病高熱、發炎症者忌食。
4. 鳳梨的菠蘿蛋白酶能溶解纖維蛋白和酪蛋白，對其過敏、胃潰瘍、凝血功能障礙患者禁食；發燒和患有濕疹疥瘡者不宜多食；含鉀量高，急、慢性腎炎和腎功能不全者忌食；食用前浸泡鹽水可減少過敏。
5. 可用芒果替代鳳梨，芒果的膳食纖維，可促進腸蠕動、幫助排氣通便；但芒果性質帶濕毒，患有皮膚病或腫瘤患者、對芒果過敏者慎食；含糖量高，糖尿病患者忌食；大量進食芒果，皮膚可能會「發黃」，停食一段時間就會退掉。
6. 也可用奇異果1粒代替鳳梨。奇異果調中理氣，但奇異果性寒，風寒感冒、痛經、閉經、脾胃虛寒、慢性胃炎、體質虛寒者不宜食用；含有膳食纖維，有潤腸通便作用，過食易引起腹瀉；富含鉀，急、慢性腎炎、腎功能不全者忌食。
7. 白蘿蔔性涼，脾胃虛弱、大便稀溏者，少食；服用參類滋補藥時，忌食。
8. 尿酸過高、痛風患者，不宜多吃鱈魚。
9. 會脹氣者，少吃豆類、乳製品、糯米類、發酵類、澱粉類（如：馬鈴薯、芋頭、番薯、玉米）等食品；吃東西要細嚼慢嚥、不要邊吃邊說話；不可吃太飽；避免用吸管喝飲料，碳酸飲料易脹氣，最好不喝；也應避免嚼口香糖，以免無形中增加氣體的攝入。
10. 素食者本粥可去掉鱈魚。

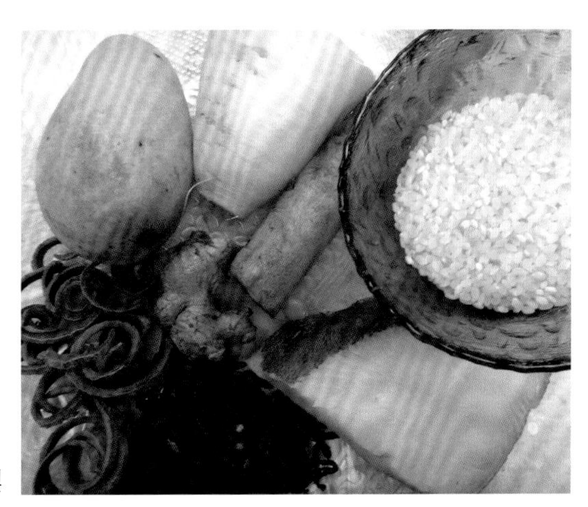

● 可用芒果代替鳳梨

利水消腫粥

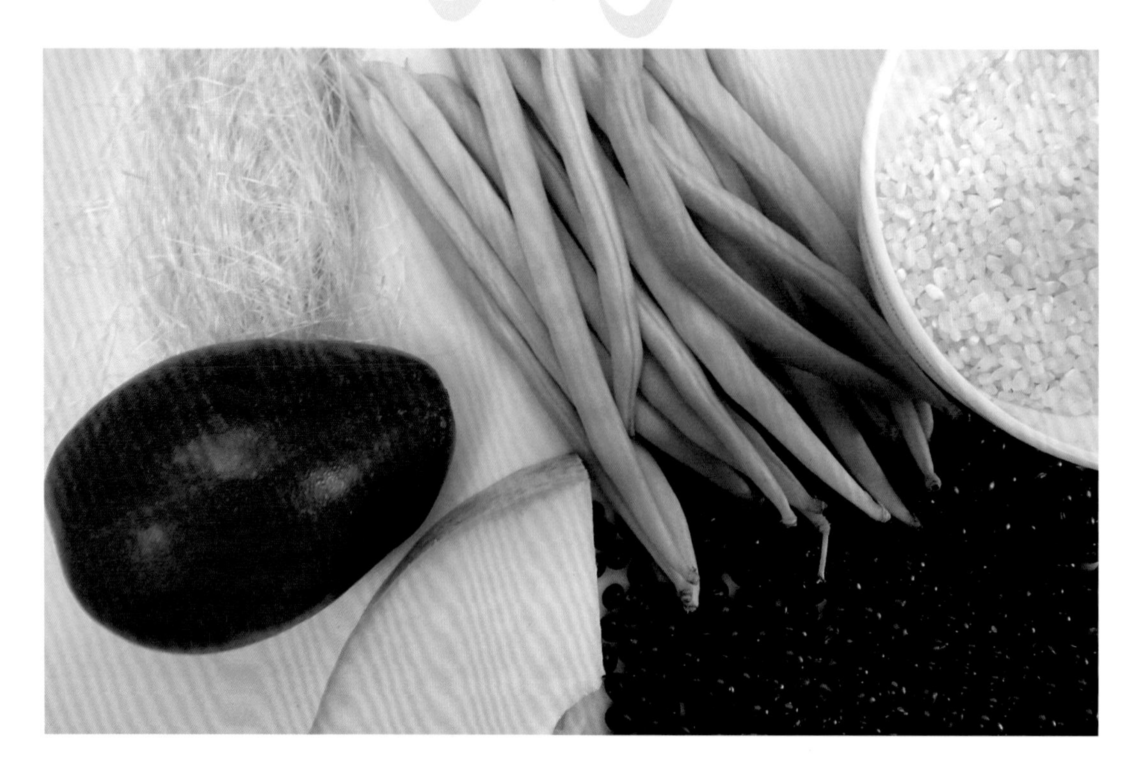

材料

新鮮玉米鬚 10 克 四季豆（菜豆）120 克 黑豆 50 克 冬瓜 150 克
八分熟西洋梨 1 粒（紅、青色皮皆可） 白米 80 克 香油少許 鹽少許

主要功效

利水、消水腫，治療小便不利、妊娠水腫、腎病水腫。

功效解說

玉米鬚利尿消腫，可治小便不利、腎炎水腫、預防妊娠水腫。四季豆利水消水腫，適宜尿少、腎炎浮腫者食用。黑豆利水消浮腫，可治腎病水腫、妊娠水腫、各種水腫。冬瓜利尿消腫，可治水腫脹滿、妊娠浮腫、腎炎浮腫、小便不利。西洋梨能清除體內毒素和多餘水分，促進水分和血液新陳代謝，有利尿、消水腫作用。

做法

1. 黑豆洗淨，冷水泡 4 小時，撈起備用。
2. 從新鮮玉米上取下玉米鬚 10 克（大約 9 支玉米上的玉米鬚）洗淨，切碎備用。
3. 四季豆洗淨，去豆筋，切小丁備用。
4. 冬瓜洗淨，去籽不去皮，皮、肉各切成小丁備用。

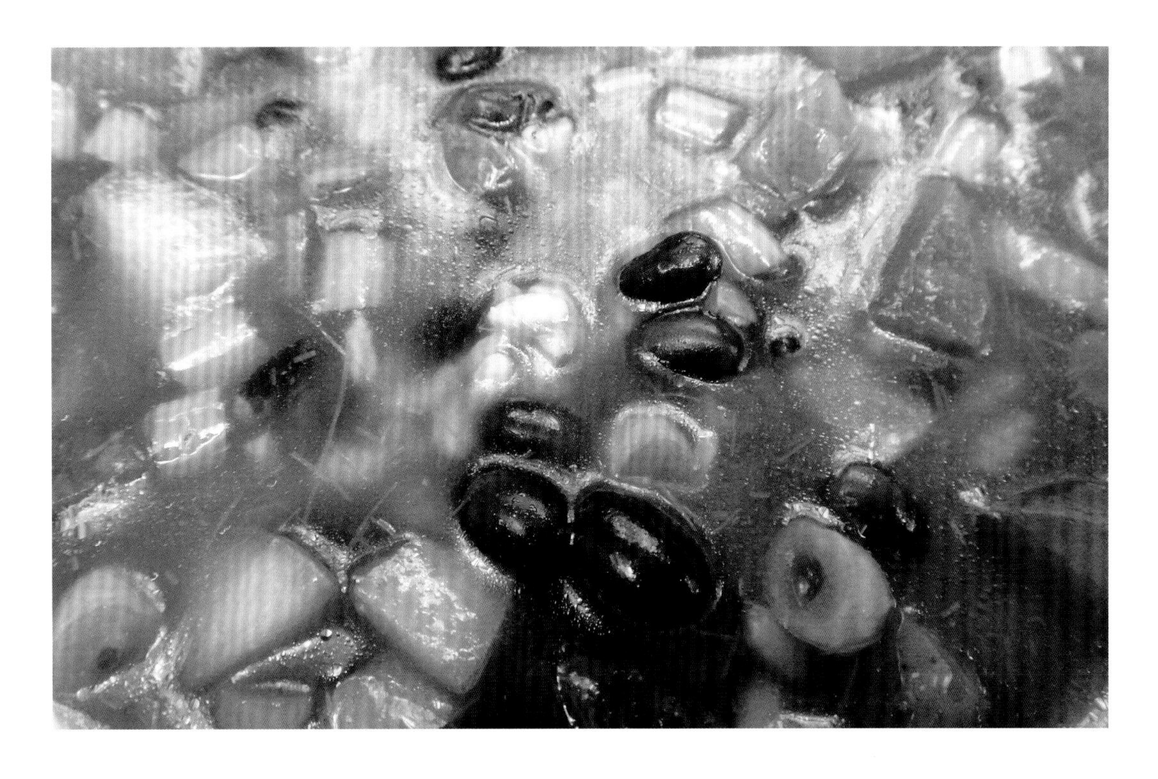

5. 西洋梨泡冷水 10 ～ 15 分鐘，搓洗乾淨，去籽不去皮，切小丁備用。
6. 白米、冬瓜皮、玉米鬚、黑豆放入鍋，加適量的清水（約 1500CC），大火煮沸，改小火煮 30 分鐘，轉中火，放入冬瓜肉、四季豆、西洋梨煮熟，熄火，加入鹽、香油即可。

注意事項

1. 本粥利水、利尿，尿多者、大便燥結者慎服。有水腫患者宜常食。
2. 腹脹者少食四季豆；生四季豆含有皂甙和紅細胞凝集素，易引起噁心、嘔吐、腹痛等症狀，所以不可生食，要煮熟吃。
3. 黑豆過食不易消化，小兒不宜多食；含高普林，尿酸偏高、痛風患者不宜食。
4. 梨性寒，久病體虛、大便溏瀉、脾胃虛寒、產婦血虛者慎食；含果酸，胃酸過多者不可多食；有利尿作用，尿頻者少食。
5. 冬瓜性寒涼，脾胃虛寒易泄瀉者慎食；胃寒疼痛、陽虛肢冷、痛經者忌食。
6. 水腫患者少吃鹽份高的食物。

強腎、壯陽粥

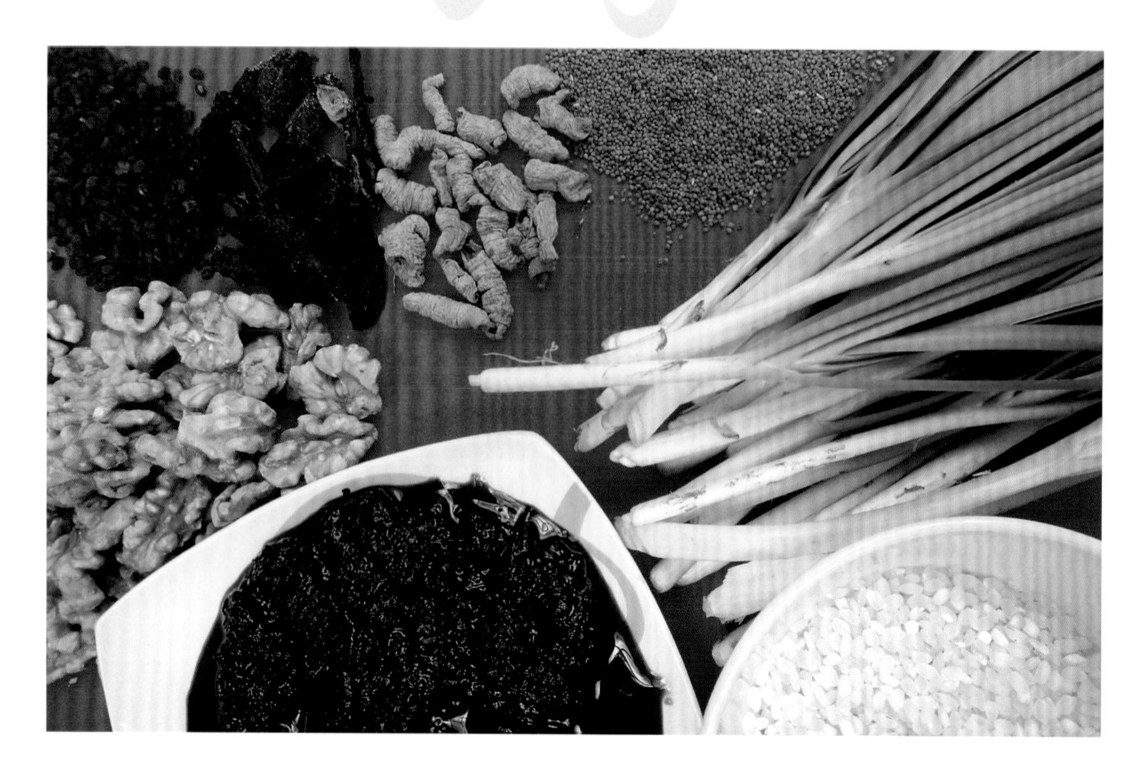

材料

補骨脂 3 錢 肉蓯蓉 3 錢 巴戟天 3 錢 菟絲子 3 錢 韭菜 150 克
桑椹膏 120 克 核桃仁 60 克 白米 80 克

主要功效

壯陽、補腎、益精、增強腎功能，可治陽痿、早洩、遺精、腰膝痠軟、小便不禁。

功效解說

補骨脂補腎助陽、壯陽固精、增強腎功能，可治慢性腎臟炎、遺尿、滑精、陽痿、頻尿、腰膝冷痛。肉蓯蓉滋腎益精血、壯陽生精，可治性機能衰退、慢性腎臟炎、滑精、陽痿、遺精、早洩、腰膝痠軟。巴戟天溫腎助陽、強筋骨、祛風濕、協助腎功能恢復，可治陽痿、早洩、慢性腎炎、小便不禁、腰膝痠軟。菟絲子補腎益精、壯陽、增強腎功能，可治陽痿、早洩、遺精、慢性腎臟炎、小便不禁、小便多、腰膝痠痛。核桃仁強腎，治療性功能衰退。韭菜補腎、固精、助陽，可治腎陽虛弱、陽痿、早洩；桑椹益腎臟而固精。

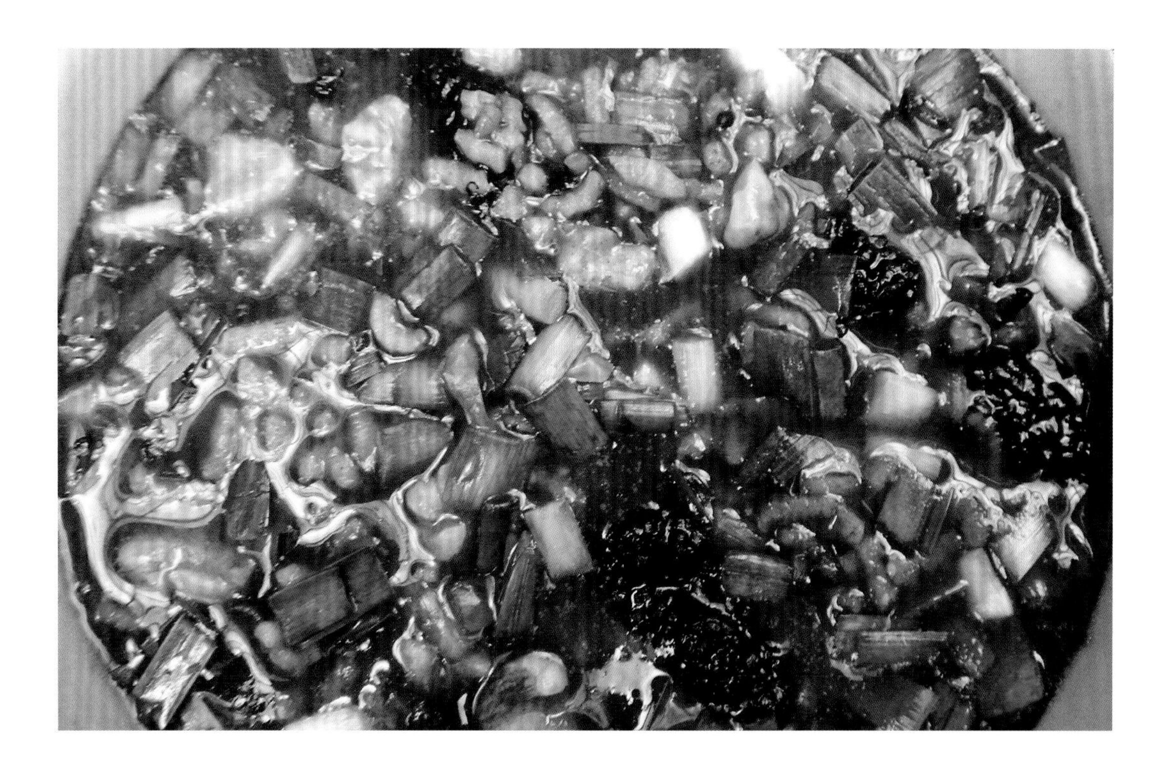

做法

1. 韭菜洗淨，切 1 公分小段備用。
2. 核桃仁剁碎備用。
3. 補骨脂、肉蓯蓉、巴戟天、菟絲子洗淨，裝入紗布袋內，袋口繫緊，和白米放入鍋內，加適量的清水（約 1500CC），大火煮沸，改小火煮 30 分鐘，撈去藥袋，放入韭菜、核桃仁煮熟，再加入桑椹膏拌勻即可。

注意事項

1. 本粥四味中藥性溫，陰虛火旺者忌服。（陰虛火旺，常熬夜者較常見，有口乾舌燥、夜間盜汗、手足心熱、全身潮熱、小便短赤或黃、大便燥結等症狀。）
2. 孕婦、血崩、陽強者，忌服菟絲子。肉蓯蓉會潤腸通便，大便泄瀉者忌服。
3. 韭菜含粗纖維，不易消化，勿多食；性溫，陰虛火旺或大熱陽盛者不宜食用。
4. 核桃仁滑腸，便溏、腹瀉不宜食。食用桑椹的禁忌請見第 13 頁。
5. 食療壯陽適可而止，有性功能障礙請即就醫。

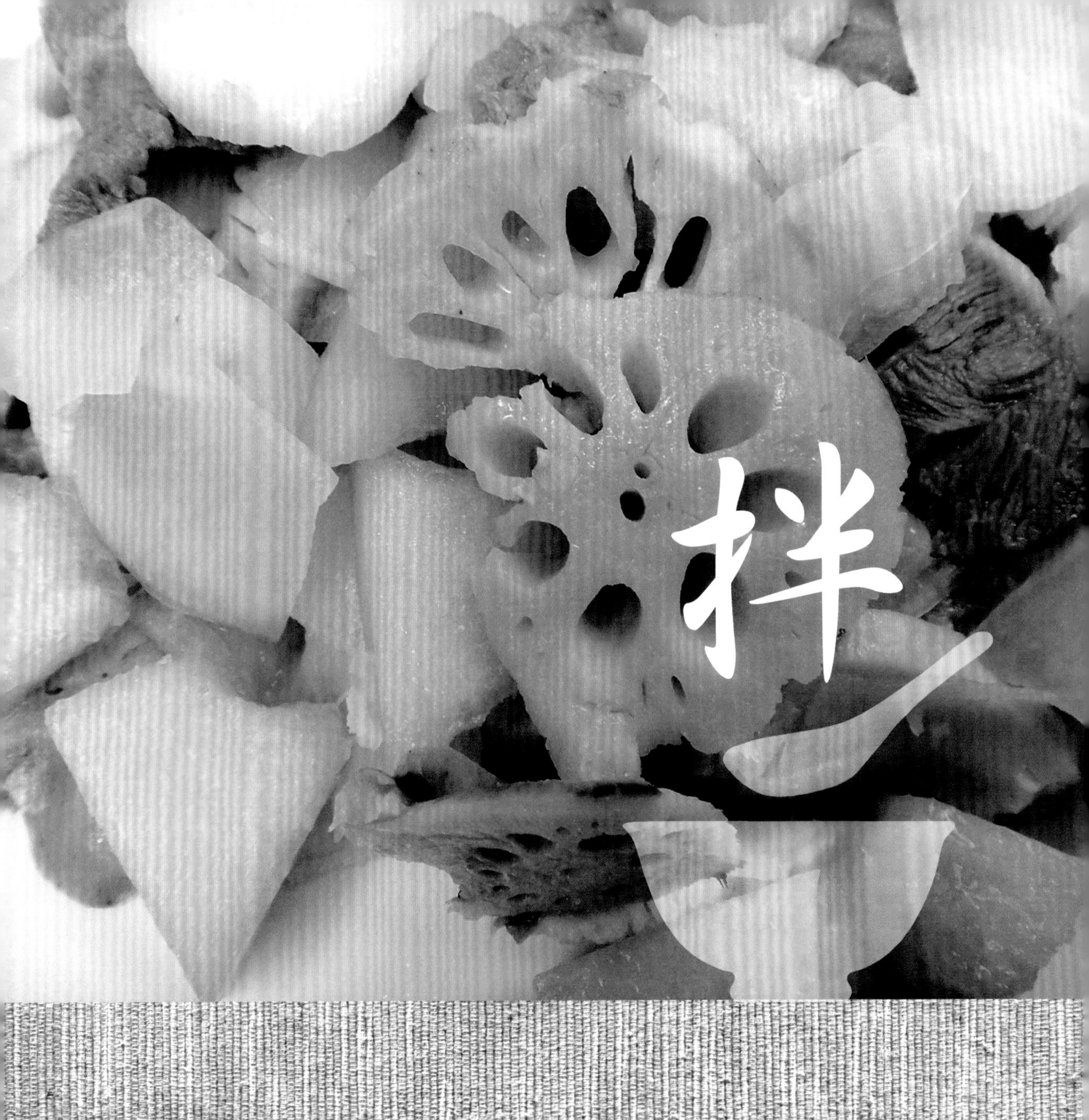
拌

保健心血管拌麵

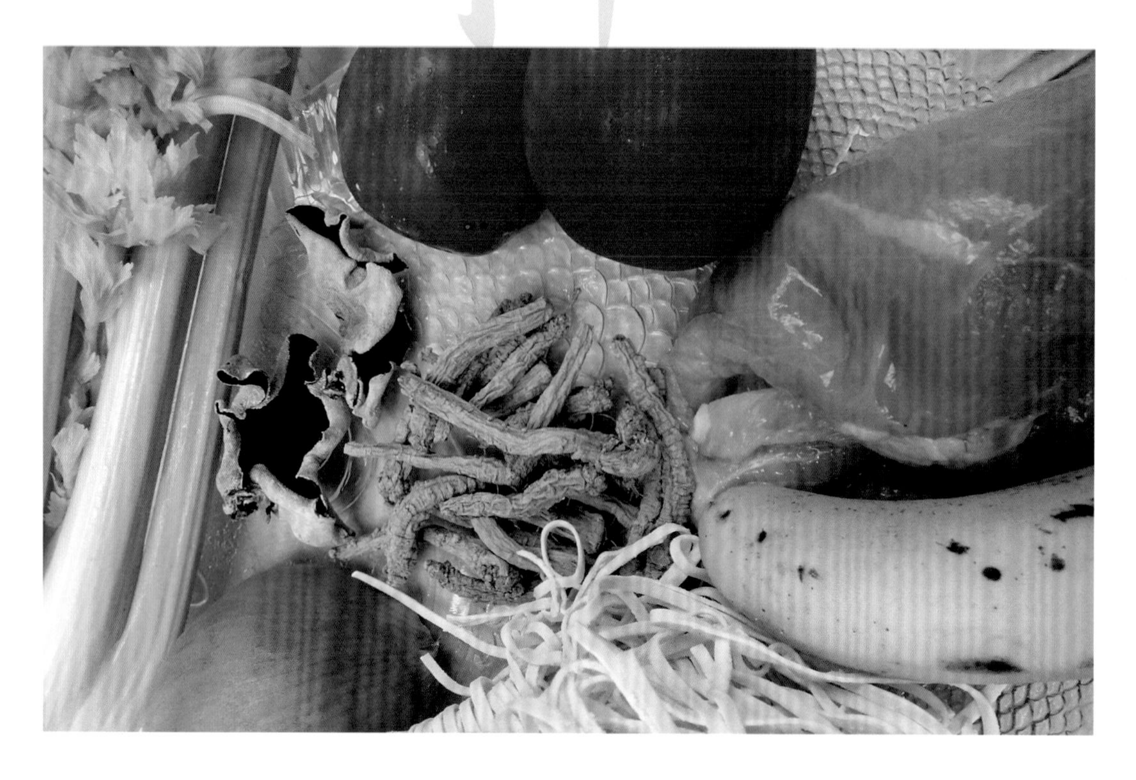

材料

西芹 150 克 黑木耳 10 克 黨參 1 兩 牛番茄 200 克 雞里肌半斤（素食不用）
香蕉 50 克 麵條 1 包（4 人份） 洋蔥 150 克 橄欖油 2 湯匙

主要功效

預防心血管疾病，維持血壓穩定，幫助降血壓。

功效解説

雞肉養血活血，補五臟。番茄中的類黃酮有防止血管破裂的作用，可以預防血管硬化，番茄紅素有很強的抗氧化作用，可以有效的減輕和預防心血管疾病、降低心血管疾病的危險；番茄利尿排鈉，降脂降壓。西芹含酸性降壓成分；黑木耳有含抗血小板凝聚的作用，可以預防高血壓、冠心病、動脈硬化。香蕉的含鉀量很高，可以使心肌縮收與舒張功能協調，因而維持血壓穩定和預防心血管疾病。洋蔥含前列腺素 A，能擴張血管，降低血液黏度，促進鈉鹽的排泄，因而產生降血壓作用、防止血栓的形成。黨參有增強造血功能、擴張血管、降壓、改善微循環、增強免疫力等作用。

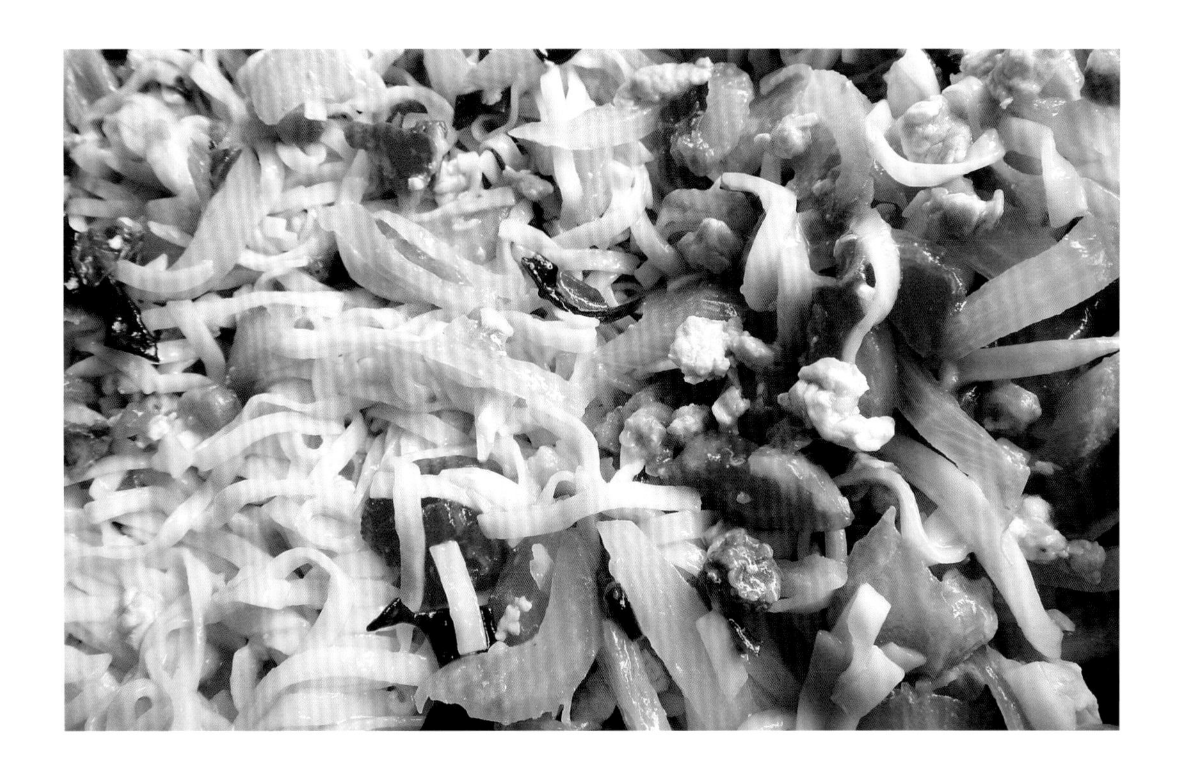

做法

1. 黨參冷開水洗淨，瀝乾水，放入保溫杯，沖入 250CC 沸開水，燜 40 分鐘後，取黨參切小丁，及藥汁備用。
2. 雞里肌洗淨，切小丁備用。
3. 牛番茄洗淨，去蒂，切小丁備用。
4. 西芹洗淨，用手撕去粗纖，切斜薄片備用。
5. 黑木耳冷水泡發，洗淨，切絲備用。
6. 香蕉洗淨，去皮，取果肉 50 克壓成泥狀備用。
7. 洋蔥洗淨，去外皮，泡冷水片刻（切時才不會刺激眼睛），切小丁備用。
8. 橄欖油倒入鍋，油熱放洋蔥爆香，再放雞里肌炒半熟，加入西芹、黑木耳、香蕉、番茄、黨參及泡黨參的水，煮成醬汁，拌麵用。
9. 另用一鍋水煮麵條，水沸再下麵條，煮熟撈起，冷開水沖涼，瀝乾水，與煮好的醬汁拌勻即可。

注意事項

1. 沒有高血壓的人，本料理可加少許鹽調味。
2. 本料理偏寒涼，脾胃虛寒、便溏、腹瀉者慎食。
3. 香蕉含鉀量高，急、慢性腎炎和腎功能不全者忌食；性寒，脾胃虛寒、胃痛腹涼者，少食；胃酸過多者忌食。
4. 黨參補中益氣，氣滯忌食；性微溫，肝火旺者忌食。
5. 黑木耳具有可抑制血小板聚集的作用，有可能造成凝血功能不佳，所以女性經期及手術前後，與拔牙前後，不宜食用。黑木耳性滑利，吃太多有潤腸作用，便溏、腹瀉者不宜食用。
6. 空腹時不要吃番茄，因番茄含有大量的膠質、柿膠酚和果膠等可溶性收斂劑，易和胃酸結合成不溶於水的塊狀物，而容易產生胃不適、嘔吐或胃脹痛。未熟的青番茄，因含有龍葵鹼，吃了易產生頭暈、全身疲乏、噁心、嘔吐等現象，所以不可吃。番茄烹調時，應避免長時間高溫加熱，以免破壞番茄紅素。
7. 雞肉溫補，吃太多會引發風濕疼痛、生熱、助痰，有感冒發燒時不宜食用；有肝火時慎食。
8. 洋蔥不宜過食，過量食用易產生揮發性氣體，造成脹氣和排氣過多。洋蔥辛溫，凡有皮膚瘙癢性疾病、患有眼疾、胃病者少食；肺胃發炎、陰虛目昏者、熱病患者慎食；其所含香辣味對眼睛有刺激作用，眼疾患者不宜切洋蔥。但只要在切洋蔥之前，把刀浸濕、洋蔥放在冷水裡浸泡片刻，或將洋蔥放在冰箱冷凍一會兒，就可避免切時刺激眼睛而流眼淚。洋蔥食用時，不宜加熱過久，以有些微辛辣味為佳。
9. 芹菜性涼質滑，血壓偏低、脾胃虛寒、腸滑不固者少食；男性多吃芹菜會抑制睪丸酮的生成，因而有殺精作用，婚育期男性應少吃；因能減少男性精子數量，對避孕有所幫助。芹菜為感光性食物，食用後不宜在強光下活動，以防止皮膚變黑或出現斑點（要防曬）。
10. 素食者不加雞里肌。

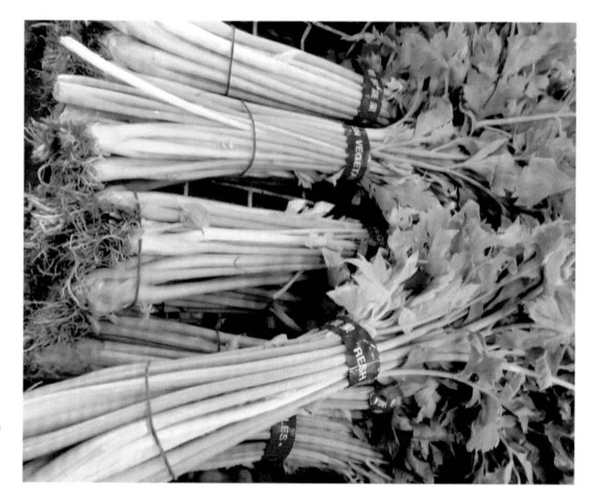

● 可用本地種芹菜（要留嫩葉一起煮）取代西洋種芹菜

開胃怪味雞

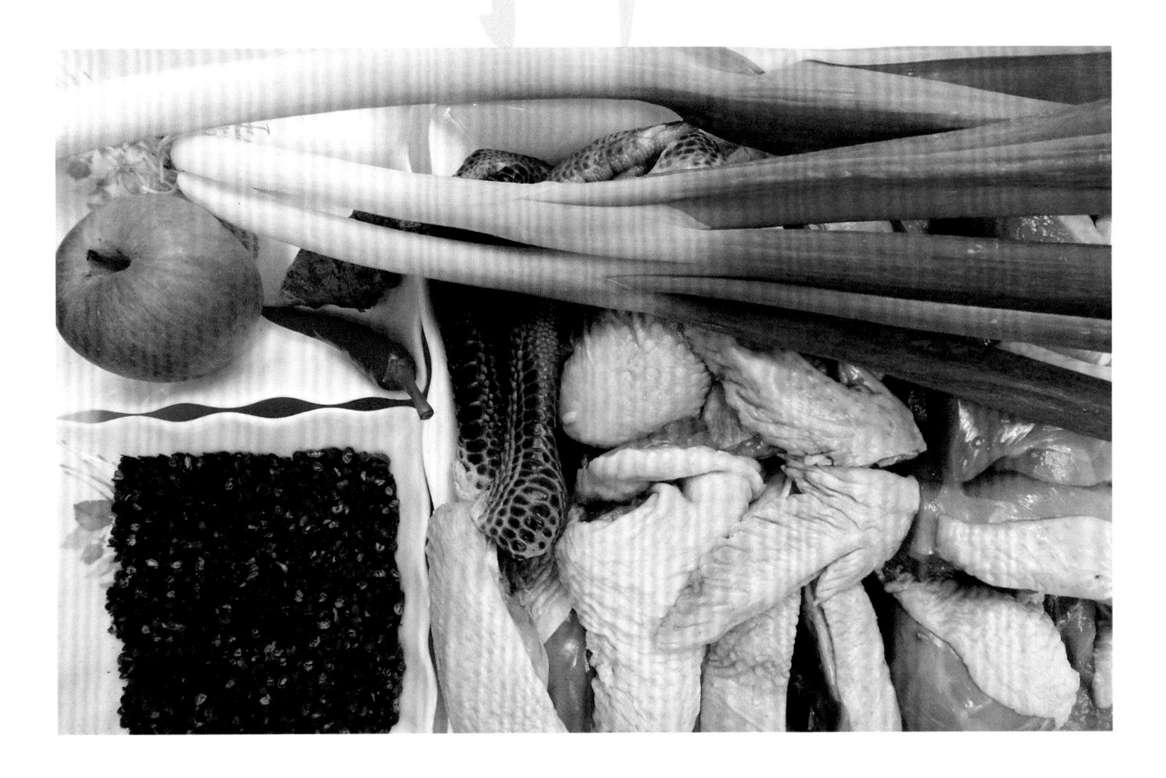

材料

花椒 3 錢 蘋果 30 克 辣椒 1 條 薑 10 克 雞 1 隻（約 2.5 斤、素食用素雞）
蔥 2 根（約 50 克） 蒜苗 1 根（約 50 克） 烏醋 2 湯匙 醬油 3 湯匙
橄欖油 2 湯匙 清水 150CC（約飯碗裝七分滿）

主要功效

開胃健脾，促進食慾。

功效解説

花椒芳香健脾，促進唾液分泌，增加食慾。雞肉健脾胃、養血、補五臟、強筋骨。辣椒促進胃液分泌，開胃消食，消腸胃脹氣，促進食慾。蔥增強消化液的分泌，健脾胃，增加食慾。蒜苗健脾胃、消積食。薑能健胃，刺激胃液分泌，增強消化吸收功能。蘋果開胃健脾，可增進食慾。烏醋開胃消食，增進飲食。

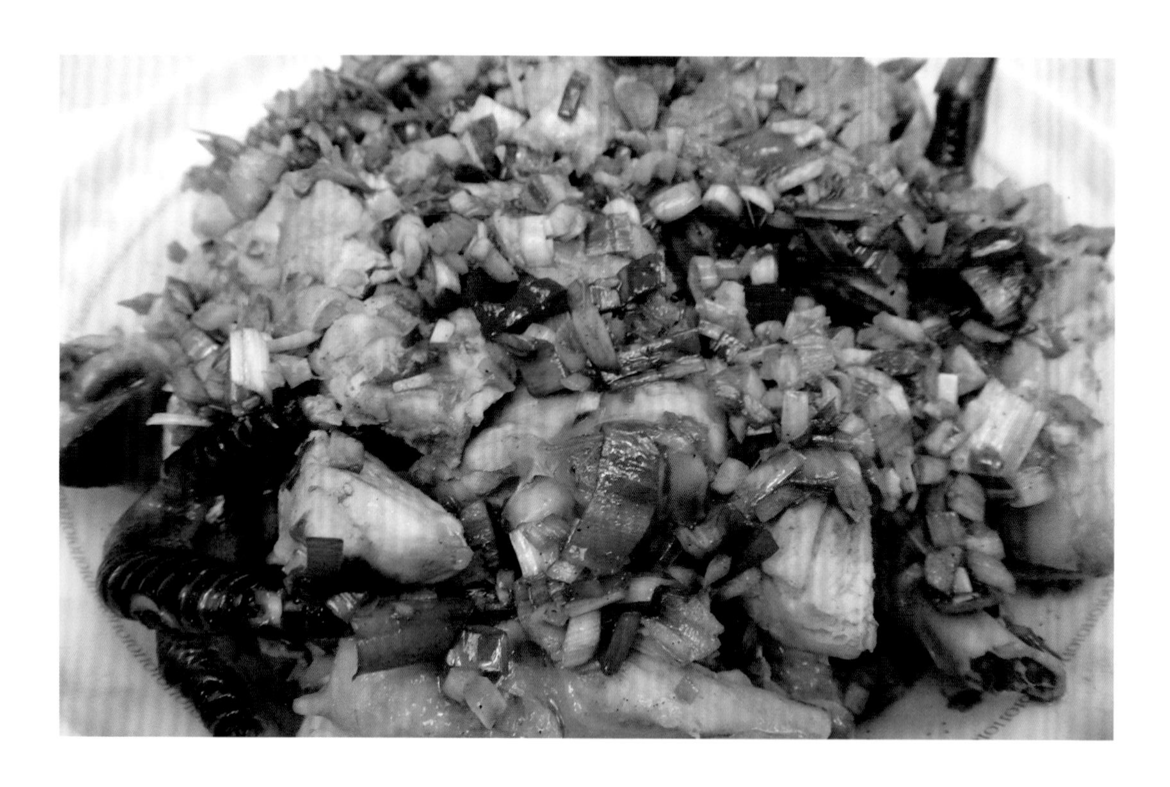

做法

1. 雞肉洗淨，鍋內水滾後放入，煮熟撈起，擺盤，用保鮮膜封住（以免水分蒸發掉，肉質變乾澀）備用（或用全雞煮熟，待涼剁成小塊）。
2. 辣椒洗淨去籽，瀝乾水，冷開水洗過，切成碎末備用。
3. 蔥、蒜苗和薑洗淨後，瀝乾水，冷開水洗過，切碎末備用。
4. 蘋果洗淨，用刨刀刨去皮，冷開水沖過，再用刨刀刨下果肉 30 克（約 3 湯匙的量），切碎備用。
5. 油放入鍋，微溫時，放入花椒（花椒揀去雜質，不必清洗），炒至焦黃（炒花椒時油溫不可過高），熄火，將花椒鏟到鍋邊瀝乾油後，撈出丟掉。開中火，將烏醋、醬油、蘋果及水，倒入鍋內煮，蘋果煮爛後熄火，再將辣椒、蔥、蒜苗、薑加入翻炒均勻。將做好的醬汁與雞肉拌勻，醃 1 小時即可食用。

注意事項

1. 花椒味辛性熱，陰虛火旺者、體質燥熱者忌服；孕婦慎服。過量食用，容易消耗腸道的水分，會導致便秘，孕婦若便秘，則容易因使力排便，而造成腹壓增加，進而壓迫到胎兒，而導致胎動不安或早產等不良後果，因此孕婦要慎食花椒。炸花椒油時，油溫不宜過高；花椒受潮會生白膜、變味，不可食用。
2. 蘋果會增強消化力，脾胃虛者不宜多食。蘋果中的酸會腐蝕牙齒，吃完最好漱口；富含糖類，糖尿病患者不宜多食；含鉀鹽，腎炎患者不宜多食。
3. 嗜辣者可用小辣椒，不敢吃辣則去除辣椒。
4. 身體有發炎現象時，不可食用辣椒。有消化性潰瘍、咳血、痔瘡腫痛、高血壓不宜食辣椒。
5. 生薑辛溫助熱，陰虛火旺、熱病高熱、發炎症者忌食。
6. 蒜苗富含纖維質，消化功能不佳者宜少食。蒜苗有保護肝臟的作用，但大量食用，有可能引起肝病加重，有肝病的人每天食用蒜苗應在 60 克左右；過食還會影響視力，眼疾患者應少食或不食。
7. 蔥會促進腸胃消化，刺激性較強，腸胃道疾病尤其是胃潰瘍患者不宜多食。蔥和蜂蜜同食，會產生對人體有害的物質，容易導致腹瀉、胃腸道不適。蔥性溫味辛，眼疾患者不宜吃太多。
8. 雞肉溫補，吃太多會引發風濕疼痛、生熱、助痰，有感冒發燒時不宜食用；有肝火時慎食。
9. 素食者可用素雞。

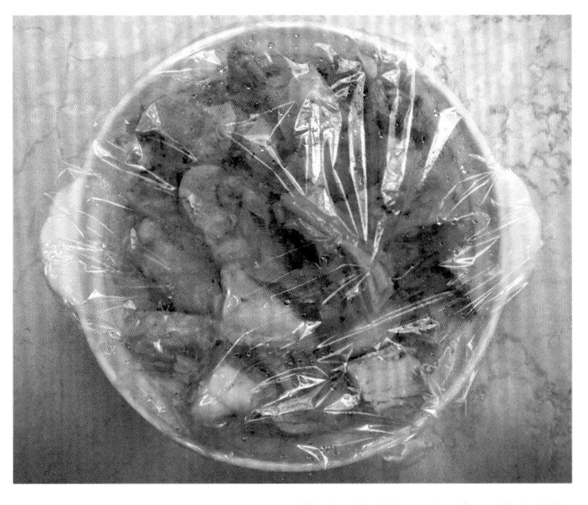

● 雞肉煮熟用保鮮膜封住

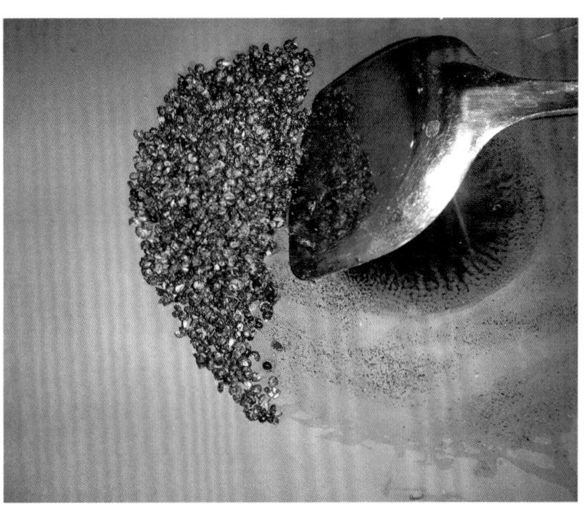

● 花椒爆香後，熄火，鏟到鍋邊瀝乾油

腸道保健涼拌菜

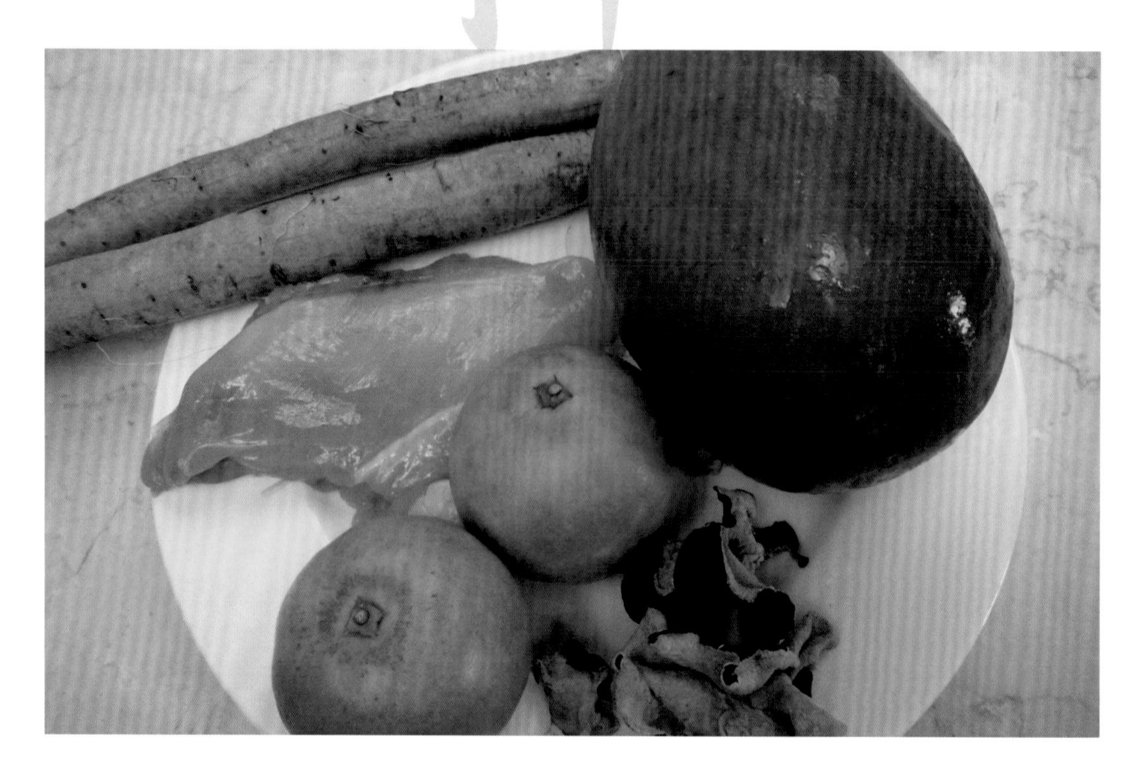

材料

雞里肌 200 克（素食不用） 鮮牛蒡 150 克 鮮芒果 300 克 乾黑木耳 10 克
柳丁（橙）2 粒 醬油 2 湯匙 香油 1 湯匙 鹽少許 薑末少許 醋少許
米酒半茶匙 蔥末少許

主要功效

促進腸胃蠕動，預防大腸癌，保健腸道。

功效解說

雞肉健脾胃、強筋骨、補益五臟，增強抵抗力。牛蒡的纖維，可以促進大腸蠕動，幫助排便；牛蒡有強化免疫力、提升抗癌的功效，有防止人體細胞發生不良的變化、防止癌細胞產生的作用。芒果纖維素多，促進腸胃蠕動，幫助排便，並含有大量維生素 A、C、礦物質，具有防癌、抗癌的作用，對防治結腸癌有幫助。柳橙含有豐富的膳食纖維，也可促進腸胃蠕動，防止便秘；柳丁含抗氧化成分是水果中最多者，可以增強免疫系統，抑制癌細胞生長。黑木耳利腸潤燥，含有豐富的膳食纖維，能促進腸道蠕動，增加排便量，它所含的特殊膠質，具有吸附人體消化系統灰塵及排除的功效，降低罹患大腸癌的風險。

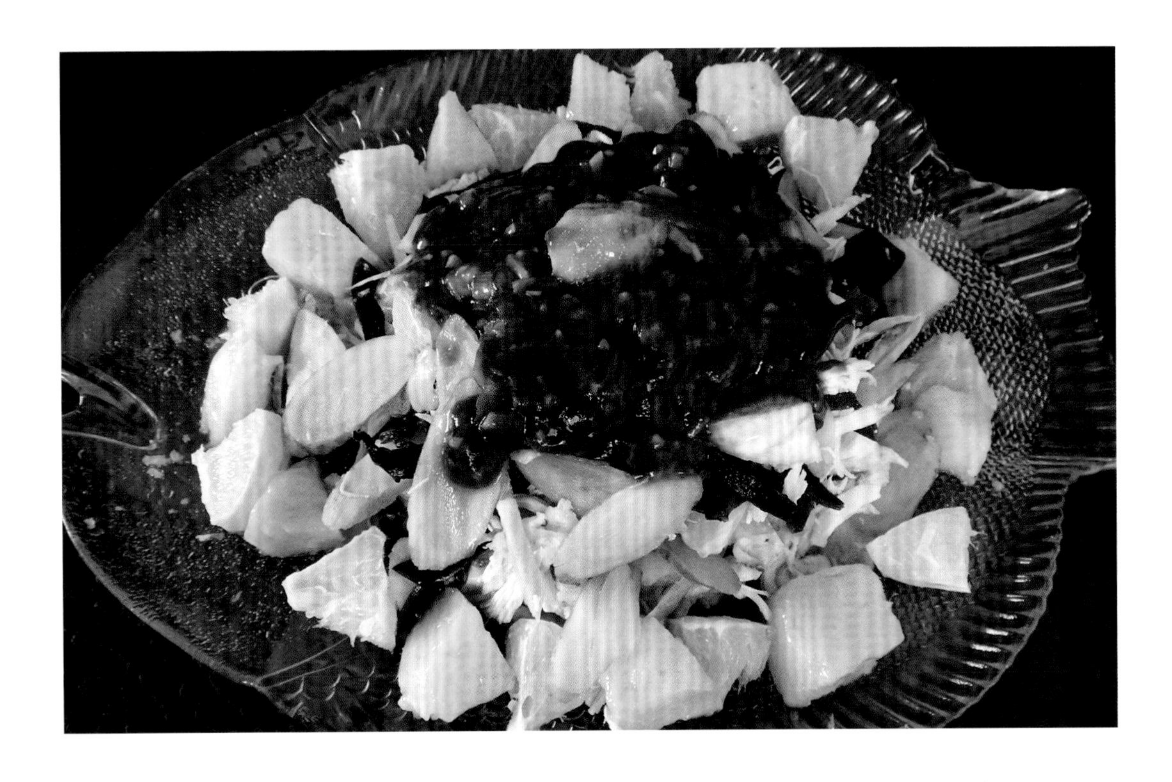

做法

1. 雞里肌洗淨，冷水加鹽、酒、蔥、薑，水沸放入煮熟，放盤中用保鮮膜封住（以免水分蒸發掉，肉質變乾澀），待冷，剝絲備用。
2. 牛蒡刷洗乾淨（不必刨皮），切斜薄片，放醋水中浸泡一下，滾水燙熟，用冷開水沖涼，瀝乾水備用。
3. 芒果洗淨，去皮、籽，果肉用冷開水沖過；取 100 克芒果肉加 2 湯匙醬油打成果醬後，加香油、薑末、蔥末拌勻做成醬汁備用，其餘的芒果肉切成小塊，放入已加少許鹽的冷開水中泡一下，撈起備用。
4. 柳丁洗淨，瀝乾水，去皮、籽，切成小塊備用。
5. 黑木耳冷水泡軟，洗淨，切絲，汆燙熟，冷開水沖涼備用。
6. 將雞絲、牛蒡、芒果、柳丁、黑木耳及醬汁拌勻即可。

注意事項

1. 本料理偏寒，風寒感冒（如：流清涕、痰清、痰白）不宜食用；會促進腸蠕動，潤腸通便，腹瀉者不宜食用。
2. 牛蒡性寒而滑利，會滑腸通便，脾虛腹瀉者慎用。
3. 對芒果過敏者忌食；芒果性質帶濕毒，有皮膚病、腫瘤忌食。芒果甜度高，糖尿病患者不宜多食。
4. 大量進食芒果或柳橙，皮膚會發黃，停食後發黃現象會消失。
5. 柳丁含鉀量高，急、慢性腎炎和腎功能不全者忌食；甜度高，糖尿病患者不宜多食。
6. 黑木耳具有可抑制血小板聚集的作用，有可能造成凝血功能不佳，所以女性經期及手術前後，與拔牙前後，不宜食用。黑木耳性滑利，吃太多有潤腸作用，便溏、腹瀉者不宜食用。
7. 可用香吉士代替柳丁；非芒果產季，可用奇異果代替芒果，奇異果含優良的膳食纖維，潤腸通便，防止便秘，快速清除並預防體內堆積的有害代謝物。食用奇異果的禁忌請見第 23 頁。
8. 雞肉溫補，吃太多會引發風濕疼痛、生熱、助痰，有感冒發燒時不宜食用；有肝火時慎食。
9. 素食者不放雞肉。

清熱、解酒毒涼拌菜

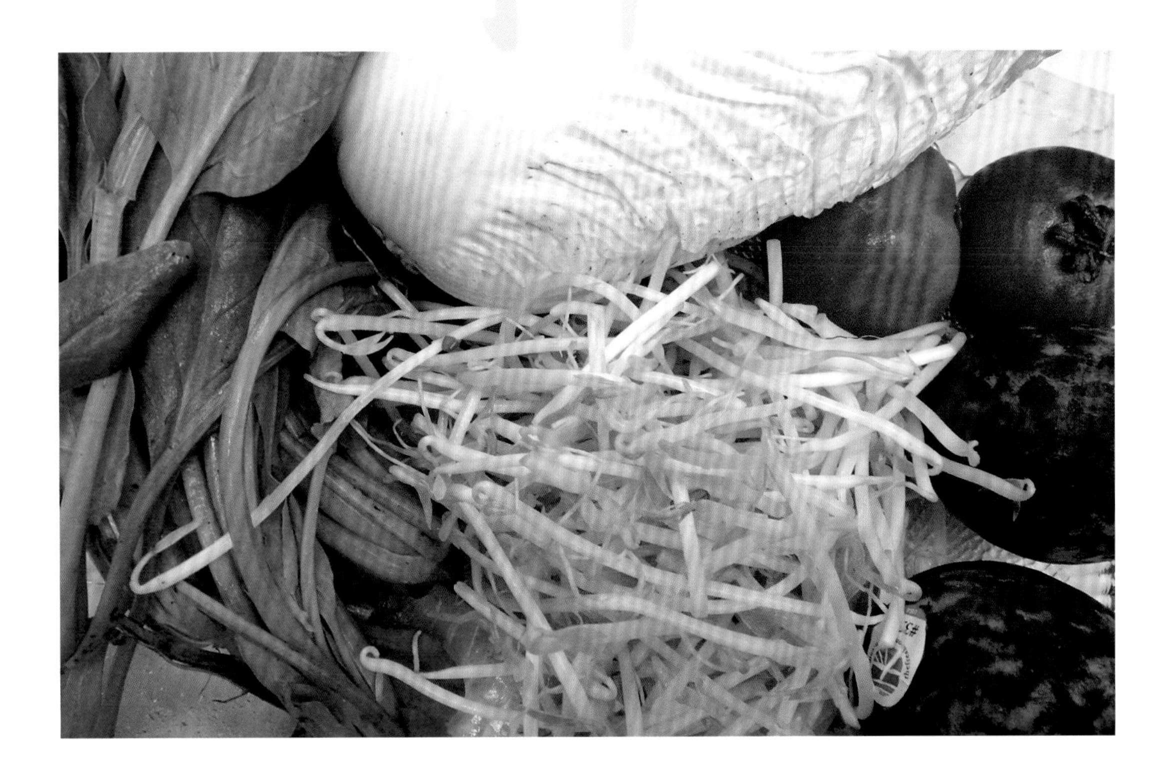

材料

菠菜 150 克 綠豆芽 150 克 大白菜 150 克 牛蕃茄 150 克

加州李 250 克 砂糖 1 湯匙 白醋 3 湯匙 鹽少許 香油 2 湯匙

主要功效

清熱、解酒毒、醒酒，改善醉酒症狀。

功效解說

菠菜養肝明目，平肝潤燥，清熱除煩，生津止渴，解酒毒，有解酒作用。綠豆芽具有清熱解毒，利尿醒酒的功效。大白菜養胃生津，清熱除煩，解毒利尿，有解酒的功效。番茄可以涼血平肝，清熱解毒，含有特殊果糖，可以加快酒精的分解，可以醒酒。白醋能減少胃腸道和血液中的酒精濃度，含有乙酸可以解酒。李子生津止渴、清肝除熱、利水醒酒；鮮李肉中含有絲氨酸、穀醯氨、脯氨酸、甘氨酸等多種氨基酸對治療腹水、肝硬化有幫助，慢性肝炎和肝硬化患者尤宜食用。

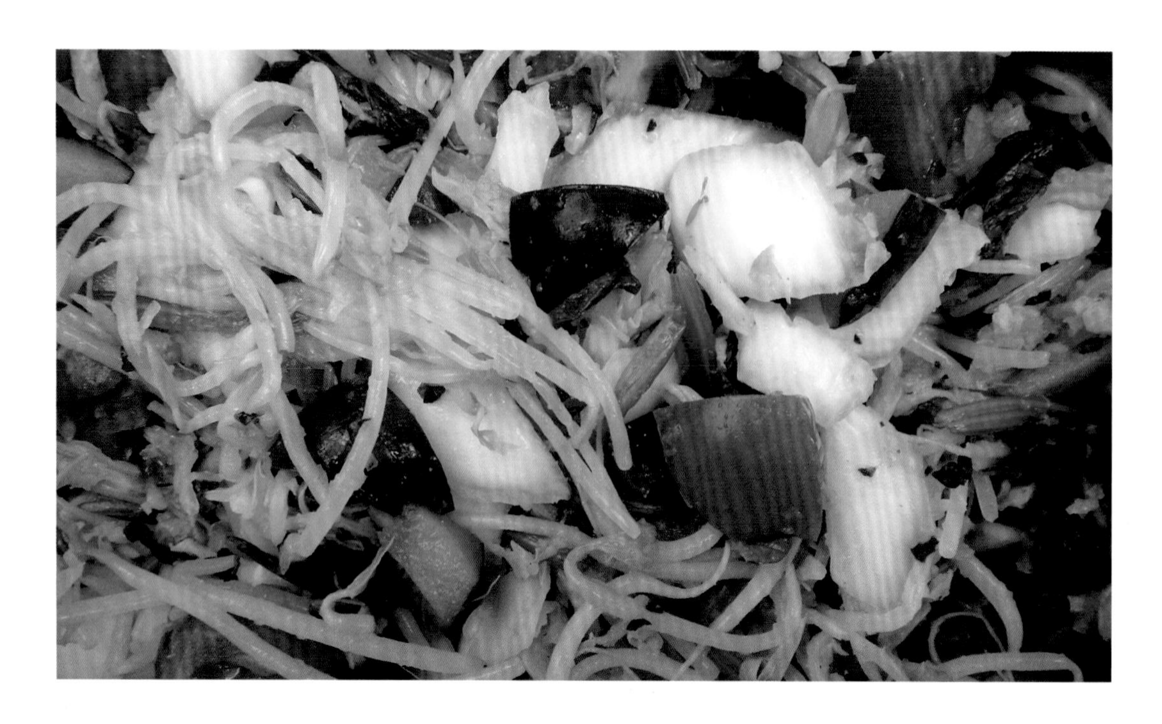

做法

1. 菠菜洗淨，待水沸加入少許鹽和沙拉油，汆燙熟，冷開水沖涼，瀝乾水備用。
2. 豆芽洗淨，泡水 15 分鐘，水沸時放入汆燙 1 分鐘撈起，冷開水沖涼，瀝乾水備用。
3. 番茄洗淨去蒂，瀝乾水，冷開水沖過，切小塊備用。
4. 李子搓洗淨，瀝乾水，冷開水洗過，去籽取肉，取果肉約 50 克切碎和砂糖、2 湯匙白醋、鹽，用果汁機打成醬汁備用；其餘果肉切小塊備用。
5. 大白菜洗淨，晾乾，冷開水洗過，剝碎片，加入少許鹽、1 湯匙白醋抓過後，醃 30 分鐘，瀝去水，加入菠菜、豆芽菜、蕃茄、李子和香油、醬汁拌勻即成。

注意事項

1. 本品偏涼，腸胃虛寒、腹瀉者少吃。
2. 大白菜含鉀量高，尤其是大白菜芯，腎功能不全和急、慢性腎炎患者忌吃。
3. 本料理可用其他品種的李子；李子未熟透不可吃。多食李子易生痰濕、傷脾胃、損齒，脾虛痰濕者及小兒不宜多食；李子含有大量果酸，多食傷脾胃、會引起輕瀉，潰瘍病及急、慢性胃腸炎患者、腸胃虛弱者應慎食。
4. 胃潰瘍、胃酸過多不宜多食醋；脾胃濕盛、外感初起者忌食醋。
5. 菠菜含草酸較多，不宜與含鈣豐富的食物（如：豆腐）共煮，易形成草酸鈣，有礙消化又不利於鈣質的吸收，所以腎炎、腎結石患者不宜食；性涼，脾胃虛弱、大便溏薄者忌食。
6. 綠豆芽膳食纖維較粗、性寒，脾胃虛弱者少食。
7. 食用番茄的禁忌請見第 54 頁。
8. 沒有李子，可用 Q 梅 12 粒代替（去籽取肉，切碎，3 粒做醬汁、不加糖，9 粒拌菜用）。梅子富含促進新陳代謝的多種維生素和礦物質，具有幫助肝臟解毒的作用，是強化肝臟功能的良品。梅子酸澀，胃及十二指腸潰瘍、胃炎、胃酸過多患者，不宜食用；過食易損傷牙齒。

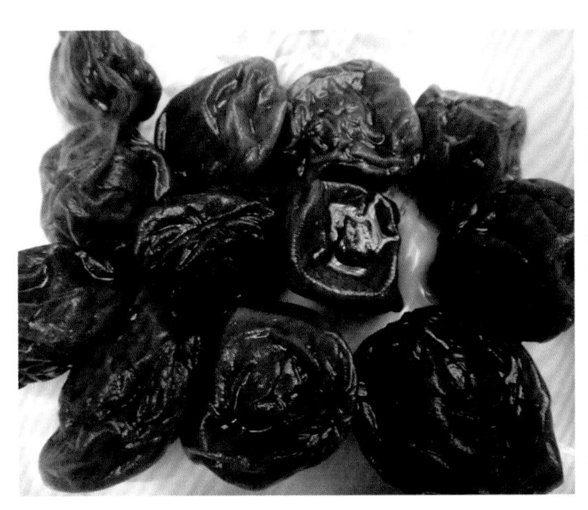

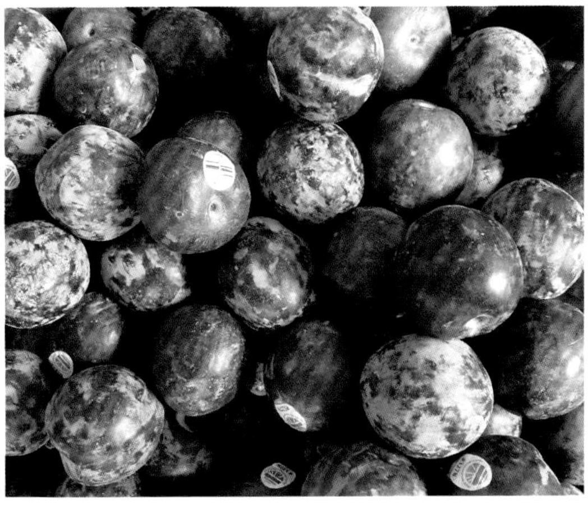

造血補血涼拌菜

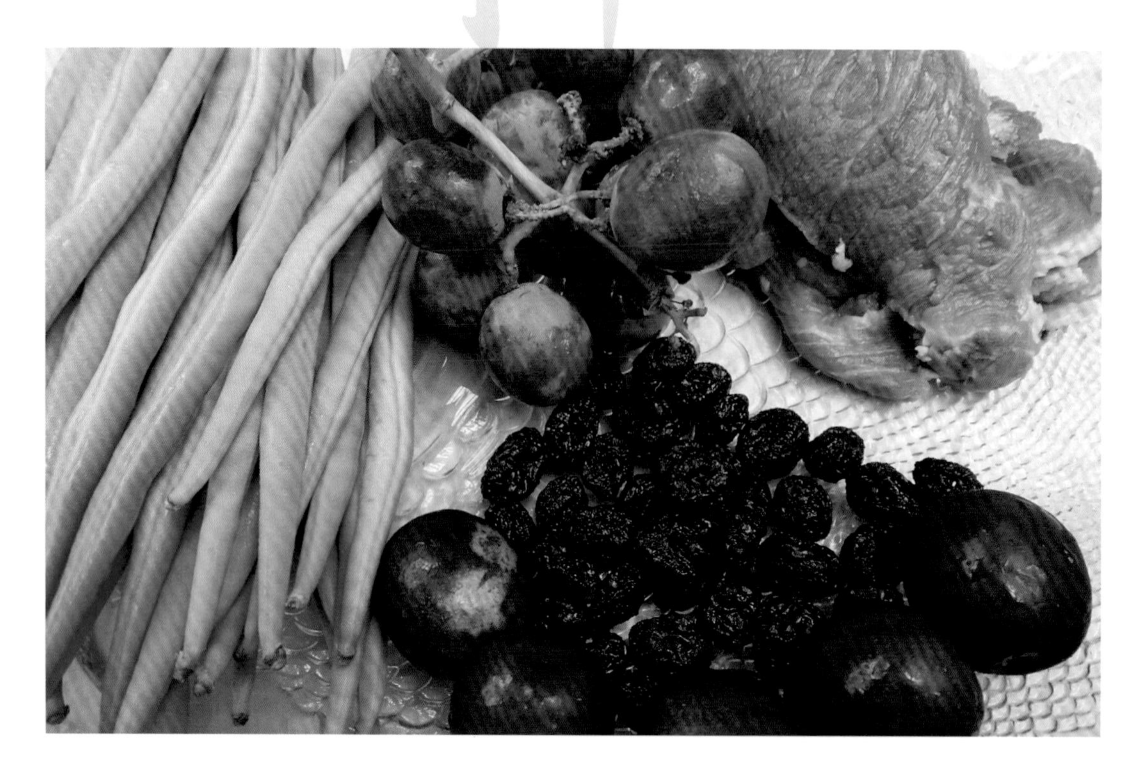

材料

四季豆 300 克 鮮葡萄 250 克 瘦豬肉 150 克（素食不用） 蔓越莓乾 30 克
鮮大棗 5 粒 鹽少許 香油 1 湯匙

主要功效

補血、造血，適用於有貧血症狀，或產後、經後血虛補血。

功效解說

四季豆含有豐富的鐵質，有補血、造血的作用。蔓越莓含有鐵質，有補血作用。葡萄補氣血，治氣血不足，含有豐富的維生素 B12，具有抗惡性貧血的作用。紅棗健脾補血，有增強骨隨造血功能。豬肉養血，可治氣血不足。

做法

1. 四季豆洗淨，去豆筋，切斜段，滾水燙熟，用冷開水沖涼，瀝乾水備用。
2. 豬肉洗淨，滾水煮熟，撈起待冷，切小丁和四季豆用鹽、香油拌醃備用。
3. 蔓越莓乾用半碗熱開水泡軟備用。
4. 鮮棗洗淨，去籽，切小塊，和蔓越莓及所泡的開水，用果汁機打成醬汁備用。
5. 葡萄用剪刀一粒一粒剪下洗淨，瀝乾水，去皮，冷開水沖過備用。

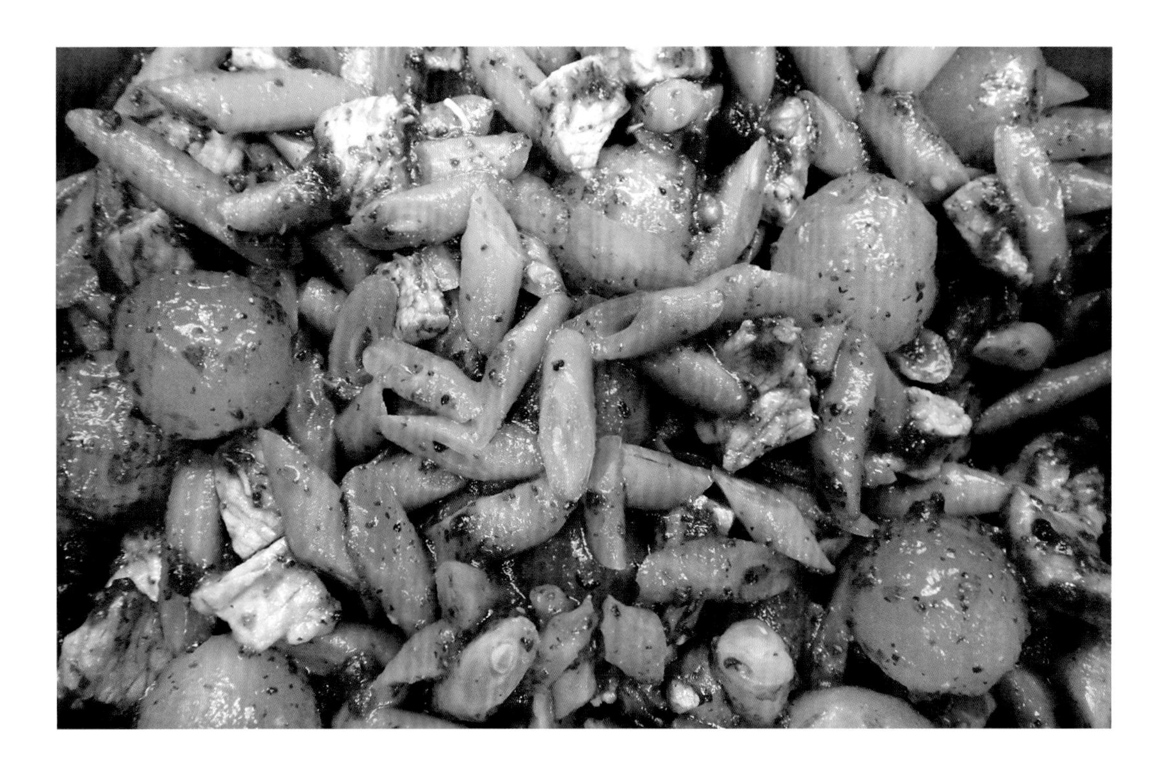

6. 將四季豆、豬肉、葡萄、醬汁拌勻即可。

注意事項

1. 腹脹者少食四季豆。生的四季豆中含有皂甙和紅細胞凝集素，易引起腹痛、噁心、嘔吐等症狀，所以要煮熟吃，不可以生吃。
2. 沒有鮮大棗，可用紅棗 5 粒，去籽，和蔓越莓一起浸泡軟後作醬汁。
3. 可用櫻桃 250 克代替葡萄。櫻桃含鐵量豐富，可以補血；櫻桃性溫熱，虛熱咳嗽、熱性病忌食；有火氣、潰瘍症狀者慎食；含糖高，糖尿病患者忌食；含鉀量高，急、慢性腎炎、腎功能不全者忌食。
4. 蔓越莓乾要選用無人工添加物的脫水果乾；味酸，脾胃久虛者慎食。
5. 食用大棗、葡萄的禁忌，請見第 19、32 頁。素食者不放豬肉。

止渴、止鼻血涼拌菜

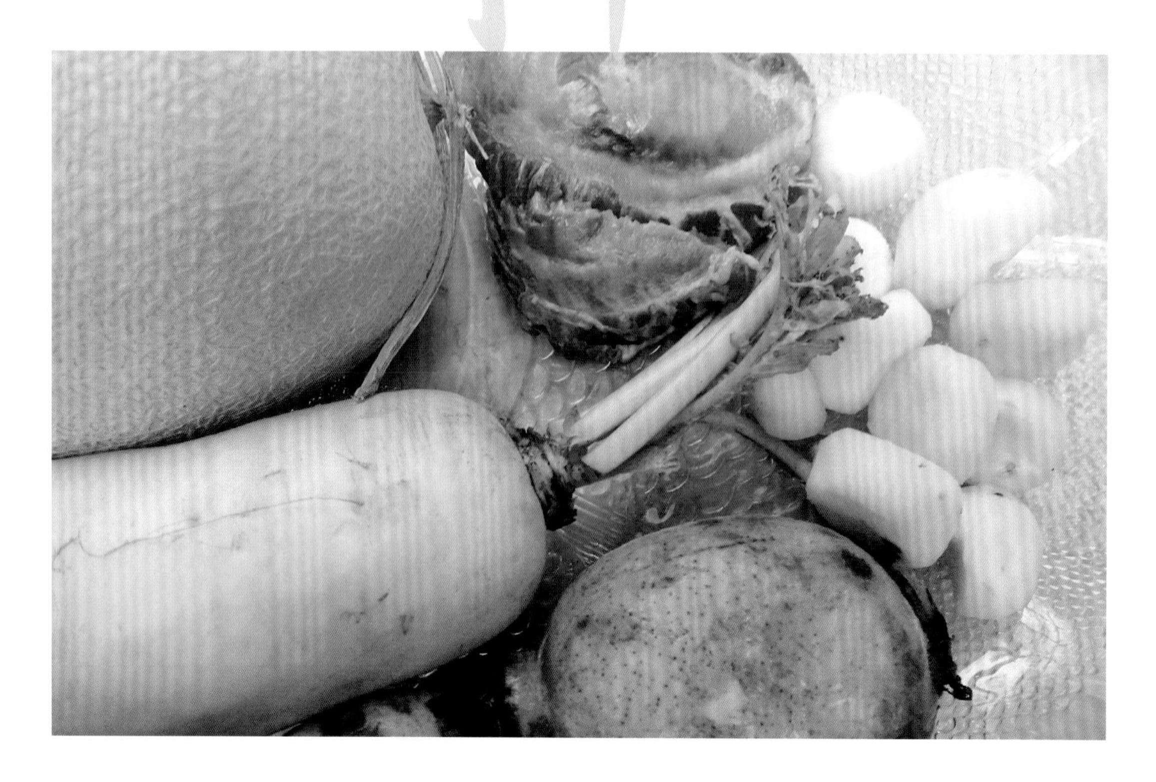

材料

哈密瓜 150 克 瘦豬肉 150 克（素食不用） 荸薺 100 克（已削去黑皮）
鮮蓮藕 150 克 蘿蔔 150 克 鹽少許 檸檬汁 2 湯匙 香油少許

主要功效

清熱生津止口渴、預防流鼻血，止鼻血。

功效解說

蓮藕清熱生津、涼血、止鼻血、止口渴、散瘀血。荸薺清熱生津，可治熱病消渴、口腔炎、便血、咽喉腫痛。蘿蔔清熱生津、止血，可治口乾舌燥、鼻出血、咽喉腫痛、咳血。哈密瓜清熱、生津止渴，可治口鼻生瘡。豬肉增體力，養血益氣。

做法

1. 蓮藕洗淨，用刀刮去較黑的外皮，切成薄片，放入漏勺內，過沸水迅速撈出，浸在冷開水中泡涼，再瀝乾水分備用。
2. 荸薺洗淨，切薄片，沸水汆燙熟，冷開水沖涼，瀝乾水備用。
3. 蘿蔔洗淨去皮，用冷開水沖過，切成薄片，放少量鹽，用手抓一下，醃 15 分鐘，倒去鹽水，加適量的冷開水（約 5 碗）和 2 湯匙的檸檬汁浸泡 1.5 小時（浸泡期

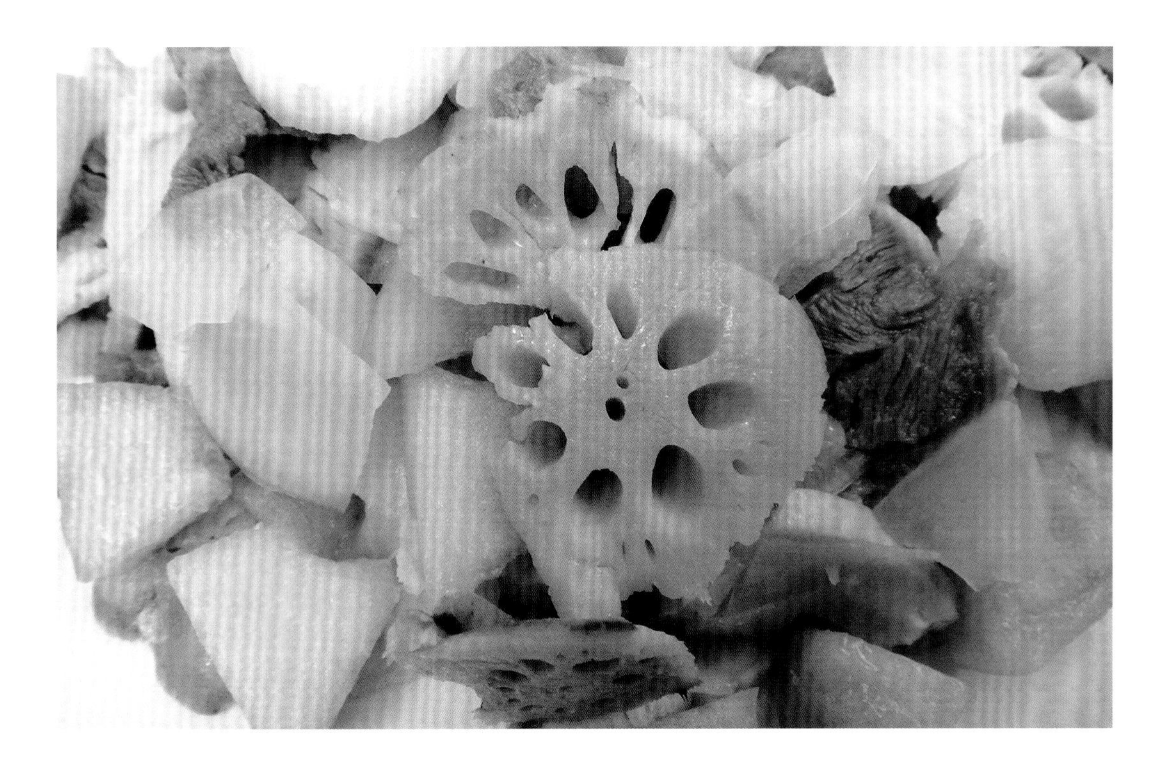

間要用手抓數次），撈起，擠乾水分備用。

4. 哈密瓜洗淨，去皮及瓜穰，取 150 克果肉，冷開水沖過，切小塊備用。
5. 豬肉洗淨，煮熟，待涼，切薄片和蓮藕、荸薺、蘿蔔加入鹽和香油拌醃半小時後，加入哈密瓜拌勻即成。

注意事項

1. 蘿蔔破氣作用強，吃何首烏、人參、地黃等類的補品時，忌食蘿蔔。
2. 蓮藕性寒，產婦不可過早食用，一般產後 1 ～ 2 周後再吃（因蓮藕能散瘀血，所以婦女產後雖忌吃生冷食物，唯有不忌蓮藕。）；脾胃虛寒、腹瀉者不宜生吃。
3. 可用鮮草莓 150 克代替哈密瓜。草莓清熱生津涼血，可治牙齦出血、口破、舌破、咽痛、口舌生瘡。但痰濕內盛、腸滑便瀉、尿路結石者不宜多食草莓。
4. 哈密瓜性涼，患有腳氣病、黃疸、腹脹便溏、寒喘、產後、病後不宜多食；含糖分高，糖尿病患者慎食；又因其性涼，多食會腹瀉。
5. 荸薺性寒，小兒遺尿、腸胃虛寒泄瀉、肺寒咳嗽、血虛者不宜食用。
6. 素食者不必放豬肉。食用本料理後仍流鼻血，請儘速就醫。

寧心安神涼拌菜

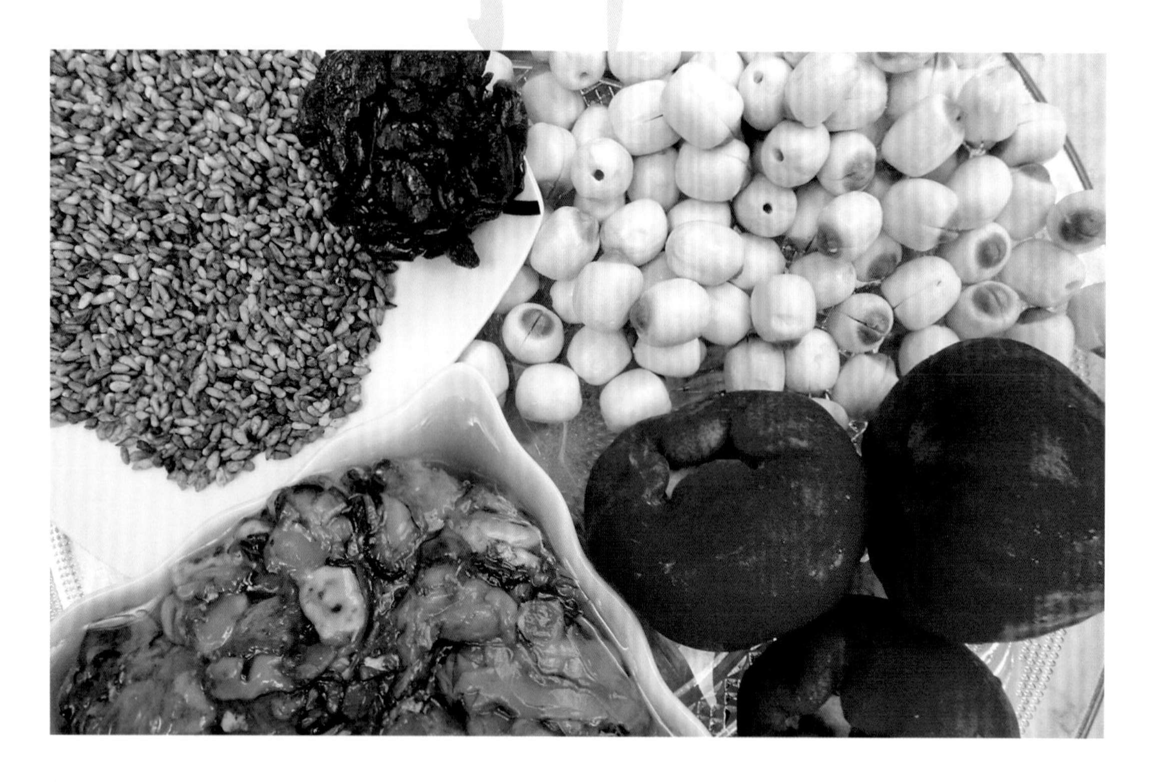

材料

柏子仁 5 錢 桂圓肉 30 克 鮮蓮子 200 克 蓮霧 200 克 鮮牡蠣 300 克（素食以蘋果代替）鹽少許 蔥末、蒜苗末各 20 克 薑末 10 克 烏醋 2 湯匙 米酒半茶匙

主要功效

寧心安神，幫助睡眠。

功效解説

柏子仁寧心安神，可治失眠、易怒，睡眠易驚、易醒。蓮子清心火而寧神，可治心悸、失眠。牡蠣鎮靜安神，可治神志不安、失眠、心悸。蓮霧有寧心安神的作用，安定神經，幫助入眠。桂圓肉養血安神，可治驚悸、失眠。

做法

1. 桂圓肉冷開水洗淨，用 100CC 熱開水泡軟備用。
2. 柏子仁乾鍋炒香（現炒的很香），和桂圓肉及泡桂圓肉的水、烏醋、鹽，用果汁機打成醬汁後，再和蔥末、薑末、蒜苗末拌勻備用。
3. 鮮蓮子洗淨，燙熟，冷開水沖涼備用。
4. 牡蠣（蚵仔）洗淨，冷水加少許的薑末和酒，待水滾放入煮熟，撈起，冷開水沖

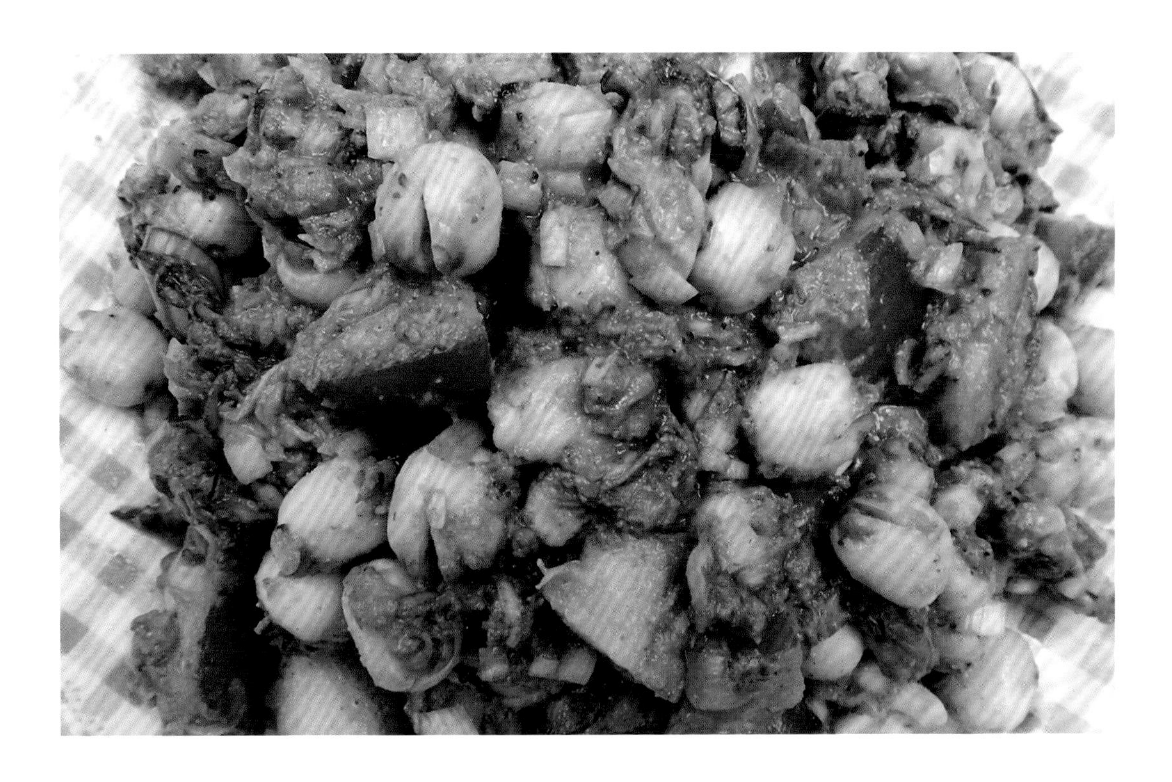

涼備用。

5. 蓮霧洗淨，瀝乾水，去果臍、籽，冷開水沖過，切小丁備用。
6. 牡蠣、蓮子、蓮霧、醬汁拌勻即可。

注意事項

1. 本料理偏涼，脾胃虛寒、腹瀉、慢性腸炎者慎用。
2. 柏子仁含油脂較高，膽固醇過高者、肥胖者，不宜食用。
3. 蓮霧有利尿作用，頻尿者少食；性偏涼，脾胃虛寒者不宜多吃。
4. 對牡蠣過敏者忌食本料理。對牡蠣過敏或素食者不放牡蠣，以蘋果 2 粒代替。
5. 沒有新鮮蓮子，則使用乾品 100 克代替（要泡冷水 4 小時，煮熟，冷開水沖涼）。蓮子不易消化，腹脹者慎服，大量食用會造成便秘，會便秘者慎用。
6. 非蓮霧產季，可用鮮荔枝 300 克（洗淨、去皮、籽，取肉用）代替，荔枝有安神、治失眠作用；或用蘋果（洗淨，去皮、籽，切丁）代替，蘋果濃郁的香氣，對神經有鎮靜作用，可以幫助入睡。

降膽固醇涼拌菜

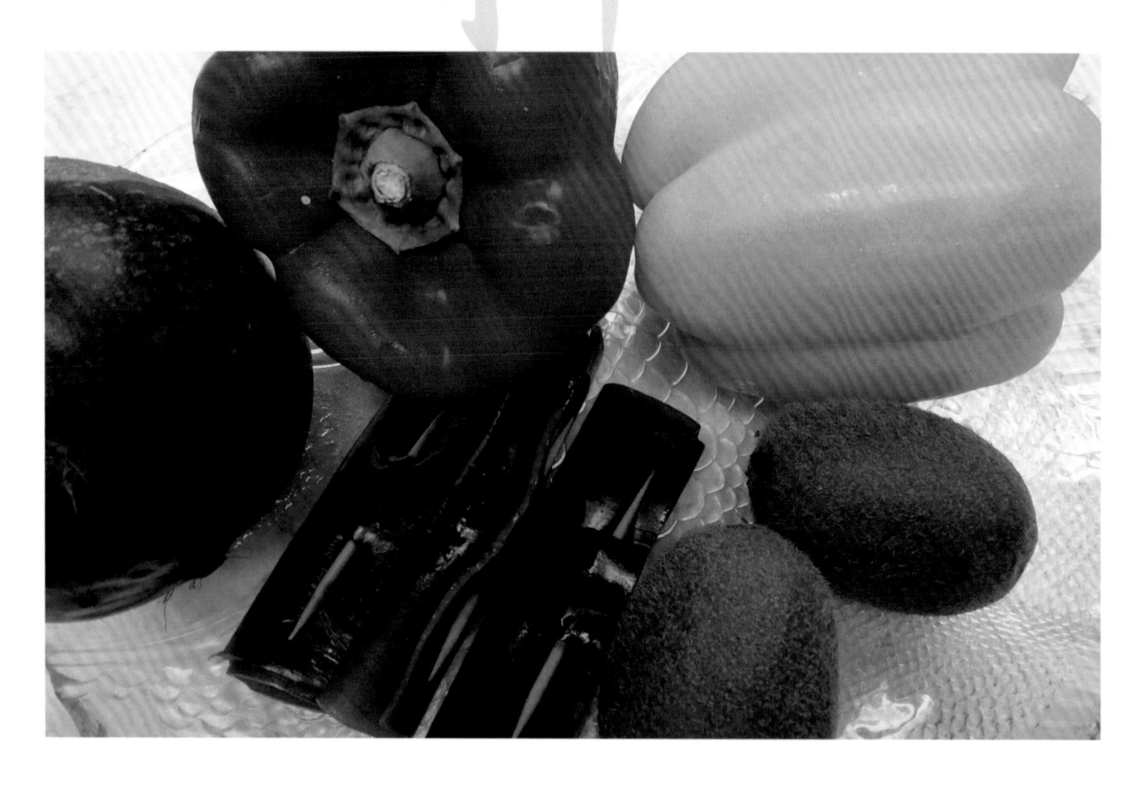

材料

甜菜根 150 克 甜椒紅色、黃色各 100 克 奇異果（八分熟）2 粒
水發海帶 100 克　香油 2 湯匙 薄鹽醬油 2 湯匙 蒜仁末少許

主要功效

降低血膽固醇、三酸甘油脂，降血壓；預防高血壓、高脂血症。

功效解說

奇異果有降低血膽固醇和三酸甘油脂的作用，對高血壓、冠心病、高脂血症，有防治的效果。海帶具有類似肝素的活性，可防血壓上升，也有降低膽固醇的作用。甜椒也有降血脂、降血壓的功效，對高血壓、高脂血症、心臟病患者有幫助。甜菜根保肝降血壓，含有相當數量的鎂元素，有調節軟化血管的硬化強度，和阻止血管中形成血栓，對高血壓的治療有重要作用；甜菜根所含的葉酸有降低血壓的作用，也有把腸內的膽固醇結合不易吸收的混和物質而排出的作用。香油是含有高不飽和脂肪酸的油脂，可淨化血液，能降低血液中膽固醇的含量，有降血脂的作用，也可預防動脈粥樣硬化。

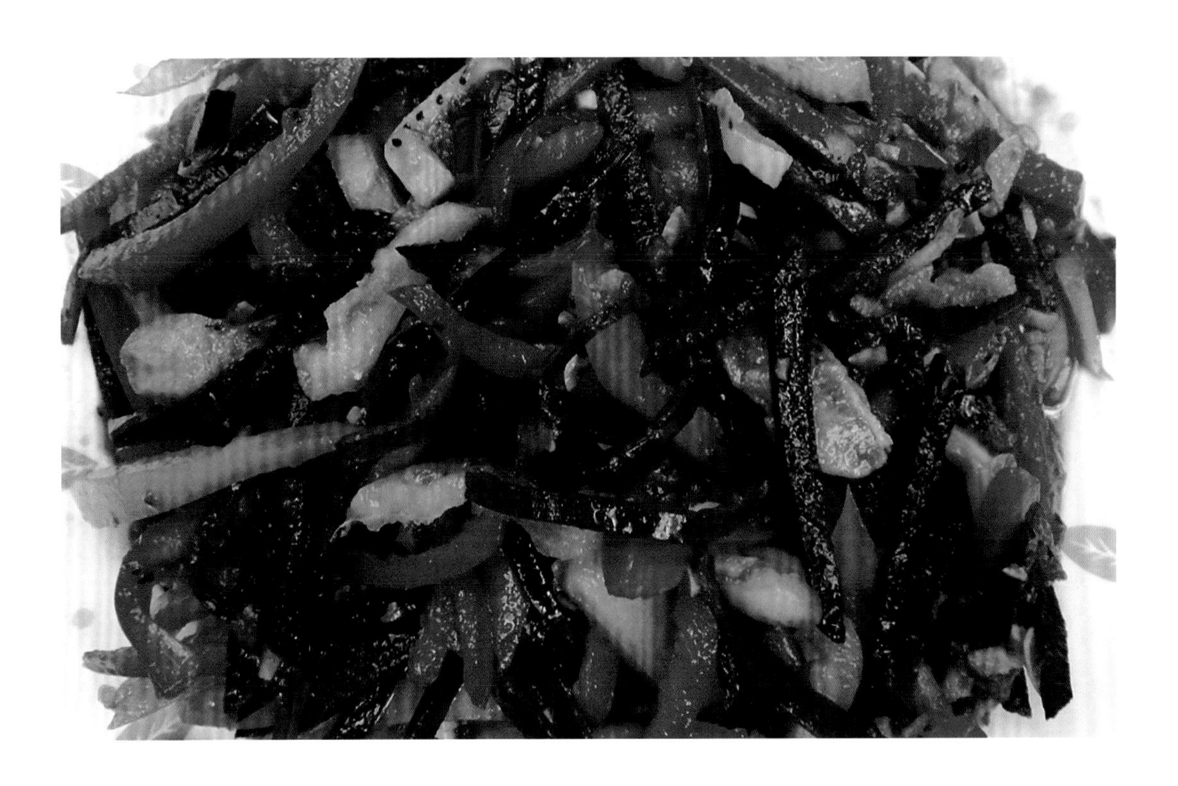

做法

1. 奇異果洗淨，瀝乾水，去皮，冷開水洗過，切小塊備用。
2. 甜菜根洗淨，瀝乾水，去皮，冷開水洗過，切細條備用。
3. 海帶洗淨，滾水煮熟，撈起切細條備用。
4. 甜椒洗淨（尤其蒂頭），瀝乾水，去蒂頭及籽，冷開水洗過，切細條備用。
5. 蒜末加 2 湯匙薄鹽醬油，入鍋煮滾（不必放油），倒出備用。
6. 甜椒、海帶、甜菜根、香油、蒜末醬汁拌醃 30 分鐘後，加入奇異果攪拌均勻即可。

注意事項

1. 血壓偏高者，可不加薄鹽醬油。
2. 吃甜菜根排泄物會有紅色為正常。甜菜根含有大量的果膠和纖維素，有通便作用，多食會腹瀉。
3. 部分甲狀腺亢進者忌吃海帶。
4. 奇異果性寒，脾胃虛寒、風寒感冒、慢性胃炎、痛經、閉經者不宜食用；潤腸通便，腹瀉者不宜食用；含鉀量高，急、慢性腎炎、腎功能不全者忌食。
5. 甜椒生食，對心臟病、高血壓、腹脹、視力減退者極有幫助。甜椒含有一種植物鹼，會抑制關節的修復作用，對茄科食物過敏者或關節炎、類風濕性關節炎患者不宜多食。
6. 敢吃生蒜仁者，則本料理可用生蒜仁末拌（不必煮過）；不吃蒜者，可用芫菜末代替。

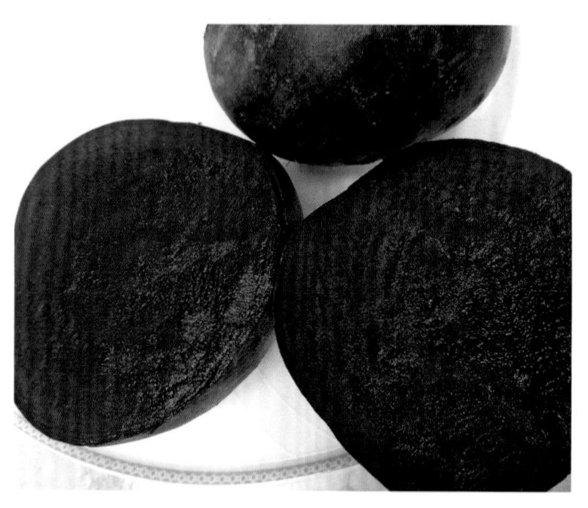

●甜菜根切面

減重消脂涼拌菜

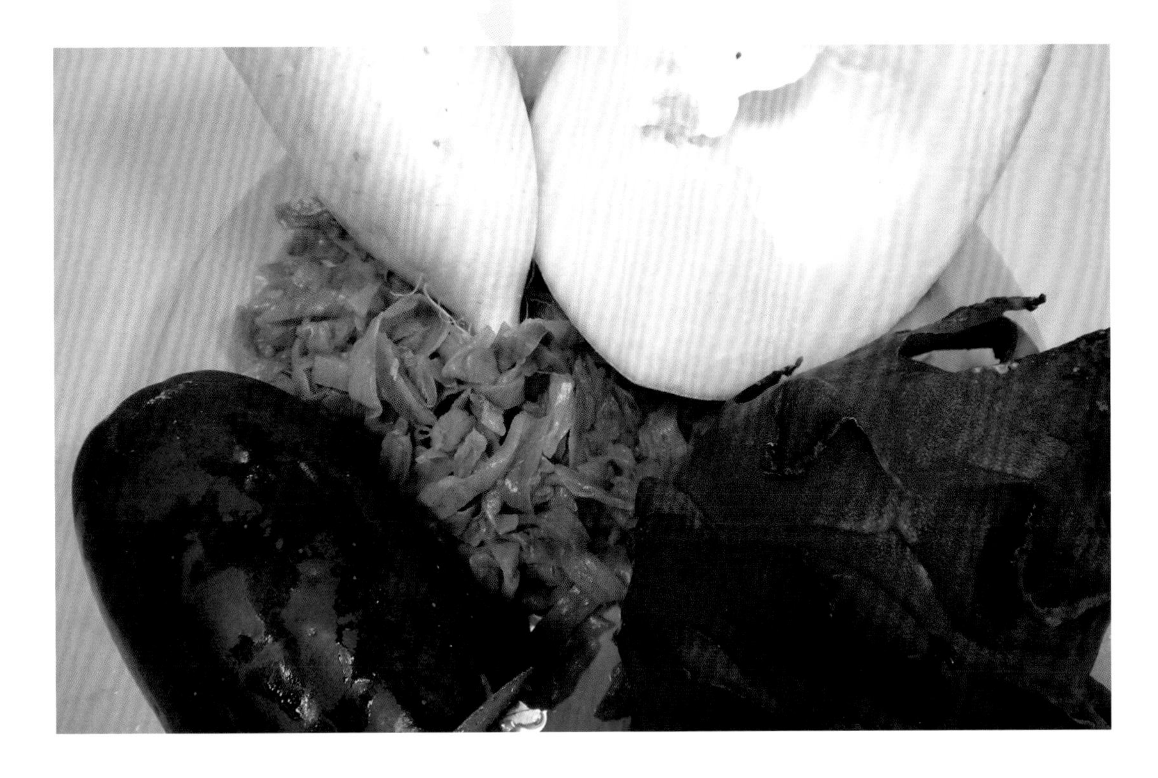

材料

蘿蔔 150 克 冬瓜 150 克 火龍果 300 克（紅肉、白肉皆可）
黃瓜 150 克 海蜇皮 200 克（素食用珊瑚草代替） 薑末少許 蒜苗末少許
蔥末少許 鹽少許 白醋 2 湯匙 檸檬汁 5 湯匙 香油 3 湯匙

主要功效

促進腸子蠕動，幫助排便順暢，健康腸道，減重消脂。

功效解說

火龍果含大量的果肉纖維和果膠，能促進腸子蠕動，使排便順暢，果肉內所含的水溶性纖維，吸水膨脹會有飽足感，有很好的減肥功效。黃瓜含嫩纖維素，潤腸通便，它含有丙醇二酸，可以抑制各種食物中的碳水化合物在體內轉化成脂肪，黃瓜酶可以促進機體的新陳代謝，達到減重的作用。蘿蔔使腸蠕動增強、腸管緊張度增高，有利於食物的代謝及廢物排出。冬瓜膳食纖維含量很高，能降血脂、降膽固醇、促進腸蠕動排泄廢物，含有幫助人體代謝的葫蘆巴鹼，及消耗多餘脂肪的丙醇二酸，可以阻止體內脂肪堆積，減肥效果很好。海蜇皮脂肪含量很低，潤腸通便，幫助排泄廢物。香油潤燥通便，含高不飽和脂肪酸，可降低膽固醇。

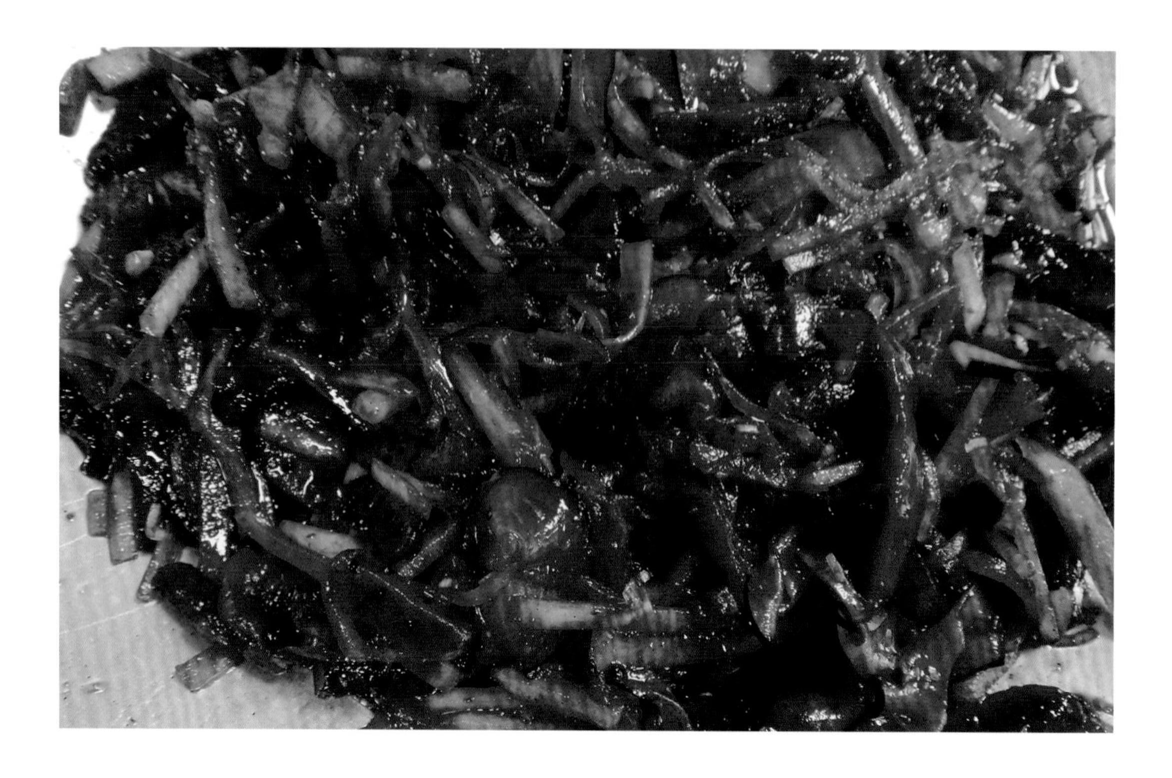

做法

1. 火龍果洗淨，瀝乾水，用小刀削去外層薄皮，冷開水洗過，撕下果皮內層（含有花青素）和 100 克的果肉切碎末，加少許的鹽、3 湯匙的檸檬汁，用果汁機打成醬汁，再和蒜苗末、蔥末、薑末拌勻備用。剩下約 200 克的果肉，切條狀備用。
2. 黃瓜洗淨，瀝乾水，切開去籽不去皮，冷開水洗淨，切薄片加少許的鹽，用手抓一下後，醃 15 分鐘，瀝去鹽水備用。
3. 蘿蔔洗淨去皮，冷開水洗過，切絲，加少許的鹽，用手抓一下後，醃 15 分鐘，倒去鹽水，再泡入已加 2 湯匙檸檬汁的冷開水（約 5 碗的量）中，浸泡 1.5 小時（浸泡期間要用手抓數次），撈起擰去水分備用。
4. 冬瓜洗淨去皮、籽，冷開水洗過，切絲備用。
5. 海蜇皮洗淨，切絲汆燙，泡入加醋的冷開水中沖涼，撈起備用。
6. 將火龍果、黃瓜、蘿蔔、冬瓜、海蜇皮及醬汁、香油拌勻即可。

注意事項

1. 本料理偏寒，也有潤腸通便的作用，腹瀉、脾胃虛寒者慎食。
2. 本料理要飯前食用，效果最好。
3. 火龍果含葡萄糖，糖尿病患者不宜多食。火龍果的果皮（尤其是紅肉的品種）所含的花青素，是一種很強的抗氧化劑，它能夠保護人體免受自由基的損傷，有助於預防多種與自由基有關的疾病，能夠抗衰老、有效防止血管硬化，還能提高預防腦細胞的變性，預防癡呆症，所以吃火龍果時，果皮內層也要食用，不要丟棄。
4. 蘿蔔破氣作用強，吃何首烏、人參、地黃等類的補品時，忌食蘿蔔。
5. 冬瓜性寒涼，脾胃虛寒易泄瀉者慎食；胃寒疼痛、陽虛肢冷、痛經者忌食。
6. 黃瓜含有維生素 C 分解酶，會破壞維生素 C 的吸收，不能與維生素 C 含量高的蔬果同吃。
7. 如果買的海蜇皮是鹹的，要泡冷水將鹹味去掉。海蜇皮含高鈉，慢性腎臟病、高血壓、心臟病患者不宜多食；含有高鉀，腎臟病患者不宜食用。
8. 素食者可將海蜇皮改成珊瑚草。珊瑚草可以調節脂肪代謝，它的纖維素可以促進腸壁蠕動、潤滑腸道，刺激排便。

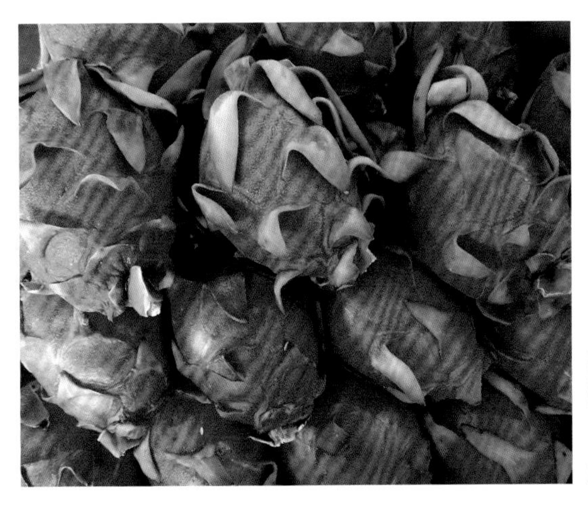

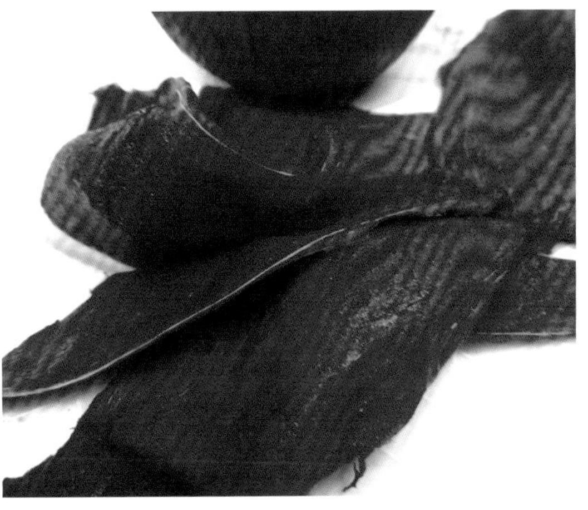

●火龍果的果皮含有豐富的花青素

降血糖、助消化、防癌涼拌菜

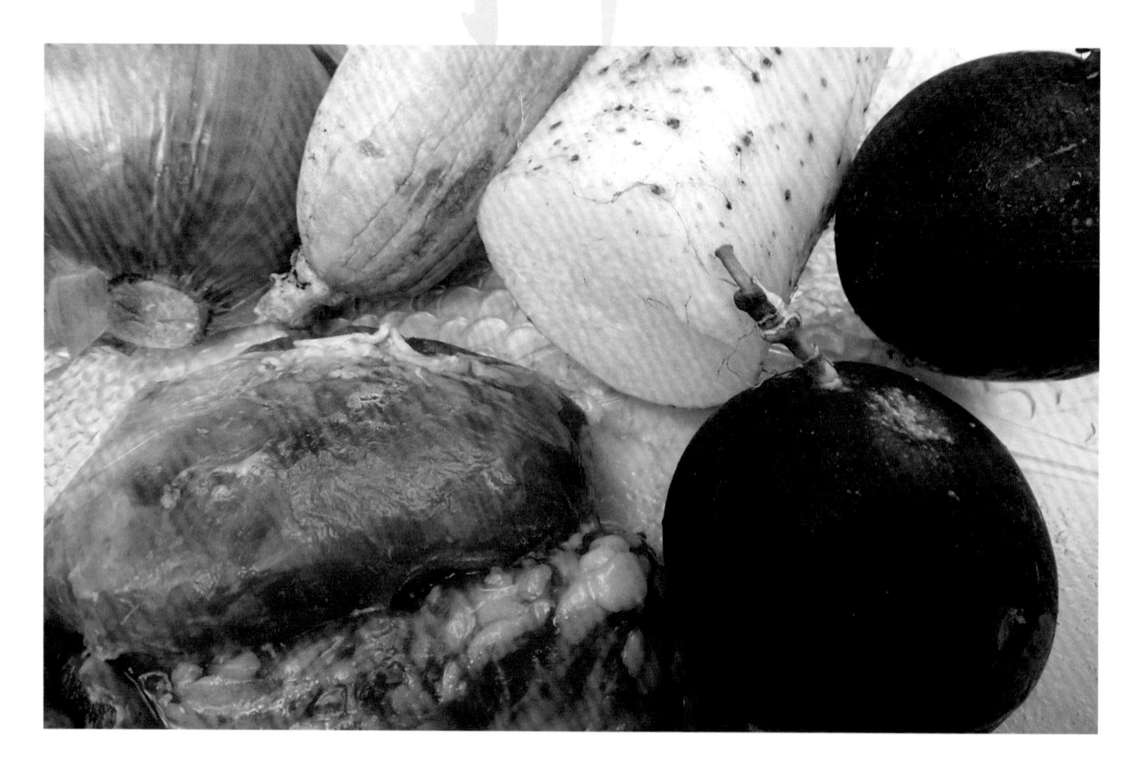

材料

洋蔥 1 粒（約 200 ～ 250 克） 南瓜 250 克 日本鮮山藥 100 克 百香果 2 粒
瘦豬肉 100 克（素食不用） 檸檬汁 2 湯匙 鹽少許 薑末少許

主要功效

降低血糖，促進人體胰島素分泌，幫助消化，並有防癌、抗癌的功效。

功效解説

南瓜含有豐富的鈷，鈷能活躍人體的新陳代謝，促進造血功能，是人體胰島細胞所必需的微量元素，能促進人體胰島素的分泌，對降低血糖、防治糖尿病有良好效果；南瓜含大量果膠，可以保護胃黏膜，加強胃腸蠕動，幫助食物消化；含豐富的胡蘿蔔素，能清除體內自由基，還有消除致癌物質亞硝酸胺的突變作用。洋蔥含有與降血糖藥甲磺丁脲相似的有機物，並可在人體內生成具有很強利尿作用的物質，可降血糖，對防治糖尿病有一定的功效；洋蔥能刺激胃腸消化腺，增進食慾，幫助消化；含微量元素硒，是很強的抗氧化劑，能清除體內自由基，增強細胞活力和代謝能力，具有防癌、抗衰老功效。山藥益精顧腎，有黏蛋白成分，能包裹腸內的其他食物，使糖分被緩慢地吸收，也含有促進血液中葡萄糖代謝的多種成分，可治糖尿病；山藥健脾益氣，含有澱粉酶、多酚氧化酶等物質，有利於脾胃消化吸收功能，可治慢

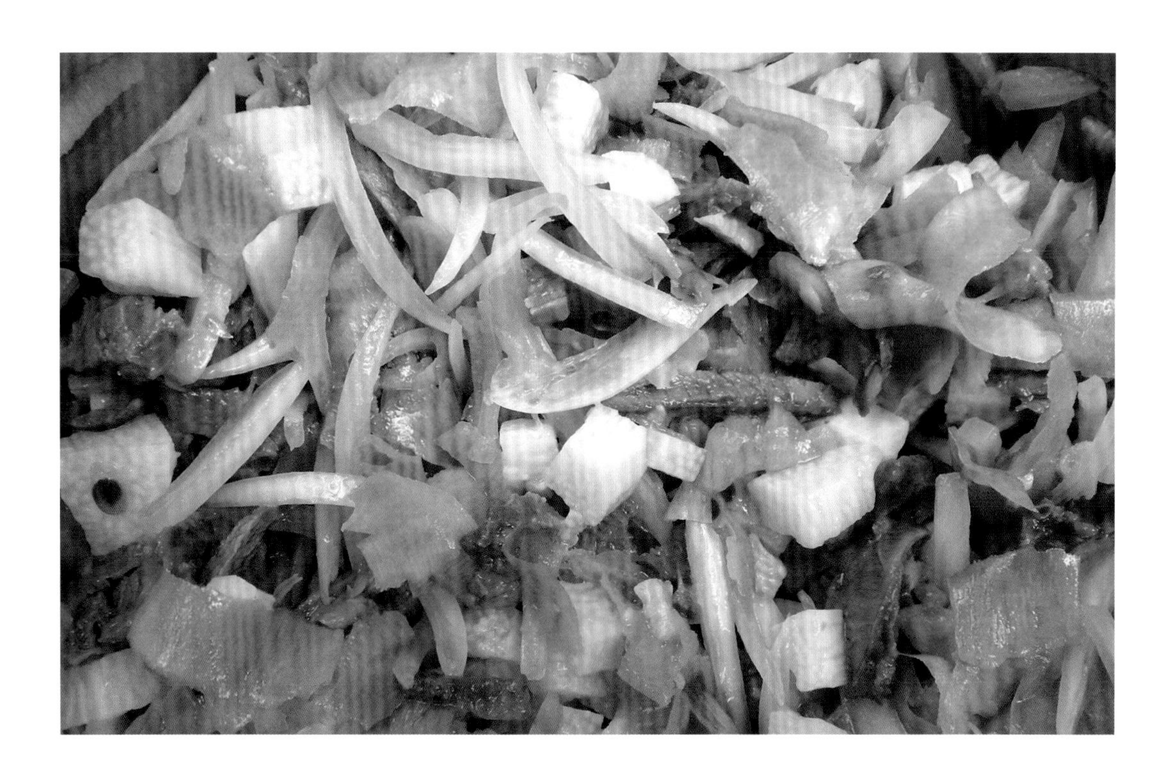

性消化不良；含多種維生素、氨基酸、礦物質可增強人體免疫力。糖尿病患者常有口渴症狀，豬肉潤燥滋陰，可治消渴。百香果生津潤燥，可治煩渴；清腸開胃除膩，助消化；百香果富含胡蘿蔔素、超氧化物歧化酶（SOD 酶）能清除體內自由基，因而減少細胞發生癌變的機會。

做法

1. 瘦豬肉洗淨，滾水燙熟，切絲，加薑末、少量鹽，醃 30 分鐘備用。
2. 南瓜洗淨，削皮、去瓜瓤，冷開水沖過，刨刀刨成薄片，加少許的鹽攪拌（不必抓），醃 15 分鐘，倒出鹽水備用。
3. 洋蔥洗淨去外皮，泡冷開水 15 分鐘（切時才不會流眼淚），撈起切成絲，再用半鍋的冷開水、適量的冰塊及 2 湯匙的檸檬汁浸泡，放冰箱冷藏 5 小時（去辛嗆味，不必用保鮮膜封住），瀝乾水備用。
4. 山藥洗淨，去皮，冷開水洗過，切丁，浸泡在鹽水中，撈起備用。
5. 百香果洗淨，切開取果肉，加少許鹽備用。
6. 將南瓜、洋蔥、山藥、豬肉用百香果汁拌醃 30 分鐘即可。

注意事項

1. 本料理會降低血糖，孕婦、兒童、低血糖患者，不宜食用。。
2. 南瓜含有胡蘿蔔素，長期或多吃時，皮膚會呈現較黃色，停吃一段時間就會退掉。多吃南瓜，會助長濕熱，黃疸、腳氣病患者、皮膚患有瘡毒易風癢，不宜多食。南瓜性溫，胃熱熾盛者少食；性偏壅滯，氣滯中滿者慎食。
3. 洋蔥性溫味辛，有火氣或身體有發炎現象，不宜食用。
4. 百香果有清腸通便作用，腹瀉、腹痛者不宜食用。
5. 山藥有收澀作用，大便燥結者不宜食用；雖可治脾虛泄瀉，但屬於炎症腹瀉者忌食。山藥富含維生素 C，而南瓜含有維生素 C 分解酶，雖然山藥的維生素 C 被分解破壞，但在本料理中不影響其降低血糖的功能。
6. 用清水加少許醋洗山藥，可以減少山藥切開時的黏液沾手，以防手滑不易持刀。山藥切片後，立即浸泡在鹽水中，可以防止氧化發黑；切完山藥，手要多洗幾遍，以防皮膚過敏發癢。
7. 素食者不加豬肉。

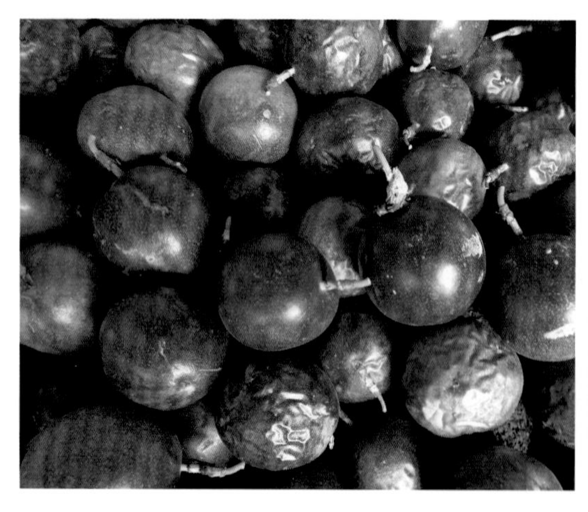

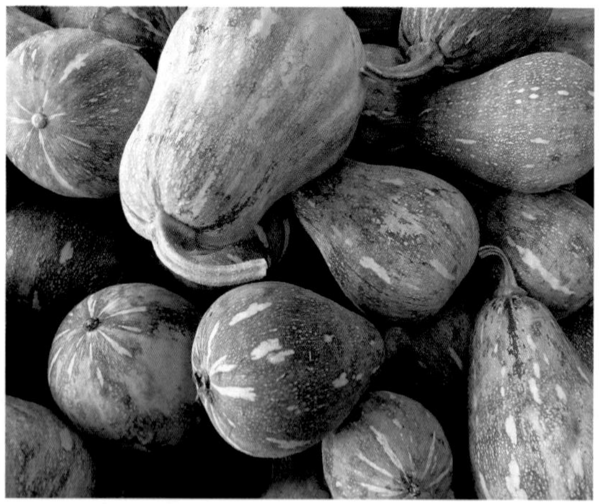

補脾益胃、補腎、泌乳涼拌菜

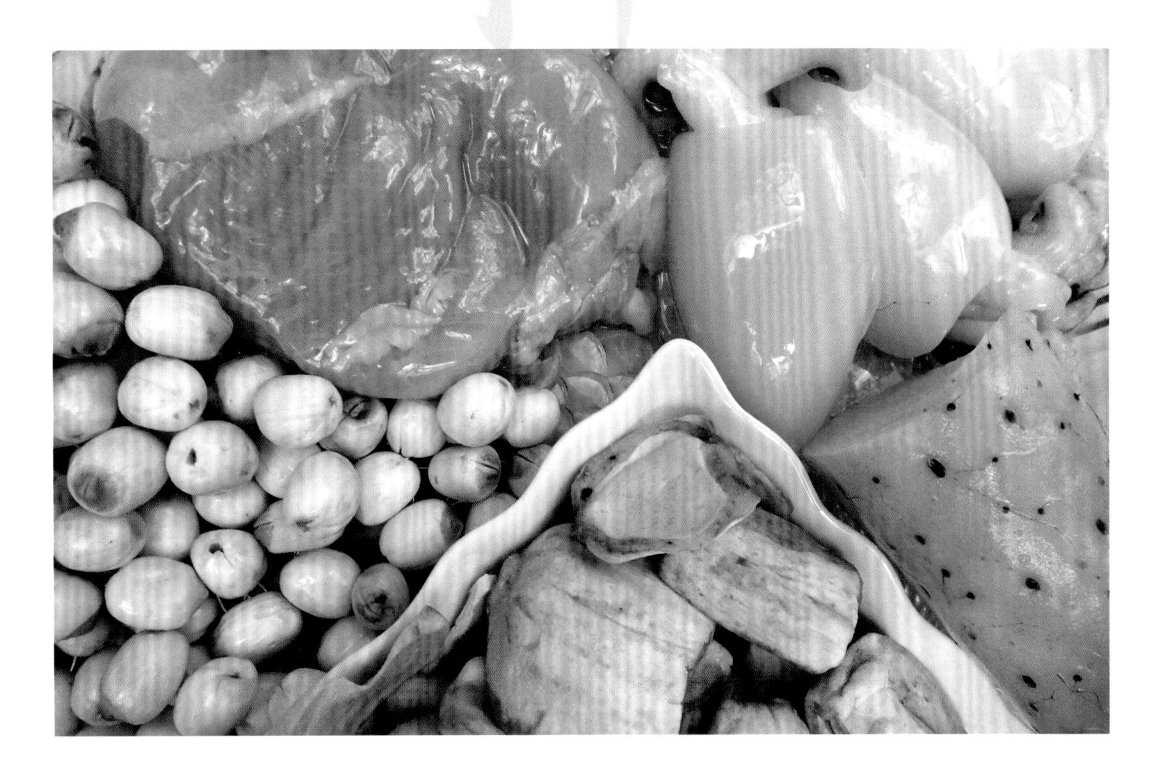

材料

鮮蓮子 150 克 雞胸肉 150 克（素食用白果 10 粒代替）
花枝（烏賊、墨魚）200 克（素食用栗子代替） 山藥 150 克 波羅蜜果乾 30 克
鹽少許 薑末 1 湯匙 蒜苗末 2 湯匙 檸檬汁 1 湯匙 米酒 1 茶匙 香油 1 湯匙

主要功效

補脾、益胃、補腎、澀精，可治遺精、崩漏帶下、脾虛久瀉；本料理也有通乳功效，治療產後乳汁不通、乳汁稀少。

功效解說

花枝補脾、益腎，有調經止帶、行乳的功效，可治崩帶漏下、產後乳汁不下；花枝益胃，也可治胃酸過多、胃及十二指腸潰瘍。雞肉益胃健脾、補腎益精、止帶、行乳，可治胃下垂、脾虛食少、陽痿遺精、小便頻數、崩帶漏下、產後乳汁稀少。山藥健脾補肺、滋陰益精、益胃補腎，可治腎虧遺精早洩、帶下白濁、脾胃虛弱，有收澀作用，治脾虛久瀉。蓮子補脾、益腎、澀精，可治脾虛久瀉、夢遺滑精、婦女脾腎虧虛的崩漏帶下。波羅蜜益氣補中、止渴除煩、通乳，可治中氣不足、產後乳汁不通、乳汁稀少，含有波羅蛋白質，能幫助治療乳腺炎、產後乳房出血。

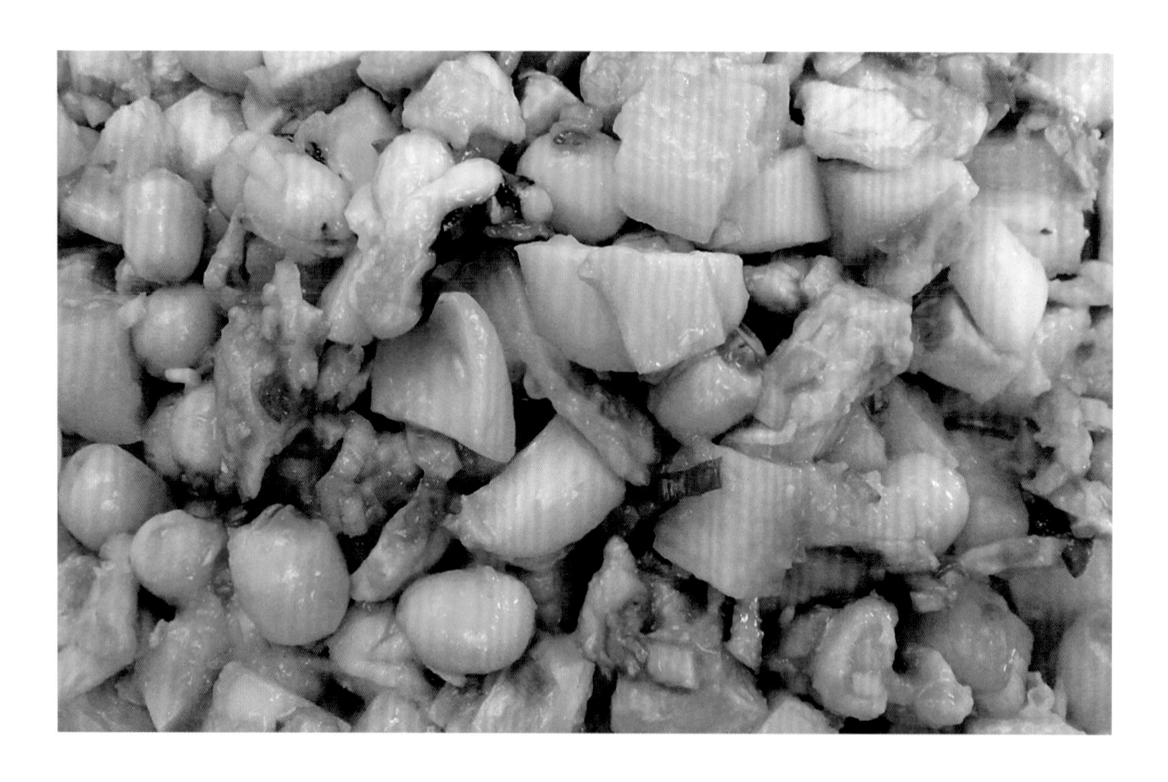

做法

1. 花枝洗淨，冷水加少許鹽、薑末、酒，水滾放入燙熟，撈起，冷開水沖涼，切丁備用。
2. 波羅蜜果乾剁小塊備用。
3. 鮮蓮子洗淨，水滾放入燙熟，撈起，冷開水沖涼備用。
4. 山藥洗淨，去皮，切丁，滾水汆燙，撈起，冷開水沖涼備用。
5. 雞肉洗淨，水滾放入燙熟，待涼，切丁備用。
6. 花枝、蓮子、山藥、雞肉，用鹽、薑末、蒜苗末、檸檬汁、香油混合拌醃半小時，再和波羅蜜果乾拌勻即可。

注意事項

1. 對花枝有過敏體質者、患有濕疹、蕁麻疹、痛風者忌食；花枝屬動風發物，有病的人酌情忌食。
2. 可用新鮮的波蘿蜜 120 克取代波羅蜜果乾，但鮮波羅蜜果肉食用前要浸泡鹽水片刻，以避免引起過敏。它的核中仁可煮熟吃，味道類似板栗，與波羅蜜果肉合用，更有生乳滋補之功。
3. 沒有鮮蓮子，可用乾品 80 克代替（要泡冷水 4 小時）。蓮子有止瀉作用，大便燥結者慎用；不易消化，腹脹滿者慎食。
4. 山藥有收澀作用，大便燥結者不宜食用；雖可治脾虛泄瀉，但屬於炎症腹瀉者忌食。
5. 雞肉溫補，吃太多會引發風濕疼痛、生熱、助痰，有感冒發燒時不宜食用；有肝火時慎食。
6. 可用章魚代替花枝，章魚補血益氣、催乳、治產後缺乳。章魚不易消化，脾胃虛弱者不宜多食；會對海鮮過敏，或本身有過敏體質者慎食。
7. 素食者去花枝和雞胸肉，用白果 10 粒、栗子 250 克代替。白果益腎、固精、止帶；栗子補腎、健脾、止瀉。白果含有微毒（一天最好不超過 10 粒、小孩 3 粒），不能生吃，也不可長期大量食用，以免中毒，尤其是小孩容易中毒。白果具有擴張血管、促進血液循環的功效，不可與西藥阿斯匹林或抗凝血藥物同時服用，會造成凝血時間延長、血流不止，因此手術後患者、孕婦、經期婦女、身體虛寒者不宜食用。板栗不易消化，不可多食；含糖分，糖尿病患者不可多食；變質板栗不能吃。

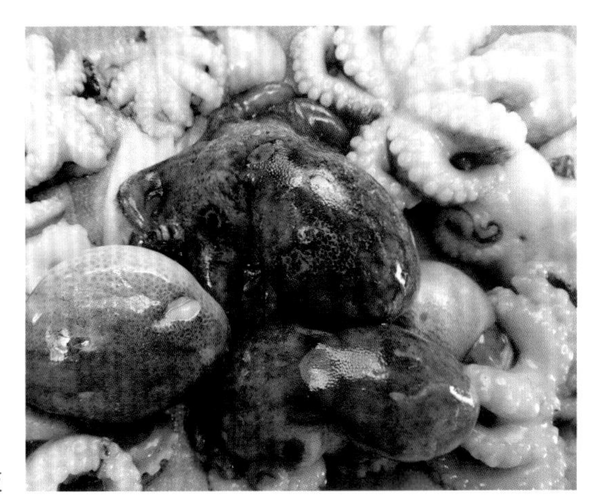

● 可用章魚代替花枝

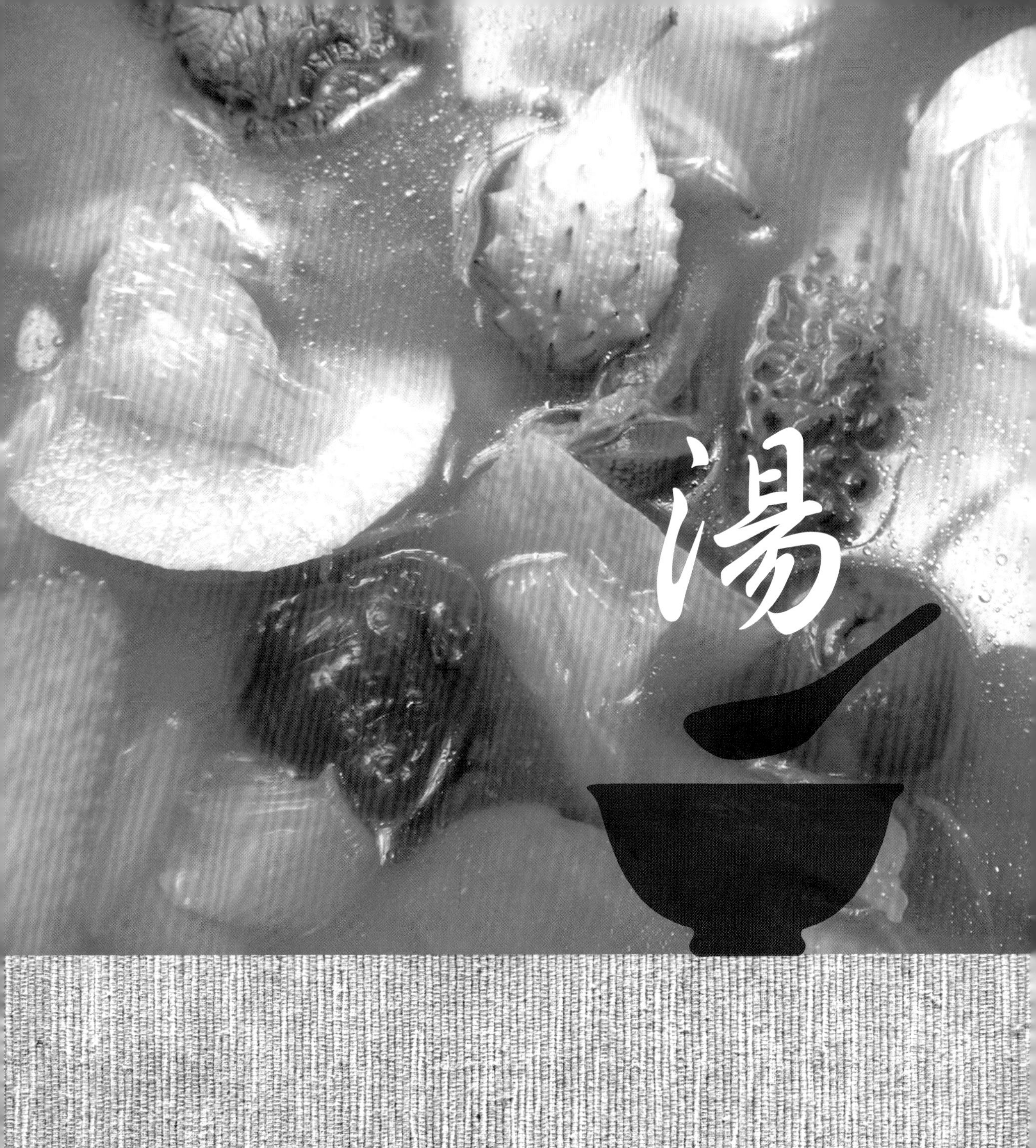
湯

美白潤膚湯

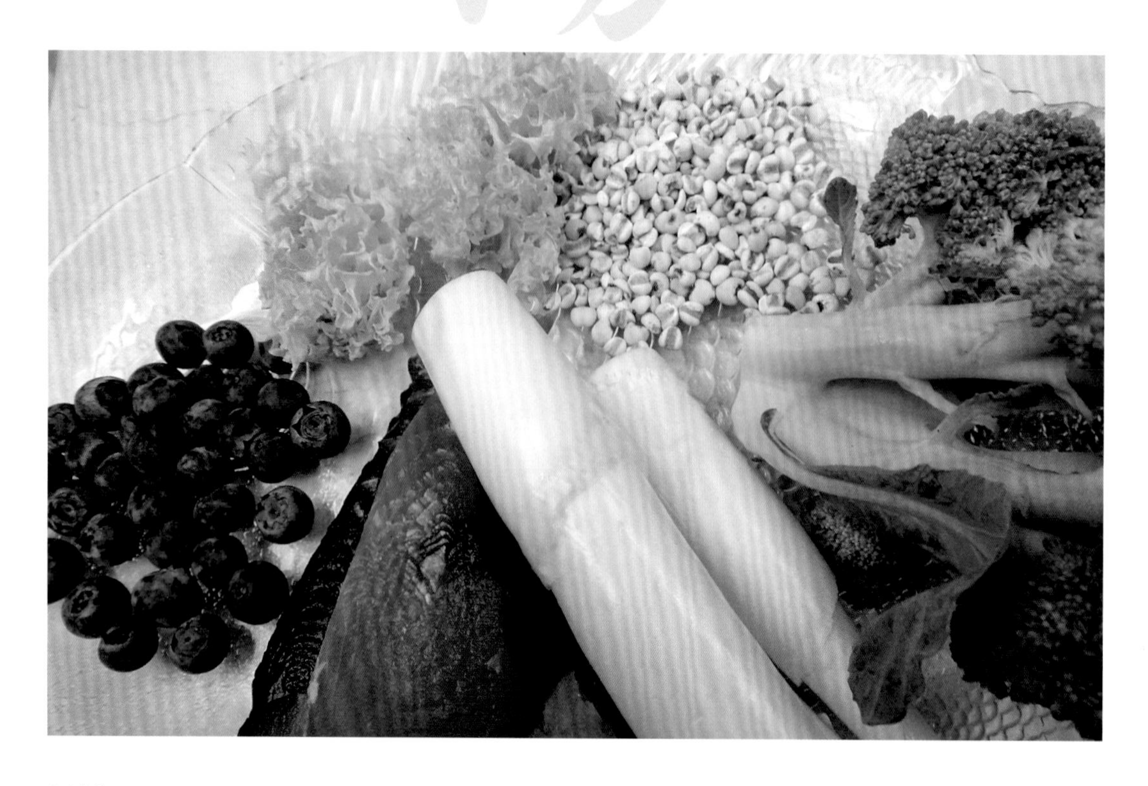

材料

藍莓 60 克 白木耳 10 克 薏苡仁 50 克 綠花椰菜 120 克 筊白筍 100 克
鮪魚 300 克（素食用蘆筍代替） 鹽少許 薑絲少許 香油少許

主要功效

美白潤膚，預防黑斑。

功效解說

藍莓含有豐富的維生素 A、C，美白皮膚，消除皺紋，並含有超過 15 種花青素的成分，具有抗氧化作用，可以清除自由基，維護細胞組織正常運作，可以穩定膠原蛋白和維護彈力蛋白，防止肌膚老化，並能有效對抗紫外線，增強並延長維生素 C 的效用，使皮膚有彈性、代謝良好、潤澤美白。白木耳富含多醣體、植物性膠質、胺基酸，可以補充膠原蛋白，使皮膚光滑細緻，促進血液循環及新陳代謝，使臉色紅潤亮白。薏苡仁的蛋白質能軟化皮膚角質，光滑皮膚，富含維生素 B 群、多種礦物質，消除色素沉澱，美白皮膚。筊白筍解毒清熱，含有阻止黑色素生成的成分，可以消除黑斑，含有豐富的維生素 C，可以美白皮膚。花椰菜中含有豐富的維生素 C，能幫助抑制黑色素產生，預防黑斑，也有助膠原蛋白的增生，維持肌膚彈性，富含維生素 A，使肌膚滋潤並保濕，含抗氧化成分，使肌膚年輕。鮪魚的蛋白質含量豐

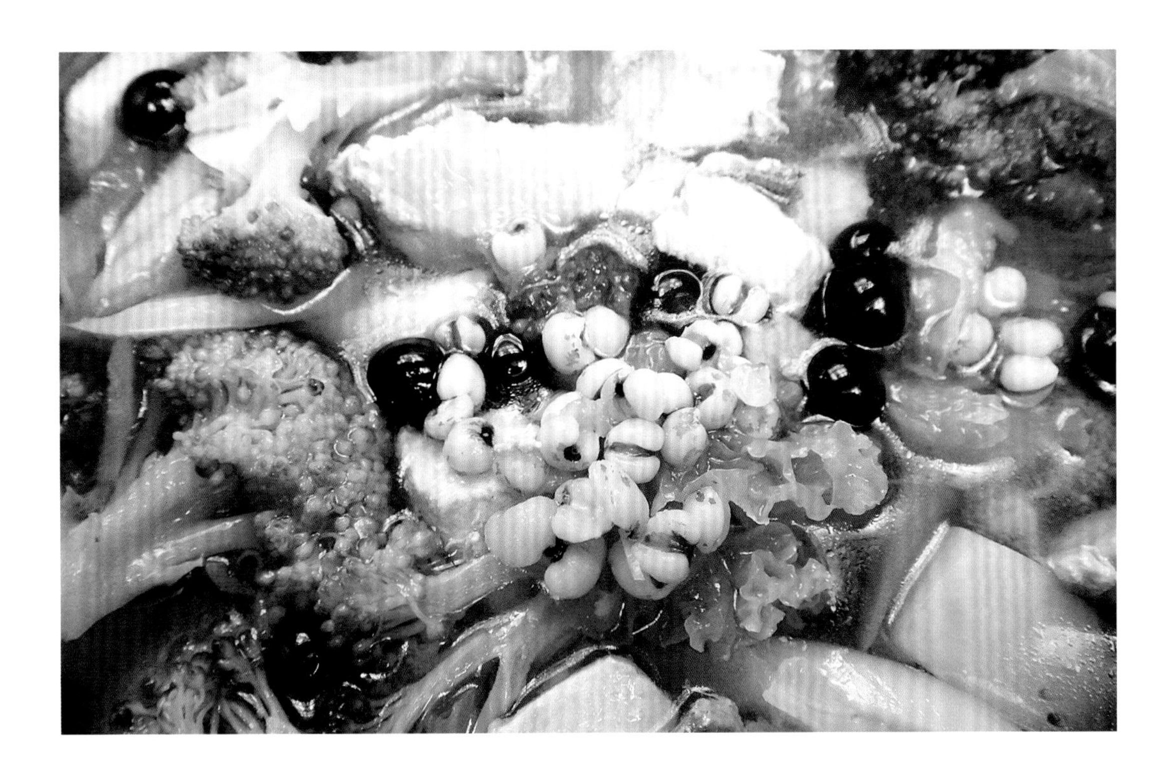

富，蛋白質是維持和修復身體、皮膚的必需品，魚類含有豐富的不飽和脂肪酸，能保持皮膚光滑和緊緻。

做法

1. 薏苡仁洗淨，泡冷水 4 小時，撈起備用。
2. 白木耳洗淨，冷水泡發，切小朵備用。
3. 藍莓洗淨，瀝乾水，冷開水洗過備用。
4. 花椰菜洗淨，切小朵備用。
5. 筊白筍去殼洗淨，切斜片備用。
6. 鮪魚洗淨，切薄片備用。
7. 白木耳、薏苡仁放鍋內，加適量的水煮，待薏苡仁熟，放入香油、魚、薑絲、筊白筍、花椰菜煮熟，熄火，再放入藍莓、鹽即可。

注意事項

1. 可用鮮桑椹或紫葡萄代替藍莓，兩者都有美白潤膚功效。
2. 新鮮藍莓有輕瀉作用，腹瀉者忌食；含有草酸鹽，與含鈣豐富的食物同食，易形成草酸鈣，有礙消化又不利於鈣質的吸收，腎臟疾病、膽囊疾病未癒者不可多食。如果服用高鈣食物，至少隔開 2 至 3 小時再吃藍莓。
3. 可用鱒魚、鮭魚、青花魚、沙丁魚、鱘魚、藍魚等，代替鮪魚。
4. 薏苡仁利水滲濕，頻尿、便秘者和孕婦慎服。
5. 白木耳較滋膩，風寒咳嗽（痰白、痰清）、濕熱生痰、寒咳者忌食。白木耳要用冷水泡發，不宜用熱水。
6. 茭白筍含有難溶性草酸鈣，與豆腐同食，易形成結石，腎臟炎、患有尿路結石者，不宜多食；性寒，婦女經期前後、腹瀉、體質虛寒者不宜食用。
7. 花椰菜含有易影響鈣質吸收的成分，所以不宜和含鈣豐富的食物同時吃。
8. 素食者，本料理可用蘆筍 300 克代替鮪魚。蘆筍含有豐富的蛋白質，因含有普林，痛風患者不宜多食；含豐富鉀，腎功能障礙忌食。
9. 要有白皙的容顏，要常補充蔬果及水分、睡眠要充足、外出或運動要避開早上 11 點到下午 3 點時段的陽光、外出要抹防曬乳並撐傘或戴帽子。應少吃感光性強的食物，如：芹菜、九層塔、香菜……等，感光食物在食用後照射到陽光或其他強烈光線，會使黑色素細胞活力增加，使得皮膚出現斑點或變黑。

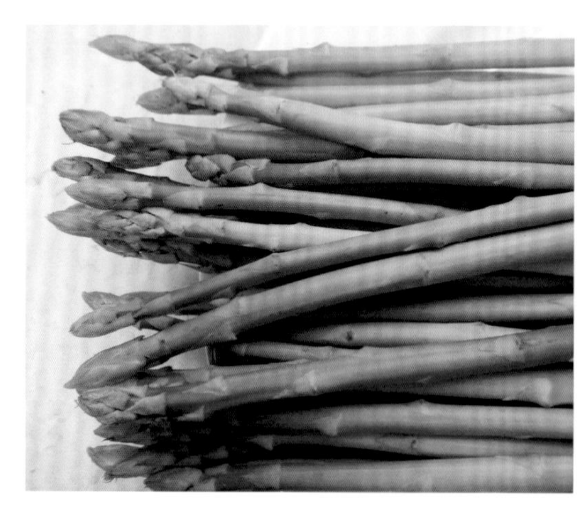

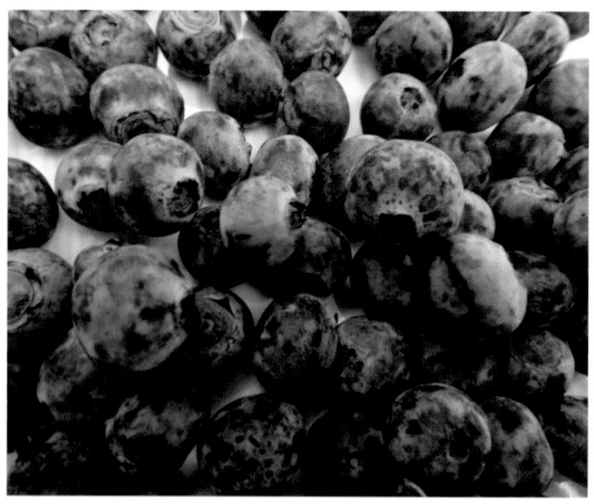

體力、寒冬、產後滋補湯

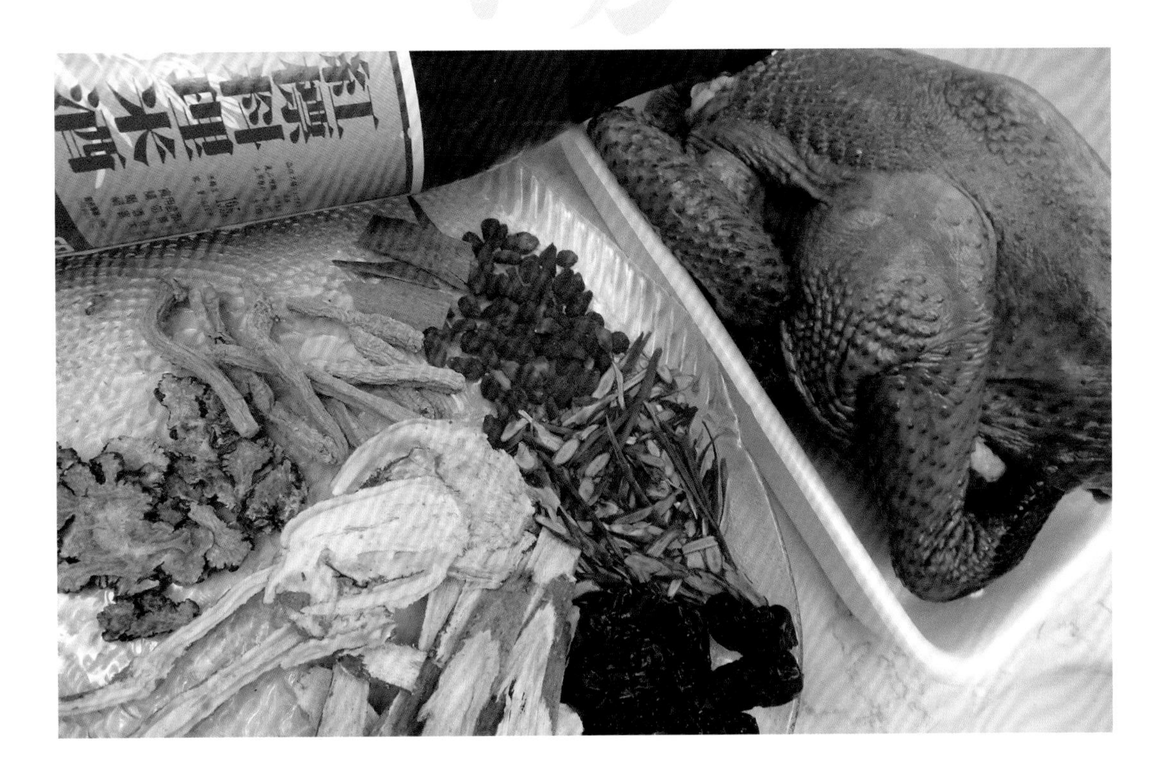

材料

川芎 1 錢 5 分　黨參 3 錢　肉桂 1 錢　枸杞 3 錢　桂枝 3 錢（裝入小紗布袋內）
紅棗 5 粒　黑棗 5 粒　黃耆 4 錢　當歸 2 錢　米酒 0.6 公升　烏骨雞 1 隻

主要功效

恢復體力、寒冬或產後滋補，營養氣血。

功效解說

烏骨雞補腎益精，養血補脾，補益五臟，強筋骨。紅棗滋養補血，調補脾胃。黑棗養血，補脾胃。黃耆補氣，提高免疫功能。當歸行血補血；川芎活血行氣；黨參補中益氣，補血造血，健胃和脾，抗疲勞，增強抵抗力。枸杞造血補血，平補肝腎。肉桂溫中補陽，疏通血脈，散寒止痛。桂枝健胃通陽、抗過敏。米酒行氣養血，滋陰補腎，補血養顏，幫助血液循環，促進新陳代謝，舒筋活絡，強身健體。

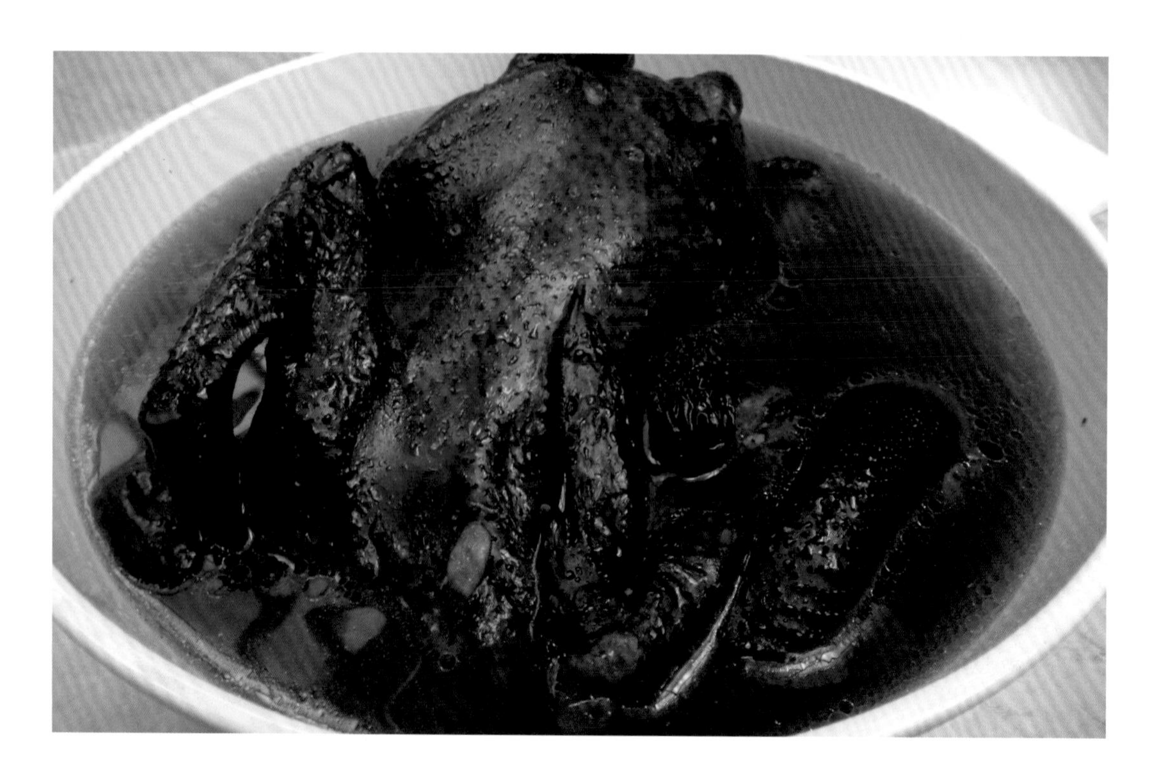

做法

1. 將所有藥材洗淨備用。
2. 烏骨雞去毛、腸雜，洗淨，整隻（或剁成小塊）汆燙，撈起，與所有藥材同放入燉鍋內，加入米酒與適量的水，燉熟即可。

注意事項

1. 本湯溫補，有發炎、發燒熱症患者或腹瀉者忌食；高血壓患者慎食。
2. 黨參補中益氣，氣滯忌食；性微溫，肝火旺者忌食。
3. 黃耆性微溫，陰虛陽盛（火旺）者忌服；補中益氣，胸膈腹氣滯者忌食。
4. 肉桂、桂枝、川芎、當歸皆辛溫助熱，陰虛火旺、熱病高熱、發炎症者忌食。四味藥皆能活血，有出血性疾病者、月經過多、孕婦慎用。
5. 當歸含揮發油可治腸躁便秘，腹瀉時，不宜食用。
6. 紅棗含糖量高，糖尿病患者、牙病患者不宜食用；性溫，痰熱患者不宜食用；有宿疾、食積、便秘者不宜多食。
7. 枸杞甘潤，脾胃虛弱、腹瀉者不可多食。
8. 黑棗不宜多食，食用過多會引起腹脹和胃酸過多，有胃病及腸胃脹氣者慎食；腐爛的黑棗不可食用，會引起中毒現象。

9. 雞肉溫補，吃太多會引發風濕疼痛、生熱、助痰，有感冒發燒時不宜食用；有肝火時慎食。
10. 米酒不能過量、長期飲用，飲用過量易上火、傷身。
11. 素食者可用素丸、山藥、蓮子、凍豆腐代替雞肉。
12. 可用人參（高麗參、花旗參）、冬蟲夏草取代黨參。可用土雞、羊肉、牛肉代替烏骨雞。
13. 產婦產道傷口未癒、有發炎現象，不可食用本料理。

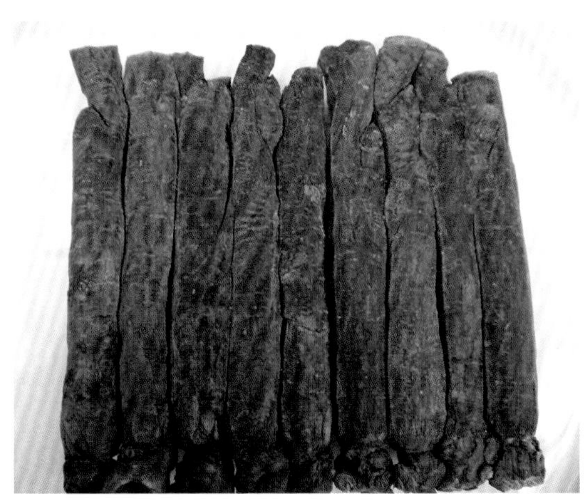

● 高麗參

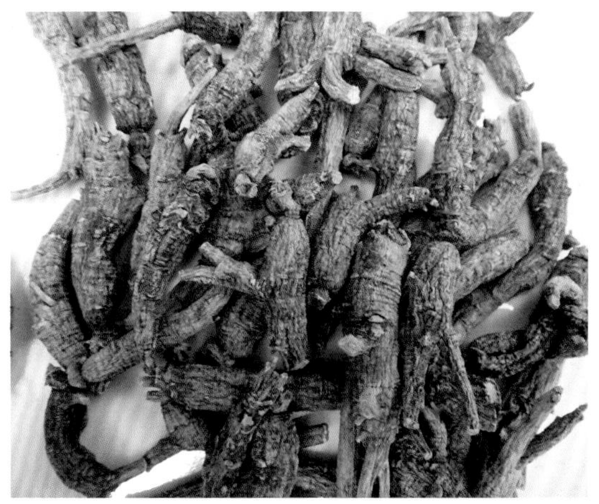

● 花旗參

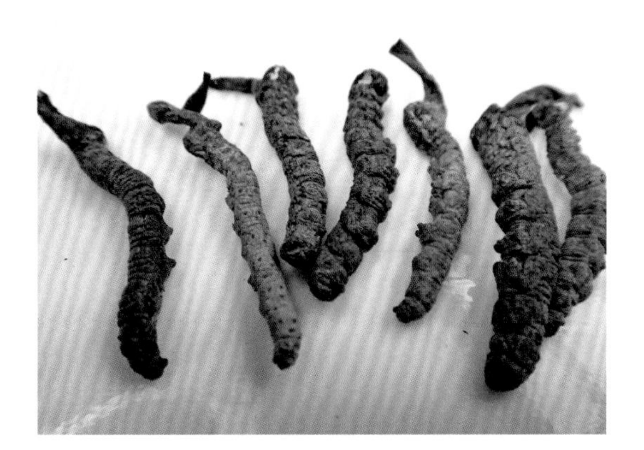

● 冬蟲夏草

青春美顏湯

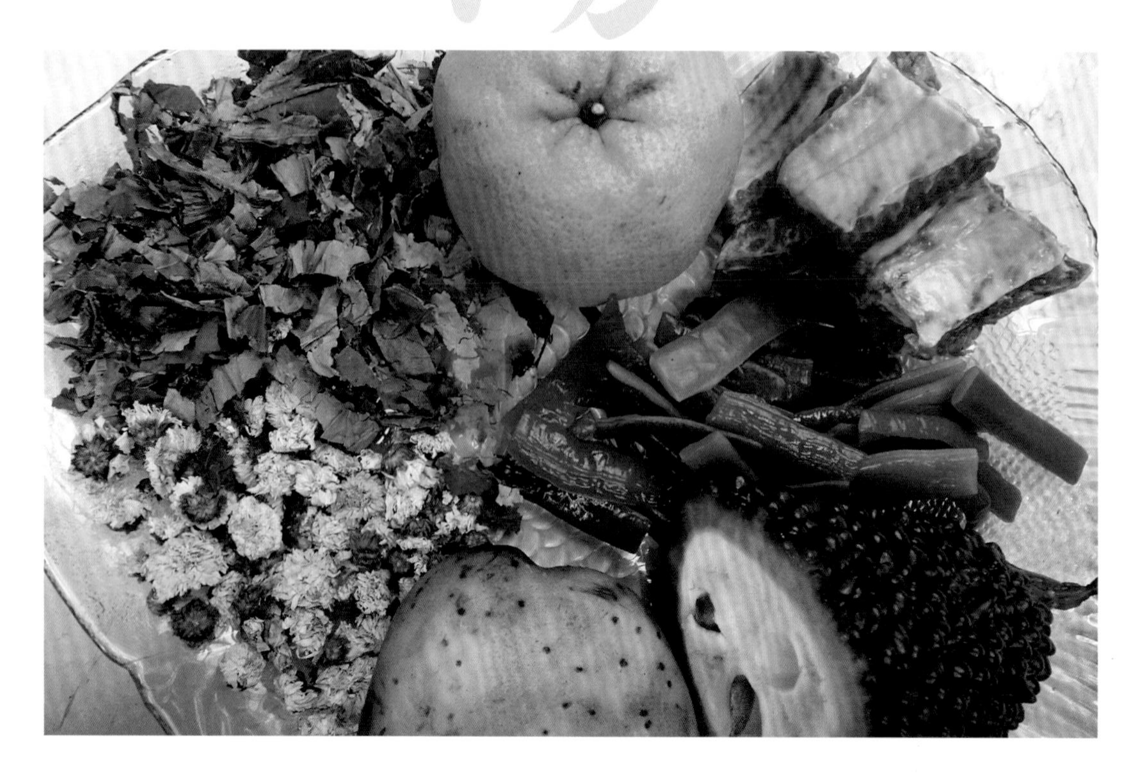

材料

菊花 10 克　乾荷葉 5 克　橘子 1 粒（約 200 克）　豬排骨 120 克（素食不用）
海帶芽 60 克　苦瓜 150 克　馬鈴薯 150 克　鹽少許　蔥花少許

主要功效

消除、改善青春痘、粉刺，並改善臉部膚質。

功效解說

菊花清熱解毒，有抗毒、抗菌、改善循環的作用，幫助消腫淡疤。荷葉清熱、解毒、散瘀，消腫淡疤。馬鈴薯解毒消炎、寬腸通便，幫助代謝、排泄毒素、滋潤調理皮膚。苦瓜清火解毒、解熱，散癰腫丹毒，富含維生素 C，促進皮膚美白淡疤。海帶軟堅散結，對青春痘、粉刺的消腫有幫助。橘子維生素 C 很豐富，美白皮膚，幫助消除痤瘡，並可參與人體膠原蛋白的合成，橘絡含有豐富天然的維生素 P，可以增強皮膚及毛孔的功能，有利於皮膚保健和美容，有助於消散瘀血，可加速復原受傷的皮膚組織。

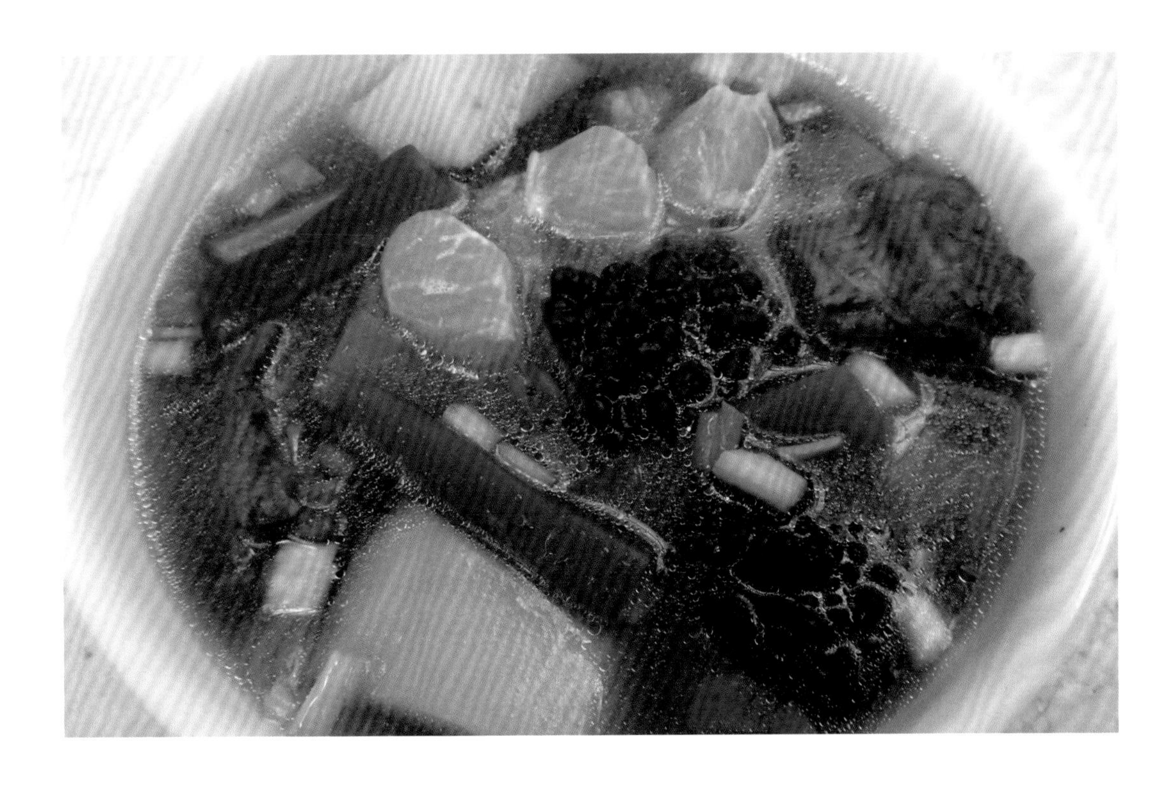

做法

1. 馬鈴薯洗淨，去皮、挖掉芽眼，切滾刀塊備用。
2. 苦瓜洗淨，去瓜瓤，切塊備用。
3. 海帶芽洗淨備用。
4. 橘子洗淨，瀝乾水，去皮，橘瓣去籽，橘絡（橘瓣上的白絲）要留者，切小塊備用。
5. 荷葉和菊花洗淨，各用小紗布袋裝，袋口繫緊備用。
6. 排骨洗淨，汆燙，沖涼備用。
7. 菊花、荷葉放入鍋內，加適量的清水（約 1500CC），大火煮沸，放入排骨，改小火煮 30 分鐘，取出荷葉、菊花小紗布袋，轉中火，放入馬鈴薯、苦瓜、海帶芽煮熟，熄火，再加入蔥花、橘子、鹽調味即可。

注意事項

1. 本料理偏寒，感冒有流清涕等風寒症狀、脾胃虛寒者，不宜食用。
2. 菊花性微寒，脾胃虛寒者少食。
3. 馬鈴薯有芽眼的地方要挖去，不可食用，避免中毒；孕婦慎食。 馬鈴薯適宜去皮吃。
4. 苦瓜性寒，孕婦慎食；胃弱者，不可多食；女性經期不宜食用。
5. 可用生荷葉半張（荷葉要撕小片用），代替乾荷葉。荷葉可消脂減肥，體瘦氣血虛弱者慎服。
6. 橘子含有較多的胡蘿蔔素，大量連續食用，會使皮膚黃染現象，稱為橘黃病，停食一段時間黃染現象就會消失。橘子性涼味甘酸，風寒感冒不宜食用。沒有橘子，以葡萄柚 200 克代替。葡萄柚富含維生素 C，有美白肌膚作用，可參與人體膠原蛋白的合成，並含有天然維生素 P，可以增強皮膚和毛孔的功能，對皮膚的保健和美容有幫助，且有助於消腫散瘀，使受傷的皮膚組織加速復原。但要注意，葡萄柚會和有些藥品產生交互作用，造成不良反應，甚至與一些藥物起致命反應，所以吃藥時，應避免與葡萄柚汁同時吃。
7. 海帶富含鐵，不要與茶（含鞣酸）、酸澀的水果（含植物酸）同食，它們會影響鐵質吸收；含碘豐富，甲狀腺亢進患者忌食；孕婦和乳母少食，因為碘會隨血液循環進入胎兒或嬰兒體內，而引起甲狀腺功能障礙。
8. 素食者，不必放排骨。

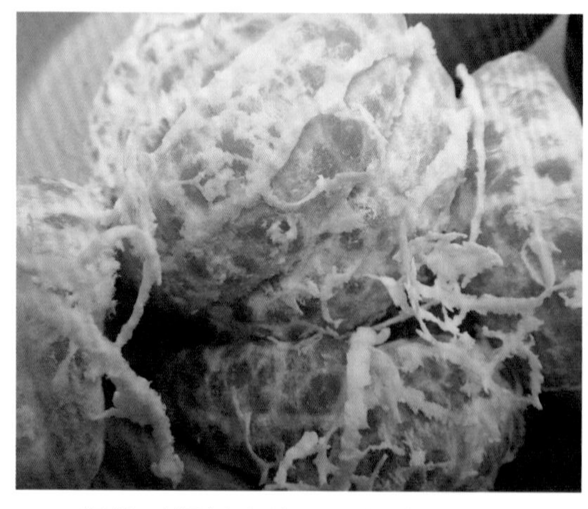

●橘絡（橘瓣上的白絲）富含維生素 P

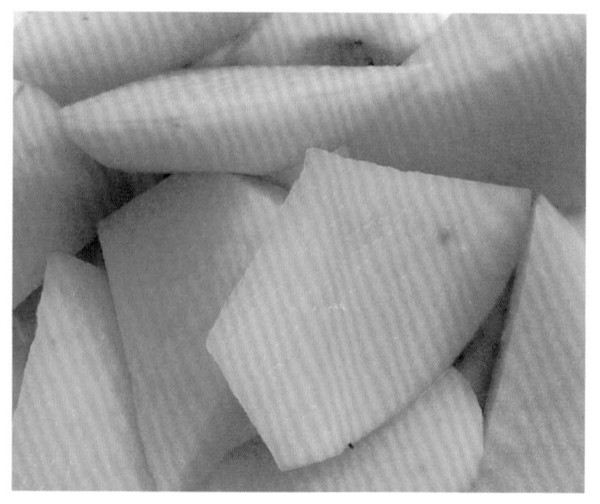

●馬鈴薯切滾刀塊如上圖

消暑、除口臭湯

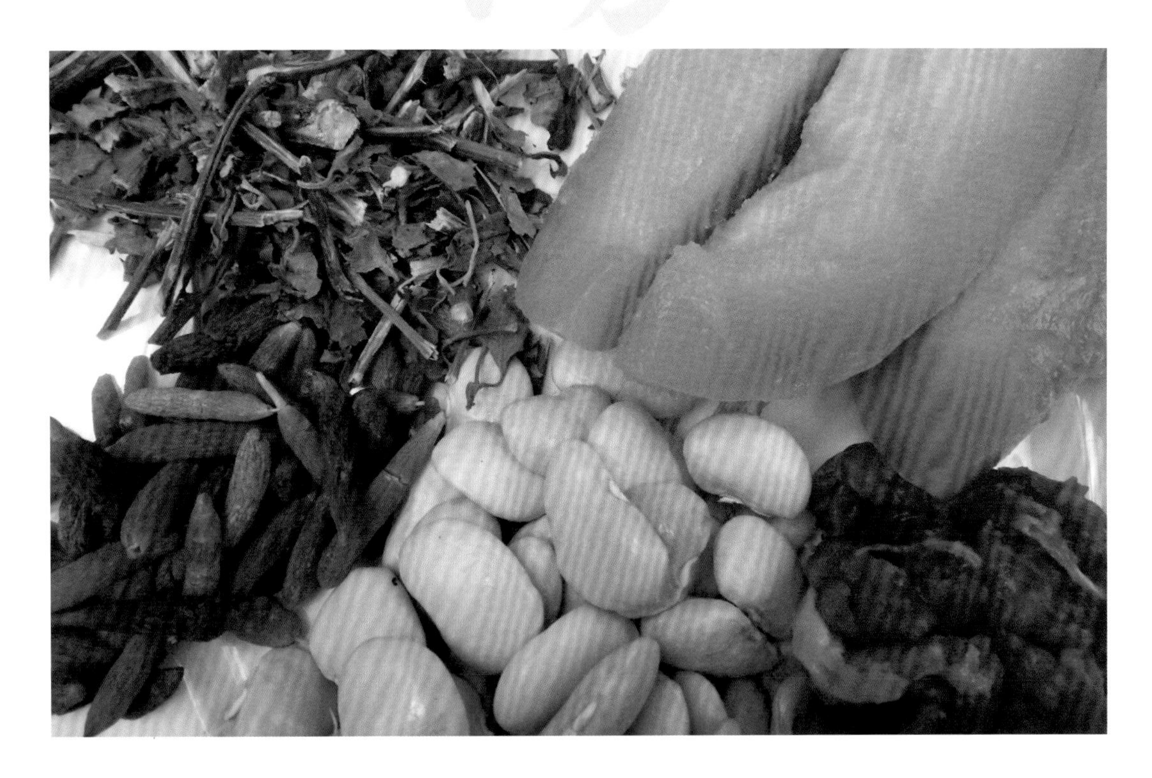

材料

麥門冬 3 錢 藿香 1 錢 5 分 哈密瓜（黃肉、青肉皆可）300 克
瘦豬肉 120 克（素食不用） 新鮮皇帝豆（白扁豆）150 克 蔥花少許 鹽少許

主要功效

解暑生津、健脾胃、除口臭、止牙齦出血。

功效解說

藿香解暑，發散暑熱，治中暑，芳香健胃，除口臭。哈密瓜生津止渴，除煩熱，防暑氣，清涼消暑，利小便，可治中暑口渴、口鼻生瘡、尿路感染、改善口臭。麥門冬生津止渴，預防中暑，能止高熱傷津所引起的牙齦出血、鼻出血，治熱病後期的虛熱煩渴、便秘津虧。扁豆清暑解渴，健脾和胃，和豬肉相配，更能消暑生津、開胃健脾。

做法

1. 哈密瓜洗淨，去皮，刮掉瓜瓤，取肉 300 克，冷開水沖過，切成小塊備用。
2. 豬肉洗淨，切薄片，汆燙，沖涼備用。
3. 皇帝豆洗淨備用。

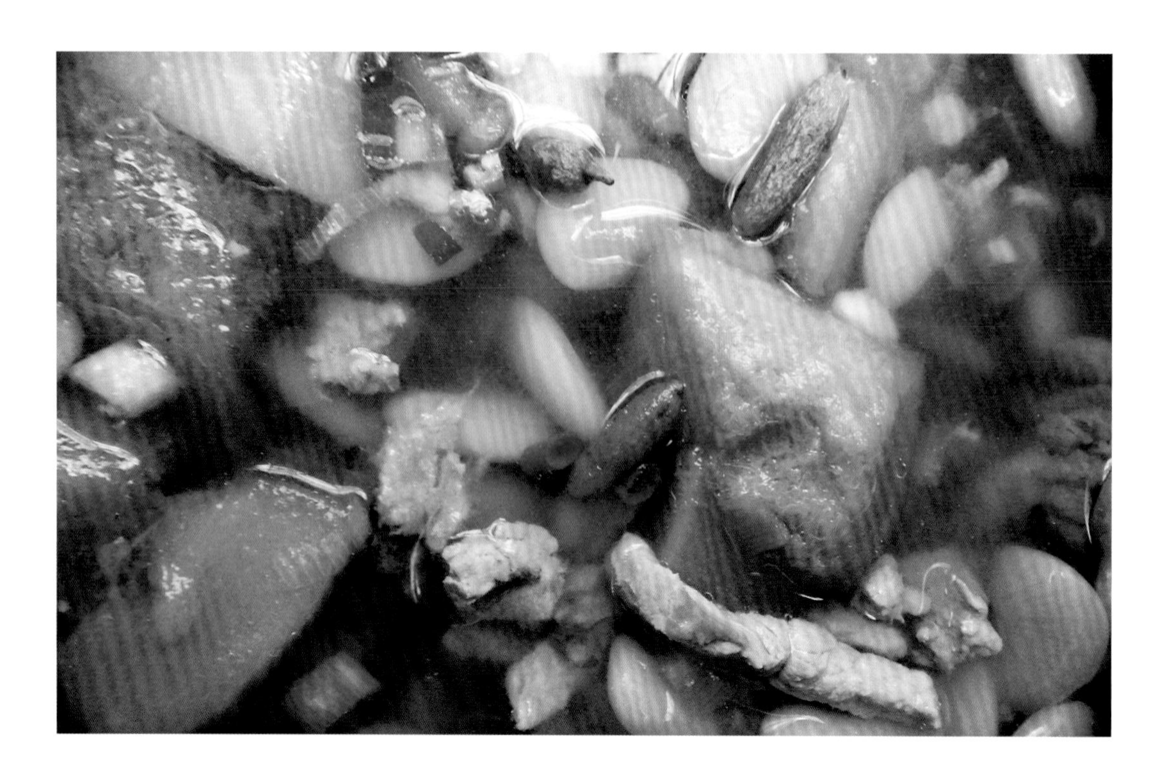

4. 麥門冬、藿香洗淨（藿香用小紗布袋裝），麥門冬先放入鍋內，加 1500CC 的清水，大火煮沸，改小火煮 30 分鐘，轉中火，放入藿香、扁豆、肉片煮，扁豆熟透後，取出藿香紗布袋，熄火，再放哈密瓜、蔥花、鹽即可。

注意事項

1. 本料理偏涼，腸胃虛寒、便溏、腹瀉者不宜食用。
2. 藿香味辛性微溫，陰虛火旺者忌服。
3. 麥門冬性寒，脾胃虛寒泄瀉、風寒咳嗽、胃有痰飲濕濁者忌服。
4. 扁豆要煮熟，未熟的扁豆不宜食用（會引起中毒）；含鉀豐富，腎臟病患者忌食；屬中普林食物，痛風患者慎食；易引發脹氣，消化功能差、有潰瘍病史患者，不宜多食。
5. 患有黃疸、腳氣病、腹脹、腹瀉、寒性咳喘、產後、病後的人不宜多食哈密瓜。哈密瓜含糖較多，糖尿病患者慎食。
6. 素食者不必放豬肉。

護心、補骨、泌乳湯

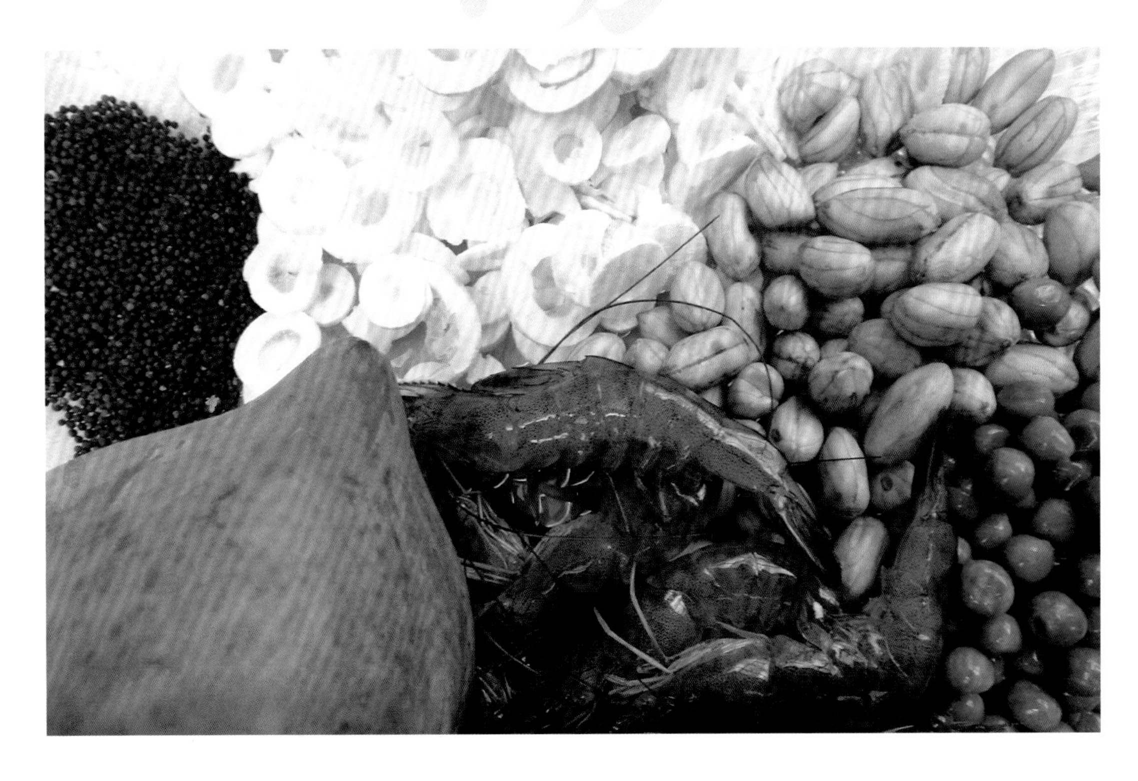

材料

王不留行子 3 錢 通草 1 錢（產婦要泌乳時加入，護心、補骨不必放）
鮮花生 100 克 青豆仁（豌豆）80 克 新鮮蝦子半斤（素食用乾黑木耳 20 克代替）
半熟木瓜 300 克 鹽少許 蔥花少許 米酒 2 湯匙 香油少許

主要功效

預防心血管疾病及骨質疏鬆，也可促進產後乳汁分泌。

功效解說

王不留行通利血脈、活血通絡，促進血液循環，也可催乳，治乳汁不下、排乳不暢。通草清熱利尿、通氣下乳，治乳汁澀少之症。花生含有豐富的亞油酸，能促進體內膽固醇的代謝，和轉化增強膽固醇排泄的功能，避免膽固醇在體內沉積，有降低膽固醇的作用，可以防止心腦血管疾病；花生含鈣量豐富，可以促進兒童骨骼發育，能預防老人骨骼退化，它的豐富脂肪油和蛋白質對產後婦女有滋補氣血，養血通乳的作用。青豆仁（豌豆）富含不飽和脂肪酸，有保持血管彈性的作用；含纖維量高，有降膽固醇的效果，可預防心腦血管疾病；含鈣量高，可以補充骨骼營養；又能和中、下氣、通乳，因其富含蛋白質，可以提供產婦發奶的營養，尤其是肝鬱氣滯而乳汁不通的產婦。蝦子含有牛磺酸，可以降低膽固醇，保護肝臟、保護心血管，防

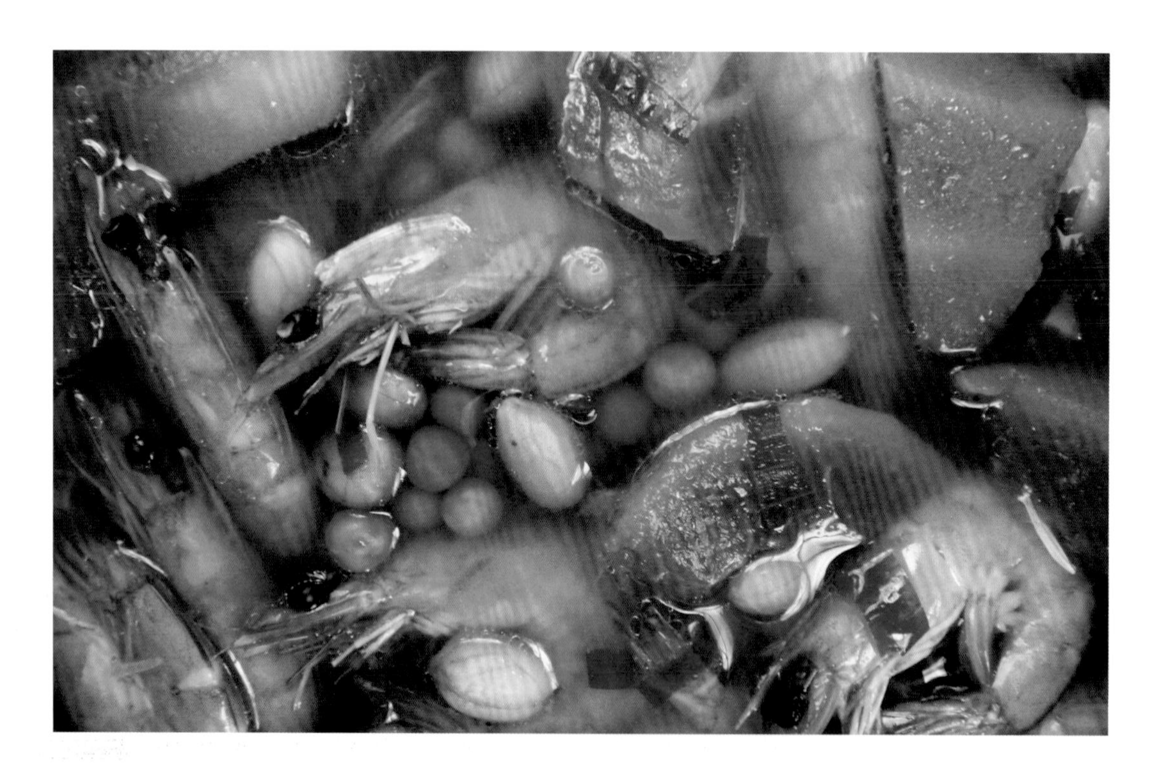

止動脈硬化，富含鋅、鐵可以強化心臟，也含豐富的甲殼素，可以預防骨質疏鬆症；蝦子補腎壯陽，又能通血脈，下乳汁。木瓜含可溶性鈣，能強筋健骨，含有凝乳酶，可刺激乳腺激素，有通乳作用。

做法

1. 花生洗淨，用冷水浸泡 2 小時，撈起備用。
2. 青豆仁洗淨備用。
3. 蝦子洗淨，剪去鬚備用。
4. 木瓜洗淨，去皮、籽，切滾刀塊備用
5. 王不留行子揀去雜質，用乾鍋炒，要炒到大多數爆開白花（如果買已炒好的，就不必再炒），待涼用小紗布袋裝，袋口繫緊備用。
6. 花生、王不留行子放入鍋（**如果是產婦要增加乳汁，再加入通草，通草也要用小紗布袋裝**），加 1800CC 的清水，大火煮沸，改小火煮 30 分鐘，取出紗布袋，轉中火，放入木瓜、青豆仁煮，湯滾再放入蝦子煮熟，加入蔥花、米酒、鹽、香油調味即可。

注意事項

1. 王不留行活血通絡，孕婦忌服。
2. 通草通氣清熱，氣陰兩虛、內無濕熱者、孕婦慎服。
3. 對蝦過敏者忌食；蝦性溫熱，屬發物，皮膚長瘡腫及過敏者，或陰虛火旺者忌食。吃蝦子或海鮮類食物的前後時段，最好不要吃維生素C片，以免中毒。因為如果海鮮類有被汙染，會富集了一些砷，大量食用後又吃了維生素C片，會使得砷的毒性上昇，有中毒的危險。
4. 花生富含油脂，腸滑便瀉、切除膽囊者、對花生過敏者，不宜吃花生。花生能增進血凝，促進血栓形成，患有血黏度高或有血栓的人不宜食用；含有一種促凝血因子，可使血瘀不散，跌打損傷者不宜食用。花生易腹脹、上火，不可一次吃太多；發霉的花生，會產生黃麴毒素，食用後易引起肝臟病變。痛風急性發作期禁食花生，痛風緩解期也不宜多食。
5. 青豆仁吃太多會腹脹，不可過食；痛風症患者不可多食。
6. 木瓜性微寒，脾胃虛寒、大便滑瀉者忌服。
7. 如果是產婦要增加泌乳量，本料理要再加入通草藥材一起煮，且要多放一些清水煮湯、並且常喝，多補充水份，以促進產婦乳汁分泌。
8. 素食者以黑木耳代替蝦子。黑木耳可降血膽固醇和血脂肪，有抗血小板凝結物質，可緩和冠狀動脈粥樣硬化、降低血栓、促進血液循環的作用，可預防心、腦血管疾病；含鈣豐富，可預防骨質疏鬆。由於黑木耳具有可抑制血小板聚集的作用，因此有出血症狀、手術前後、拔牙前後及月經期間不宜食用。

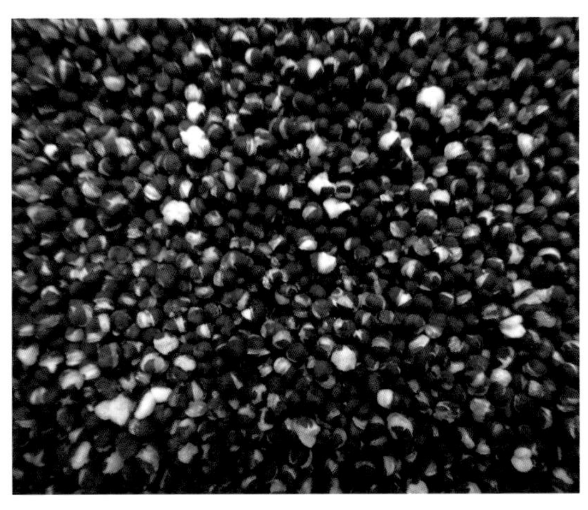

● 王不留行子要炒到大多數爆開白花

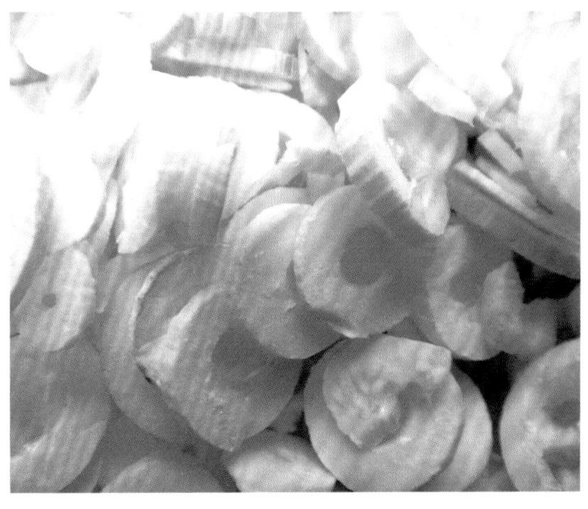

●產婦要泌乳，再加入通草

彩色人生湯

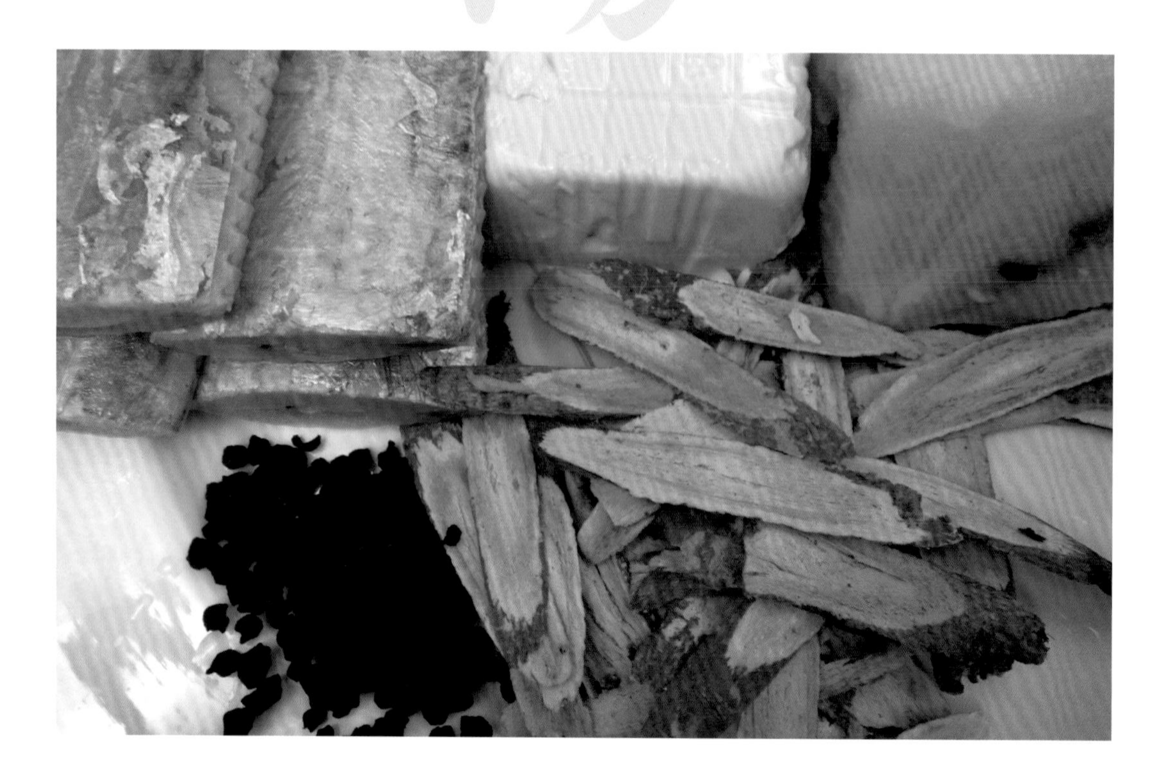

材料

鮮帶魚 500 克（素食用空心菜代替） 嫩豆腐 1 塊 西瓜果肉 300 克 黃耆 1 兩
五味子 3 錢（要用小紗布袋裝）薑絲少許 鹽少許 九層塔數葉 香油少許

主要功效

「肝若好，人生是彩色的。」本湯主要是保護肝臟、維護肝功能正常。

功效解說

黃耆具有保護肝臟、防止肝糖原減少的功能，可以促使再生肝臟 DNA 含量上升，治療肝炎。五味子對肝細胞有保護作用，有降血清轉氨酶（SGPT）的作用，對肝炎的治療有幫助。豆腐因含有半胱氨酸，能夠加速體內酒精的代謝，減少酒精對肝臟的毒害，可以保護肝臟。帶魚補五臟、益氣血、強健脾胃、補肝腎，能改善肝功能，對急、慢性肝炎的治療有幫助。西瓜含有豐富的維生素 C 及糖類、多種氨基酸，有保護肝臟、促進肝細胞再生作用，對治療肝硬化有幫助。

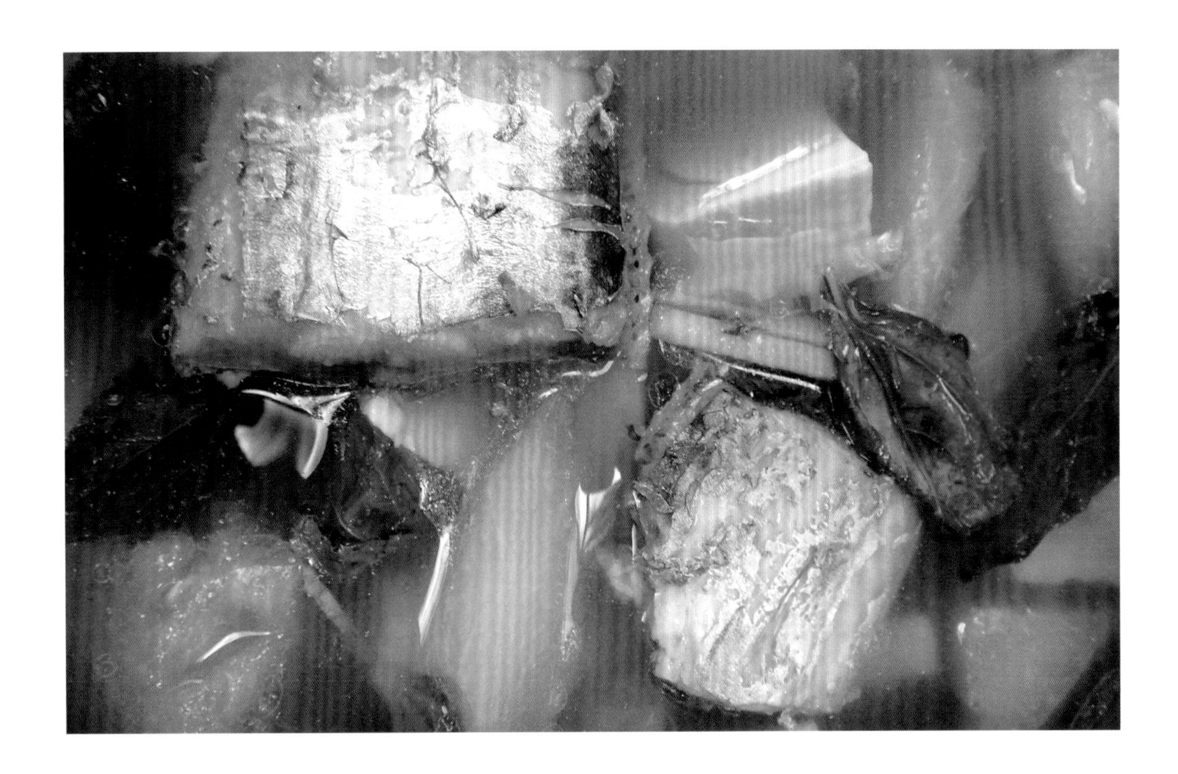

做法

1. 鮮帶魚沖淨（魚肉上的銀色膜不必去除，能澤肌生髮健身），切成數段備用。
2. 西瓜果肉切塊備用。
3. 豆腐洗淨，切塊備用。
4. 黃耆洗淨，和五味子（用小紗布袋裝）放入鍋內，加入1500CC的清水，大火煮沸，改小火煮30分鐘，挾出黃耆和五味子藥渣，轉中火，放入帶魚、薑煮，魚熟時，放入西瓜、豆腐，湯滾加入鹽、香油、九層塔即可。

注意事項

1. 黃耆性微溫，陰虛陽盛（火旺）者忌服；補中益氣，胸膈腹氣滯者忌食。
2. 五味子性溫，有實熱、痧疹初起者慎用；有收斂作用，感寒咳嗽初起忌用，以避免風寒斂束不散。
3. 帶魚、豆腐屬高普林食物，痛風病人、血中尿酸偏高者不宜食用。
4. 白帶魚容易誘發皮膚過敏症，有過敏體質、皮膚病者不宜食用。
5. 西瓜內的糖分及利尿作用，會增加糖尿病患者腎臟的負擔，故糖尿病患者不宜食用。西瓜不宜多食，因水分多會沖淡胃酸，引起消化不良、胃炎或腹瀉；富含鉀，急、慢性腎炎，腎功能不全者不宜食用。

6. 素食者以空心菜代替白帶魚。肝臟是排除毒物的重要器官，空心菜清熱解毒，富含粗纖維，能使體內有毒物質加速排泄；空心菜含維生素 A，能促進肝臟健康。空心菜性寒，腹瀉、腸胃虛寒、體質虛弱者不宜多食。
7. 要擁有彩色的人生，除了飲食要均衡、多吃蔬果（尤其綠色、黑色蔬果）、作息正常、適當的運動、不亂服藥物外，睡眠也要充足，尤其每晚的 11 點到凌晨 3 點，是人體經絡循行走到肝膽經，睡眠狀態好，則肝臟可獲得休息、可修補損傷的細胞，「肝若好，人生是彩色的」。

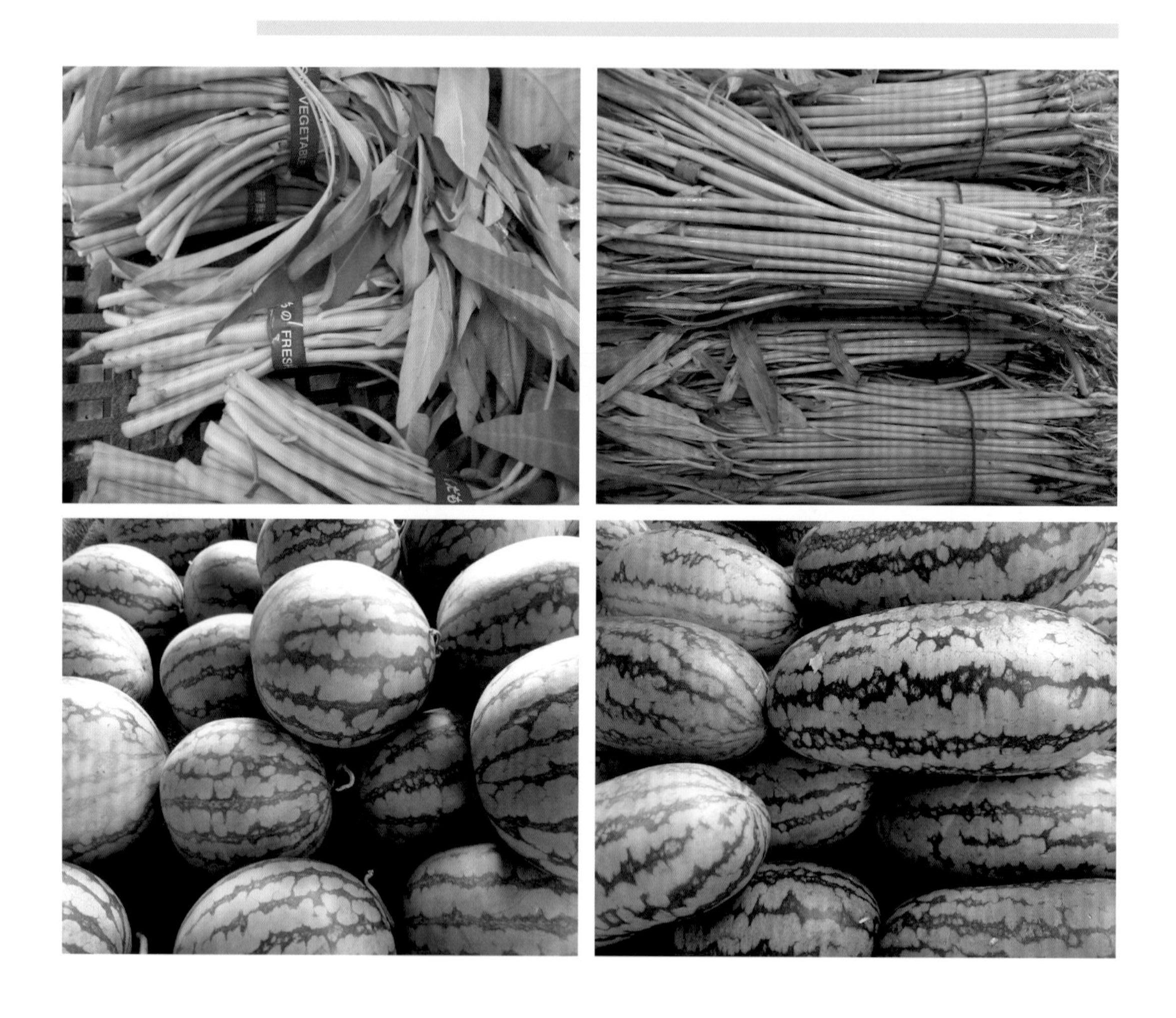

健脾消食湯

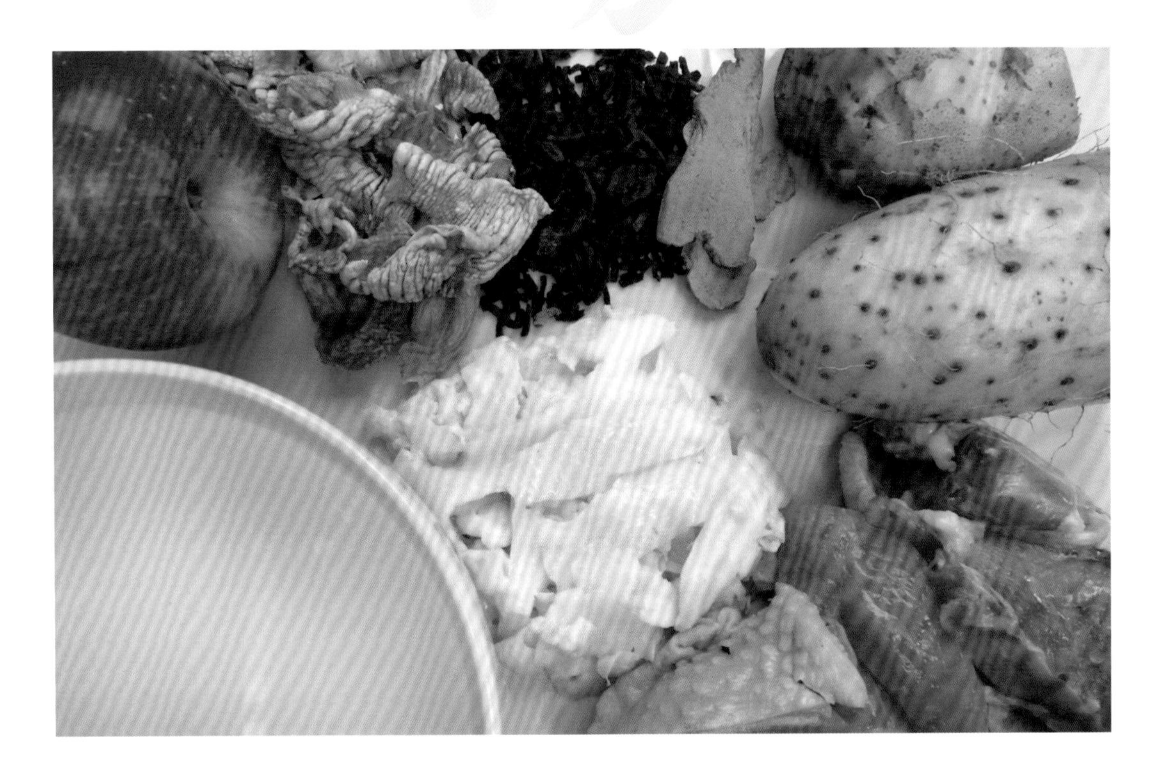

材料

蘋果 1 粒（約 150 克） 雞內金 3 錢（要用紗布袋裝）陳皮 3 錢（要用紗布袋裝）
白朮 3 錢 馬鈴薯 150 克 鮮山藥 150 克 雞肉半斤（素食不用）
椰子水約 400CC 椰肉（從椰子內挖取） 蔥末少許 鹽少許

主要功效

開胃健脾，治療食慾不振、消化不良、瘦小羸弱。

功效解說

陳皮通氣健胃、開胃消食、促進消化腺分泌，防止食慾減退。雞內金健胃消食，可治慢性消化不良。白朮補脾益氣，強壯健胃，增強胃液分泌。馬鈴薯補脾益氣、和胃健中，可治消化不良。山藥益氣補脾、健脾，治慢性消化不良。椰子水滋補、滅腸道寄生蟲；椰肉益氣、殺蟲消疳、補益脾胃，可治面黃肌瘦、食慾不振、脾胃虛弱、四肢乏力、滅腸道寄生蟲。雞肉養血、健脾胃、補益五臟、強筋骨。蘋果開胃健脾，可治消化不良、食慾不振。

做法

1. 山藥洗淨，去皮，切滾刀塊備用。

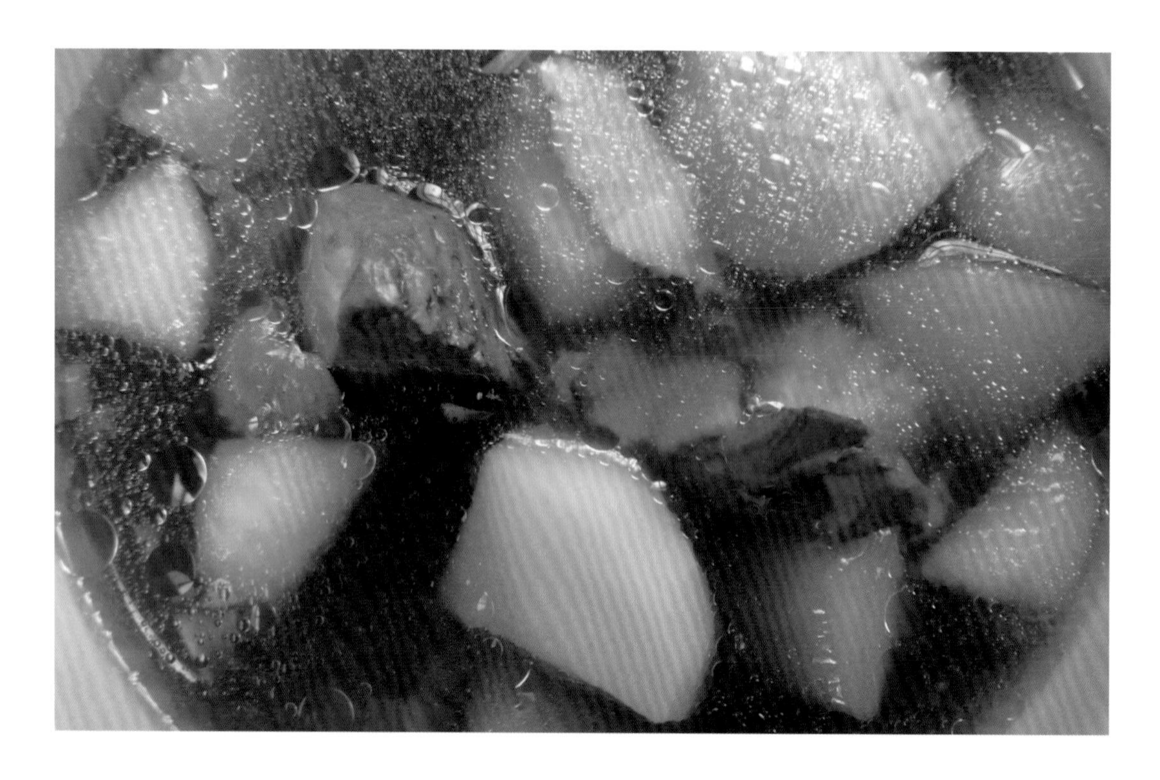

2. 馬鈴薯洗淨，去皮，挖去芽眼，切滾刀塊備用
3. 雞肉洗淨，汆燙，冷水沖涼備用。
4. 椰子洗淨，鋸開頂端，倒出椰汁並挖出椰肉備用。
5. 蘋果洗淨，去皮、核、籽，切小塊備用。
6. 白朮、陳皮、雞內金洗淨，陳皮和雞內金用小紗布袋裝好，和白朮放入鍋內，加適量的清水（約 1200CC），大火煮沸，放入雞肉，改小火煮 30 分鐘，挾去藥袋和白朮，轉中火，放入山藥、馬鈴薯、椰子汁、椰肉，待馬鈴薯熟時，再放入蘋果，湯滾加鹽、蔥末即可。（不吃蔥者，可放芹菜末。）

注意事項

1. 椰子含鉀量高，急、慢性腎炎和腎功能不全者忌食。
2. 白朮燥濕，陰虛燥渴者忌服；益氣，脾胃氣虛者宜服，胃脹腹脹、氣滯飽悶者忌服。
3. 山藥有收澀止瀉的作用，大便燥結者不宜食用；但屬於炎症腹瀉者也不可吃。
4. 素食者去掉雞肉，山藥和馬鈴薯各放 300 克。食用馬鈴薯的禁忌請見第 92 頁；食用陳皮的禁忌請見第 45 頁；食用蘋果、雞肉的禁忌請見第 57 頁。

增強免疫湯

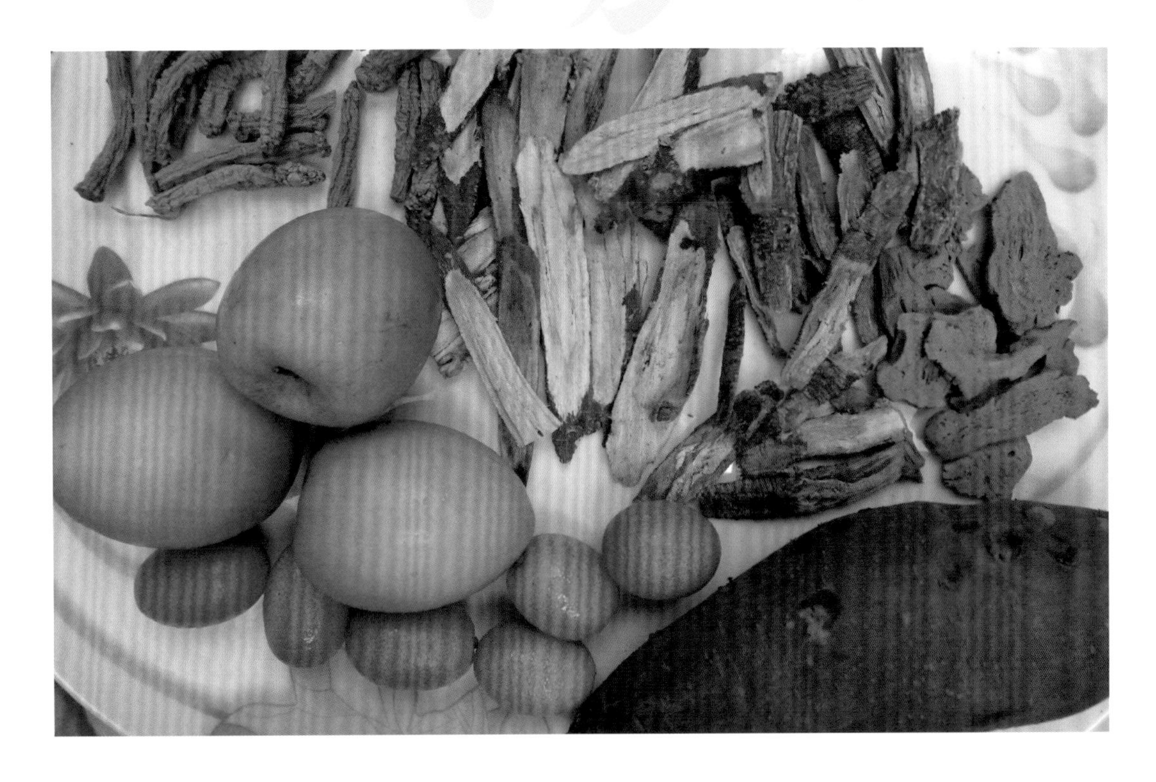

材料

黨參 5 錢　黃耆 6 錢　防風 3 錢　白朮 4 錢　紅番薯 300 克
鮮棗子 250 克　金桔 6 粒（約 80 克）　薑絲少許　鹽少許

主要功效

增強免疫功能，預防感冒。

功效解說

黨參補中益氣，具抗疲勞、強壯作用，增強機體免疫功能。黃耆固表、補氣升陽，提高機體免疫功能，對流感和慢性支氣管炎有防治作用。白朮補氣益脾，有促進細胞免疫功能。防風祛風發汗、解熱，增強機體免疫功能。金桔富含維生素 C，間接地促進抗體合成、增強免疫作用，提高對嚴寒的抵抗力，能防治感冒。棗子富含維生素 C、B1、B2、鉀、鈣、鎂、磷等營養素，可以提高人體免疫功能。紅番薯補脾益氣，含許多維生素 A，維生素 A 的作用是維護口腔、鼻子、眼睛、肺及胃腸道等各處的黏膜健康，是阻止細菌、病毒入侵身體的第一道防線，對提升免疫力很重要；它的黏液蛋白可以保護呼吸道、消化道；含胡蘿蔔素（紅皮黃心所含較多）進入人體後，會轉換成維生素 A；含維生素 C、B 群……等，促進機體免疫功能。

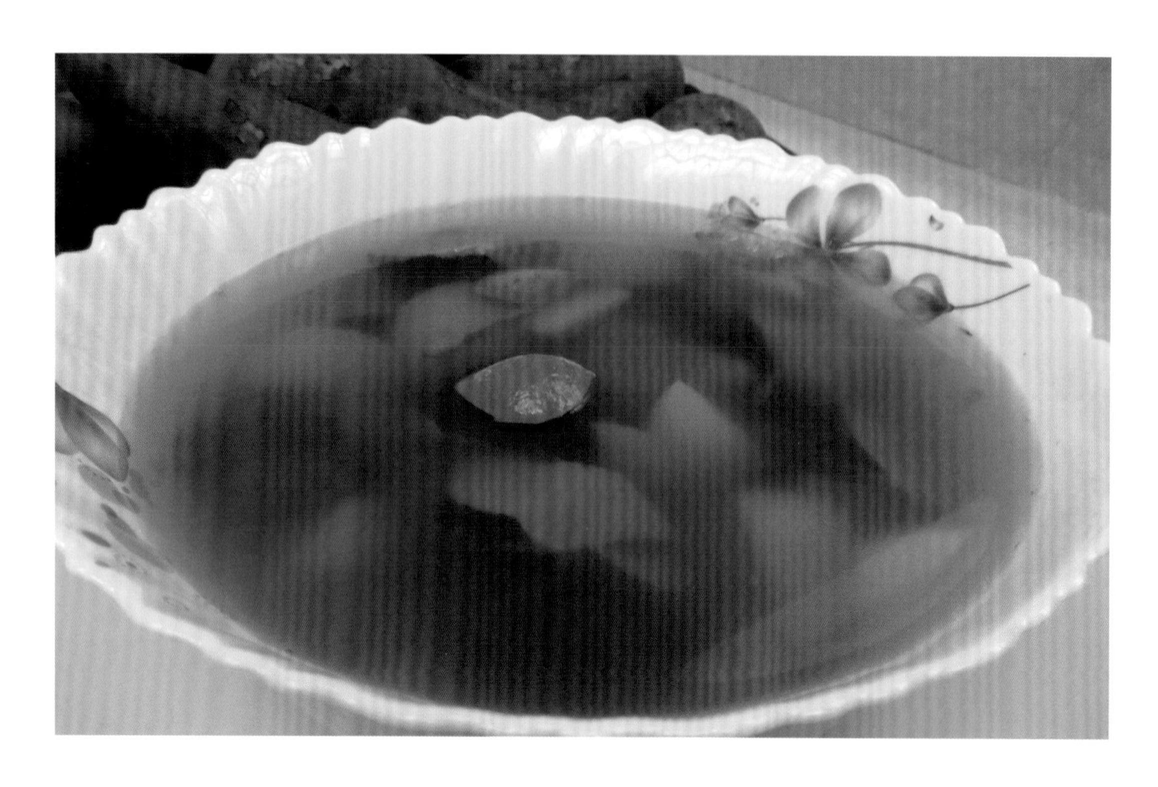

做法

1. 紅番薯洗淨，不去皮，切滾刀塊備用。
2. 金桔洗淨，瀝乾水，冷開水沖過，切小塊備用。
3. 棗子洗淨，瀝乾水，冷開水沖過，切小塊備用。
4. 黨參、黃耆、白朮、防風洗淨，加入2000CC的清水，大火煮沸，改小火煮30分鐘，撈去藥渣，轉中火，放入薑、番薯煮，番薯熟，熄火，放入棗子、金桔、鹽即成。

注意事項

1. 本料理補氣作用強，有胸悶、腹脹等氣滯症狀的人，不宜食用。
2. 黨參補中益氣，氣滯忌食；性微溫，肝火旺者忌食。
3. 黃耆性微溫，陰虛陽盛（火旺）者忌服；補中益氣，胸膈腹氣滯者忌食。
4. 白朮燥濕，陰虛燥渴者忌服；益氣，脾胃氣虛者宜服，胃脹腹脹、氣滯飽悶者忌服。
5. 防風辛溫發散，陰虛火旺、血虛發痙者慎用。
6. 棗子屬酸性，空腹不宜食，易傷胃；含鉀量高，急、慢性腎炎、腎功能不全者慎食；腸胃不佳、便秘者不宜多食，會造成症狀更嚴重或脹氣。
7. 可用芒果代替棗子。芒果含有芒果甙成分，可以抑制流感病毒。但是對芒果過敏者忌食；芒果性質帶濕毒，有皮膚病、腫瘤忌食；甜度高，糖尿病患者不宜多食；大量進食芒果，皮膚會發黃，停食後發黃現象會消失。
8. 可用圓形的金桔，或可用檸檬 80 克代替（檸檬去皮、籽，切小塊）。
9. 吃鮮金桔前後不可喝牛奶，因金桔的果酸會和牛奶的蛋白質結成凝固體，不易消化吸收，容易引起腹脹；飯前或空腹亦不可吃鮮金桔，因金桔的有機酸會刺激胃壁黏膜，引起不適感。
10. 番薯吃多會引起脘脹和反胃，胃腸不適、胃腸脹氣、胃酸過多者，不宜食用；番薯不能與柿子同吃，會產生胃柿石，因而致病。

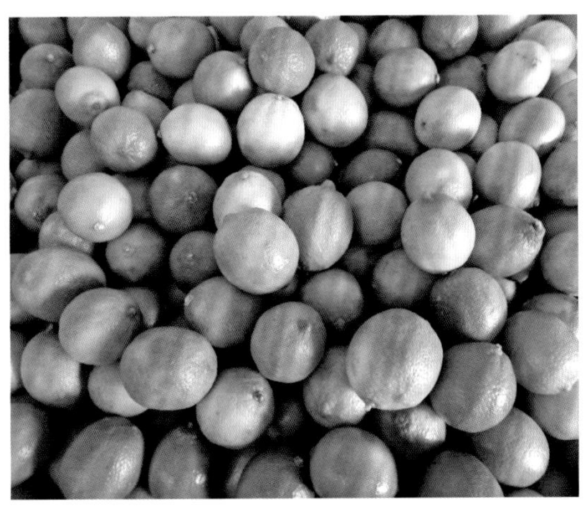

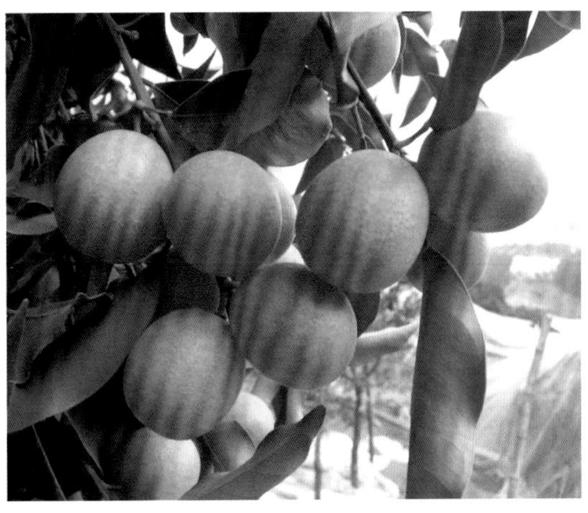

健腦聰明湯

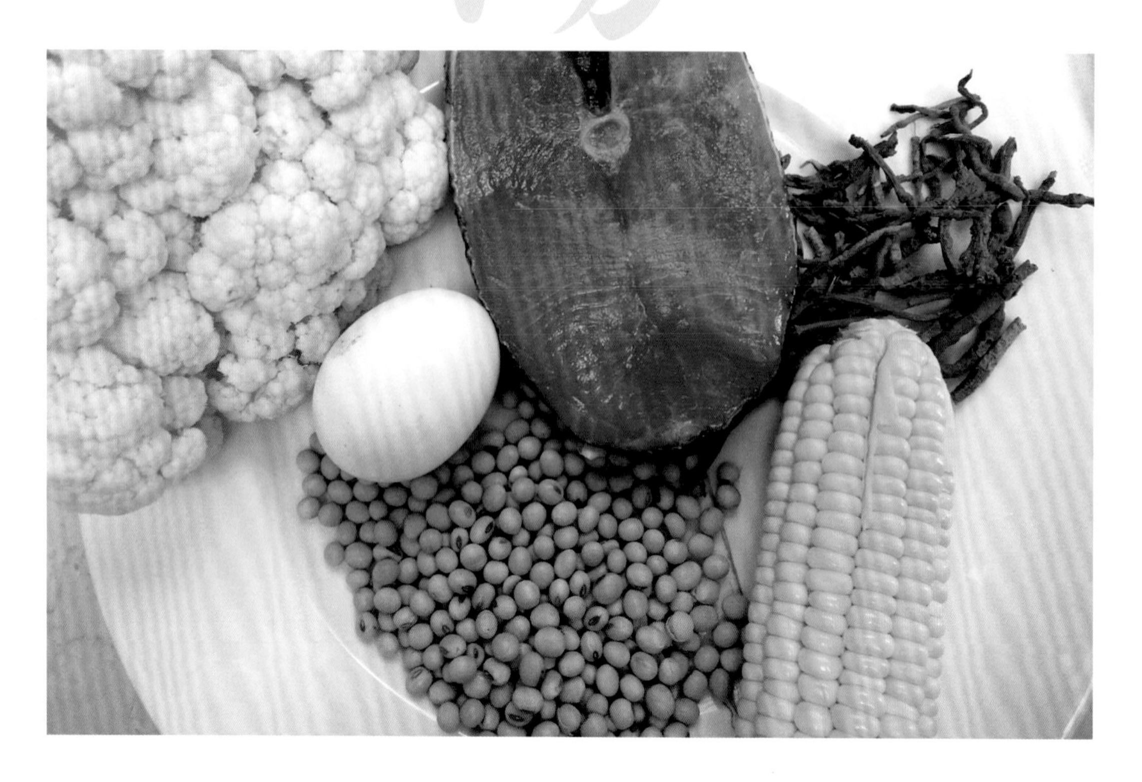

材料

白花椰菜 200 克 鮭魚 1 片（素食用蘋果、青豆仁代替） 遠志 1 錢 5 分
黃玉米 1 條 黃豆 50 克 雞蛋 1 粒 蔥末少許 薑絲少許 胡椒粉少許 鹽少許

主要功效

健腦、增強記憶力，改善注意力不集中。

功效解說

遠志安定心神，可治小兒智能下降、理解力差、注意力不集中。玉米含有豐富的谷氨酸，能幫助、促進腦細胞進行呼吸，幫助腦組織里氨的排除，健腦功效很好。黃豆含有很多人體必需的 8 種氨基酸，能促進人體腦細胞發育，增強記憶力，治療健忘。鮭魚是兒童健腦的最佳食物，它含有高蛋白質、Omega-3 脂肪酸 、DHA、EPA，有助於提高腦細胞的活性，增強記憶力和理解力。蛋含有蛋白質、卵磷脂、膽鹼，可以提升記憶力。花椰菜含豐富的維生素 B 群，可以靈活腦細胞，它有抗氧化作用，可以抵抗毒物入侵腦細胞。

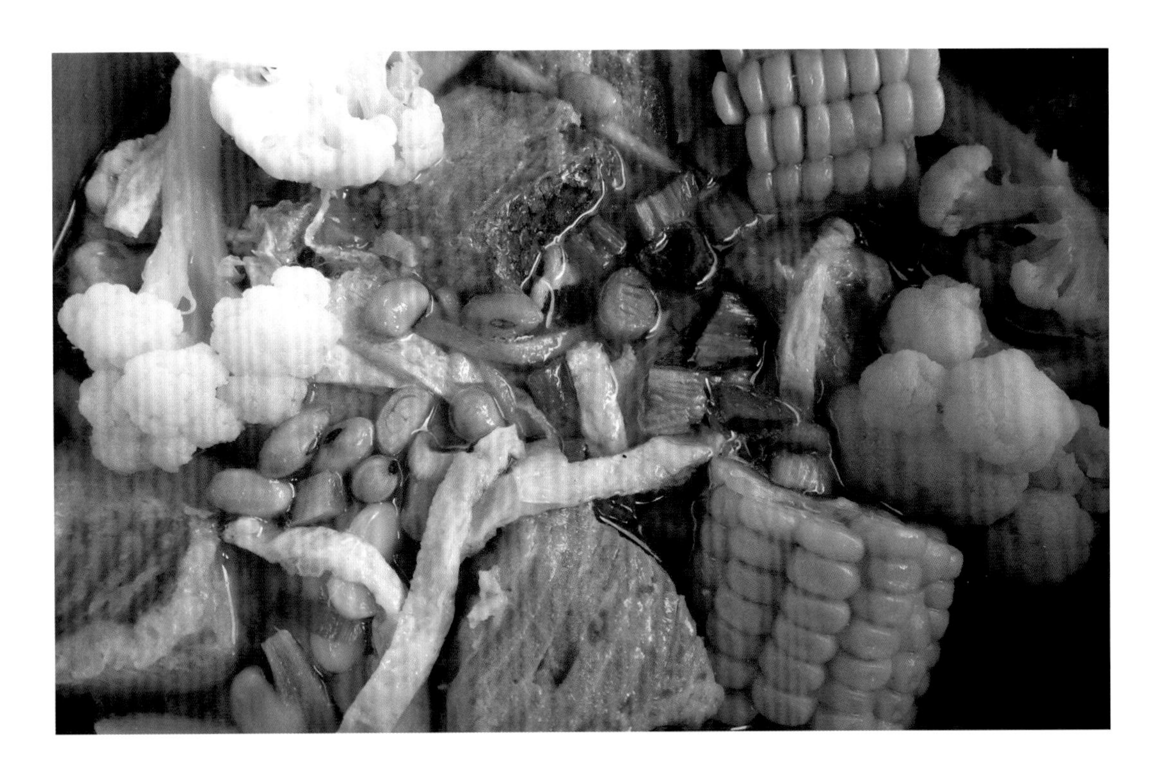

做法

1. 遠志洗淨，用小紗布袋裝，袋口繫緊備用。
2. 玉米撕去外葉、鬚，洗淨，切成數段備用。
3. 黃豆洗淨，冷水浸泡 4 小時，撈起備用。
4. 雞蛋洗淨，去殼，打成蛋汁備用。
5. 鮭魚洗淨，瀝乾水，切成小塊，沾蛋汁煎，外皮呈金黃色即可（魚不必熟），剩餘蛋汁煎成蛋餅後切絲，備用。
6. 花椰菜洗淨，切成小朵備用。
7. 將遠志、黃豆放入鍋內，加 2000CC 的清水，大火煮沸，改成小火煮 30 分鐘，取出遠志藥袋，轉中火，將黃豆煮爛，再加玉米、花椰菜、鮭魚煮熟，放入蛋絲、鹽、薑絲、蔥末、胡椒粉調味即可（不敢吃胡椒粉，可不加）。

注意事項

1. 遠智會刺激胃黏膜，有胃炎、胃潰瘍的人會引起輕微噁心感，慎用。
2. 發霉的玉米會產生黃麴毒素，有致癌作用，不可食用。
3. 花椰菜含有易影響鈣質吸收的成分，所以不宜和含鈣豐富的食物同時吃。
4. 未煮熟的黃豆不宜吃；消化不良和慢性消化道疾病的人，少吃黃豆；有痛風、血尿酸偏高、嚴重肝病、消化道潰瘍、動脈硬化、低碘者，禁吃黃豆。以上病症者，可將本料理的黃豆去掉。
5. 有過敏體質者、尿酸過高、痛風患者不宜多吃鮭魚；煙燻鮭魚含鈉量高，高血壓患者不宜多食。
6. 蛋白不易消化，多食令人腹脹滿，腸胃虛弱者不宜多食。
7. 素食者可用蘋果 200 克、青豆仁 80 克代替鮭魚。蘋果含有鋅，有益智健腦的功效；青豆仁富含多種氨基酸，也有健腦的功效。

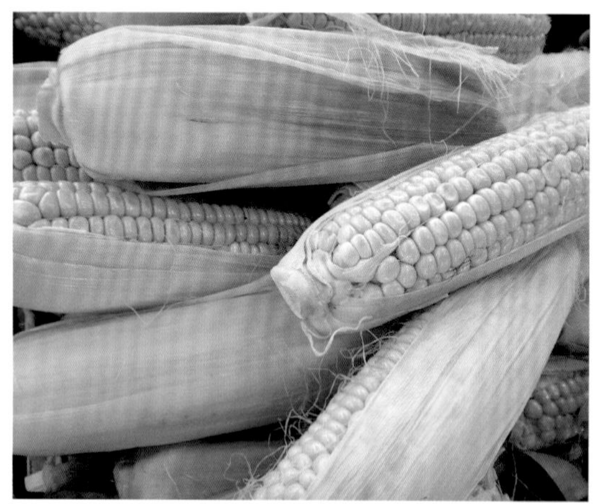

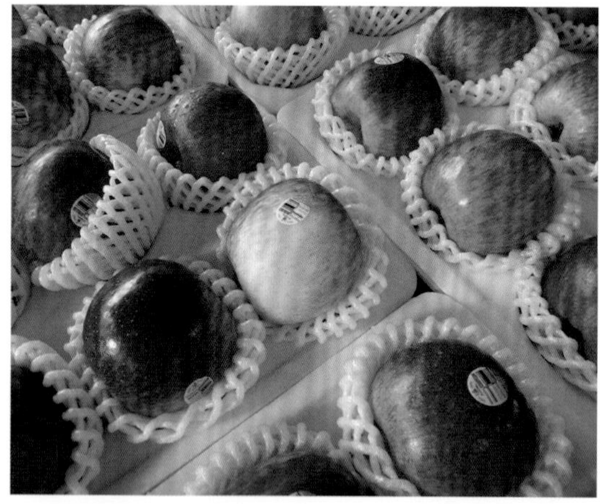

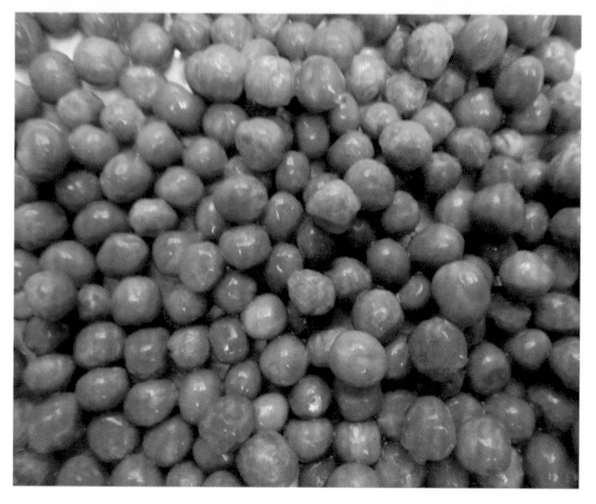

UP UP 美胸湯

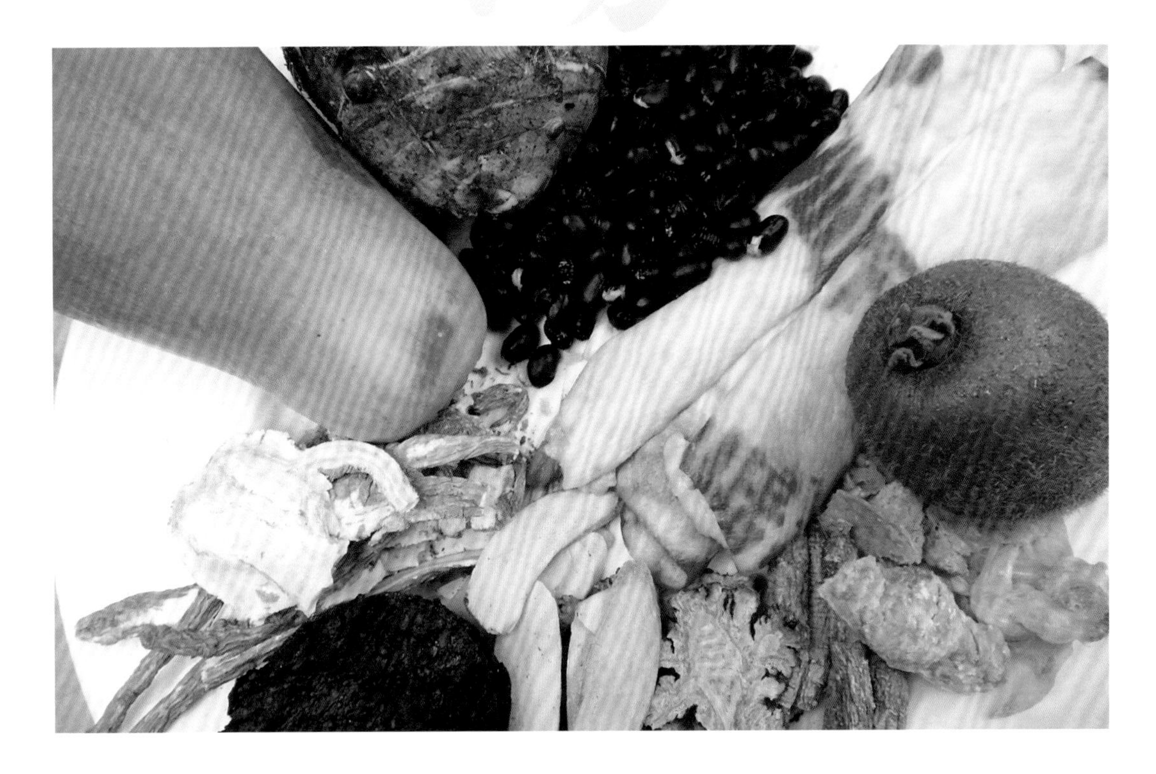

材料

青木瓜 200 克 芋頭 200 克 黑豆 30 克 豬皮 150 克（素食用秋葵代替）
奇異果 1 粒 紫河車 3 錢 黨參 5 錢 川芎 1 錢 5 分 白芍 3 錢 熟地 3 錢
當歸 4 錢

主要功效

促進少女乳房發育。

功效解說

黨參補血補氣，有造血功能，幫助乳房發育。紫河車益氣、養血、補精，含促進腺激素及多種激素，促進胸部成長。熟地、當歸、白芍、川芎即為四物湯，補血調血、養血疏肝，可治療女子性器官發育不全。豬皮含豐富的蛋白質，健美光澤肌膚，又可健胸。黑豆補血、澤肌膚，含有雌激素樣的作用成分，促進女性性器官發育。芋頭含有豐富的蛋白質和維生素 B 群，滋養皮膚、幫助激素的合成。奇異果有催乳功效，含有豐富的維生素 C，可以防止胸部下垂變形。木瓜有刺激女性荷爾蒙、刺激乳腺激素的作用

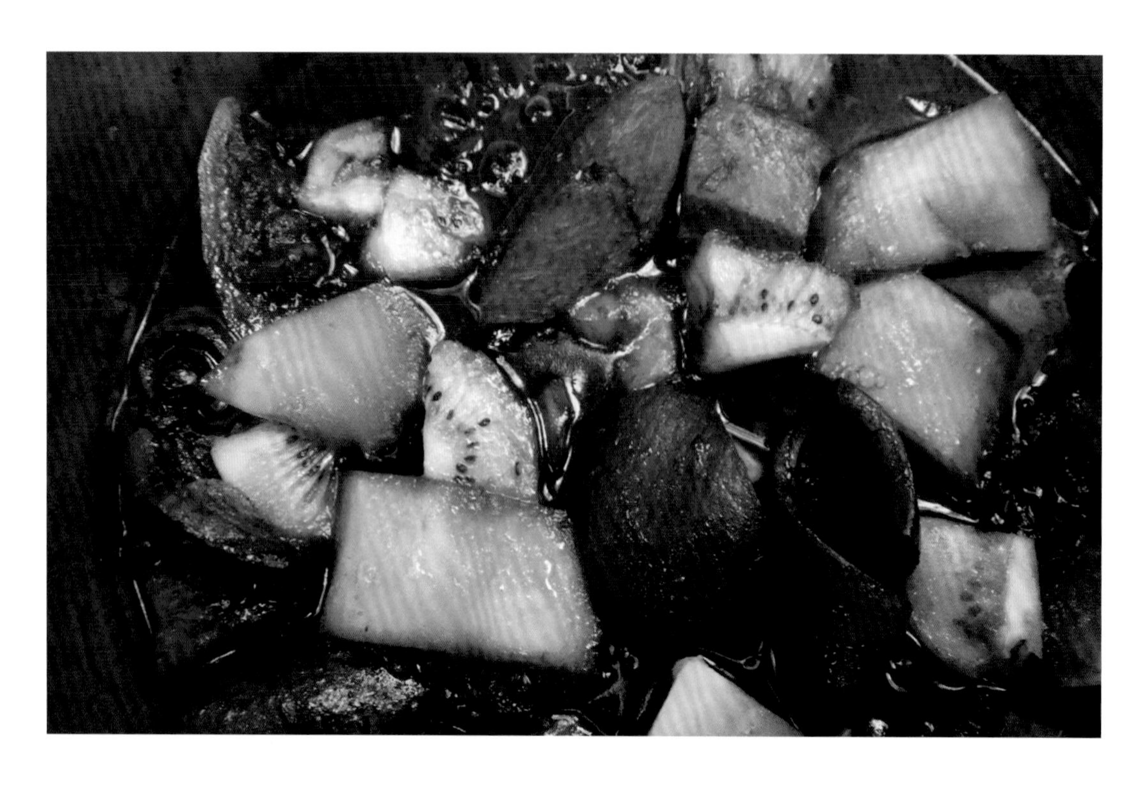

做法

1. 豬皮去毛、刮去皮下脂肪，洗淨，切片備用
2. 黑豆洗淨，泡冷水 4 小時，撈起備用，
3. 芋頭洗淨去皮，再沖洗淨，切滾刀塊備用。
4. 木瓜洗淨，去皮、籽，切塊備用。
5. 奇異果洗淨，瀝乾水，去皮，冷開水洗過，切小塊備用。
6. 紫河車、黨參、川芎、白芍、熟地、當歸洗淨放入鍋內，加適量的清水（約 1800CC），大火煮沸，改小火煮 30 分鐘，撈去藥渣，轉中火，放入豬皮、黑豆煮，待黑豆軟爛，放入芋頭煮八分熟時加入木瓜煮熟，熄火，再加入奇異果即可。

注意事項

1. 黨參補中益氣，氣滯忌食；性微溫，肝火旺者忌食。
2. 當歸含揮發油可治腸躁便秘，腹瀉時，不宜食用。辛溫助熱，陰虛火旺、熱病高熱、發炎症者忌食；能活血，有出血性疾病者、月經過多、孕婦慎用。
3. 紫河車性溫，陰虛火旺者不宜單用（會助火）。
4. 熟地黃可治瘀便秘，脾胃虛弱、腹滿便溏者忌服；會窒礙胸膈，氣鬱痰多慎用。
5. 白芍性微寒，虛寒性腹痛泄瀉者忌食；小兒出麻疹期間忌食；有服中藥藜蘆者忌服。
6. 川芎辛溫助熱，陰虛火旺、熱病高熱、發炎症者忌食；能活血，有出血性疾病者、月經過多、孕婦慎用。
7. 黑豆過食不易消化，小兒不宜多食；含高普林，尿酸偏高、痛風患者不宜食。
8. 奇異果性寒，脾胃虛寒、風寒感冒、體質虛寒、慢性胃炎、痛經、閉經者不宜食用；潤腸通便，腹瀉者不宜食用；含鉀量高，急、慢性腎炎、腎功能不全者忌食。
9. 木瓜性微寒，脾胃虛寒、大便滑瀉者忌食。
10. 芋頭含較多澱粉，易導致脹氣，腸胃道消化功能較差、腹脹者不宜食用。
11. 可用魚皮代替豬皮。有脂肪肝、肝硬化、高血壓、動脈硬化患者不宜食豬皮。
12. 素食者可用秋葵 150 克代替豬皮，秋葵含有豐富的植物性膠質。秋葵性偏寒涼，腸胃虛寒或功能不佳、常腹瀉者不可多食。
13. 本料理療效，依個人體質、年齡及服用的次數而有所不同，但對少女療效較好，若仍不見效，請就醫診治。

糖尿病改善湯

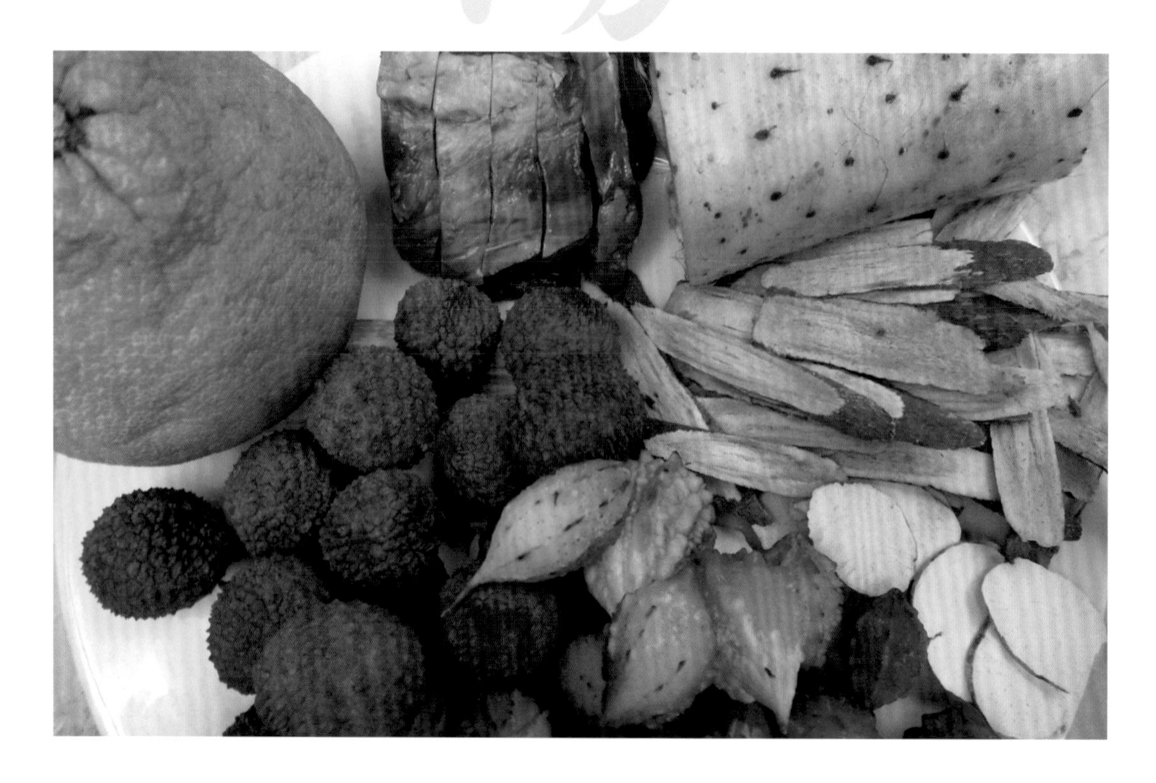

材料

鮮柚肉 150 克 牛肉 120 克（素食不用） 日本鮮山藥 200 克 黃耆 1 兩
天花粉 3 錢 山苦瓜 200 克 乾荔枝肉 50 克 蔥花少許 鹽少許

主要功效

預防、改善糖尿病。

功效解說

山藥有促進血中葡萄糖代謝的成分，可以治療糖尿病。黃耆補中益氣，提高糖尿病患者的免疫力。天花粉養胃生津，可治糖尿病患者口渴症狀。山苦瓜含有類似胰島素的物質，有降低血糖的功效。荔枝含有刺激人體胰島素細胞分泌功能的成分，有降低血糖的功效，還可刺激唾液分泌，治療糖尿病患者口乾渴症狀。柚子含有降低血糖、血脂的作用，鮮柚肉含有類似胰島素的成分，可以降低血糖。牛肉滋養脾胃、補中益氣、強筋健骨。

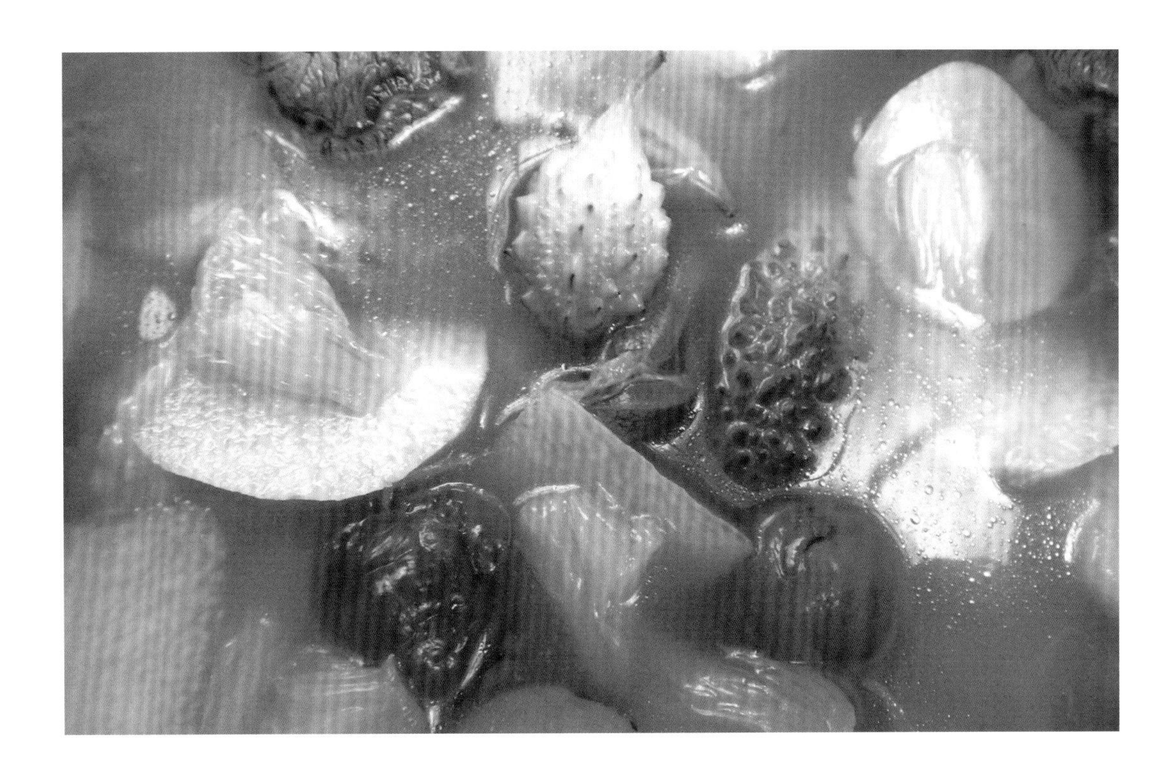

做法

1. 山藥洗淨，去皮，切滾刀塊備用。
2. 黃耆、天花粉洗淨備用。
3. 山苦瓜洗淨、不必去籽備用。
4. 乾荔枝肉揀去雜質（如果有殼要先去殼），備用。
5. 柚子洗淨，去皮、籽，果肉剝散備用。
6. 牛肉洗淨，切薄片，汆燙，沖涼備用。
7. 黃耆、天花粉和牛肉放入鍋內，加2000CC的清水，大火煮沸，改小火煮30分鐘，用筷子挾出黃耆片（天花粉留著），轉中火，放入山藥、山苦瓜煮熟，再放入荔枝肉煮，湯滾熄火，加入柚肉及蔥花、鹽即可。

注意事項

1. 本料理會降低血糖，孕婦、兒童、低血糖患者，不宜食用。
2. 不吃牛肉者，以豬肉、雞肉代替。
3. 黃耆性微溫，陰虛陽盛（火旺）者忌服；補中益氣，胸膈腹氣滯者忌食。
4. 天花粉性微寒，脾胃虛寒、大便滑瀉者忌服；天花粉會引起子宮收縮導致流產，孕婦忌服。
5. 山藥可治便溏久瀉，但屬於發炎症腹瀉忌食；大便燥結者不宜食用。
6. 山苦瓜性寒，孕婦慎食；胃弱者，不可多食；女性經期不宜食用。
7. 荔枝含糖分高，不宜空腹吃，空腹吃會刺激胃黏膜，造成胃脹、胃痛；又因含豐富果糖，不可多食，多食後會使人體血中果糖含量顯著升高，以致血中葡萄糖相對降低，即血糖過低症，又稱荔枝病，會有手抖、噁心、心慌、頭暈等症狀，尤其兒童易得荔枝病，更不可多食。荔枝性熱，多食易上火生內熱，患有陰虛火旺症狀者（如咽乾喉痛、鼻出血、牙齦腫痛者）忌食。多吃荔枝上火者，可用荔枝殼熬水喝能清火。
8. 荔枝雖含糖分高，但因可增加糖尿病患者唾液分泌功能，治療糖尿病患者口乾渴想喝水症狀，且能幫助刺激胰島素細胞分泌的功能，因此糖尿病患者可食用。
9. 有的藥會與柚子汁產生不良作用，正在服藥中的患者，尤其老年人服藥時，應避免吃柚子或喝柚子汁（尤其是葡萄柚）；柚子性寒，脾虛泄瀉、體質虛寒者不宜多吃；含鉀量高，急、慢性腎炎、腎功能不全者忌食。
10. 素食者，本料理去掉肉品。
11. 可用鮮荔枝肉 100 克代替乾荔枝肉。

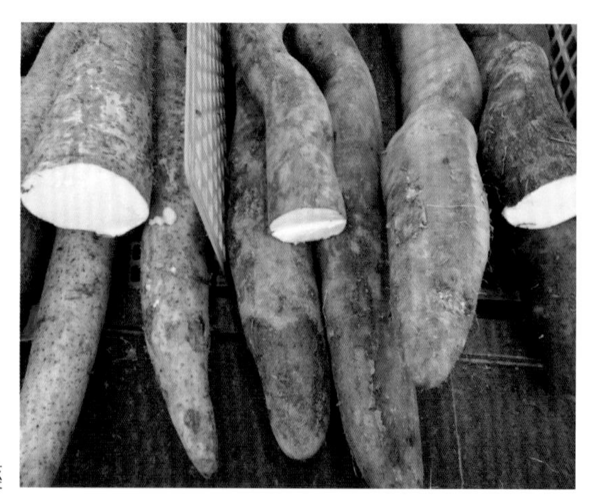

●不同品種的山藥

降血脂（血壓）、安胎湯

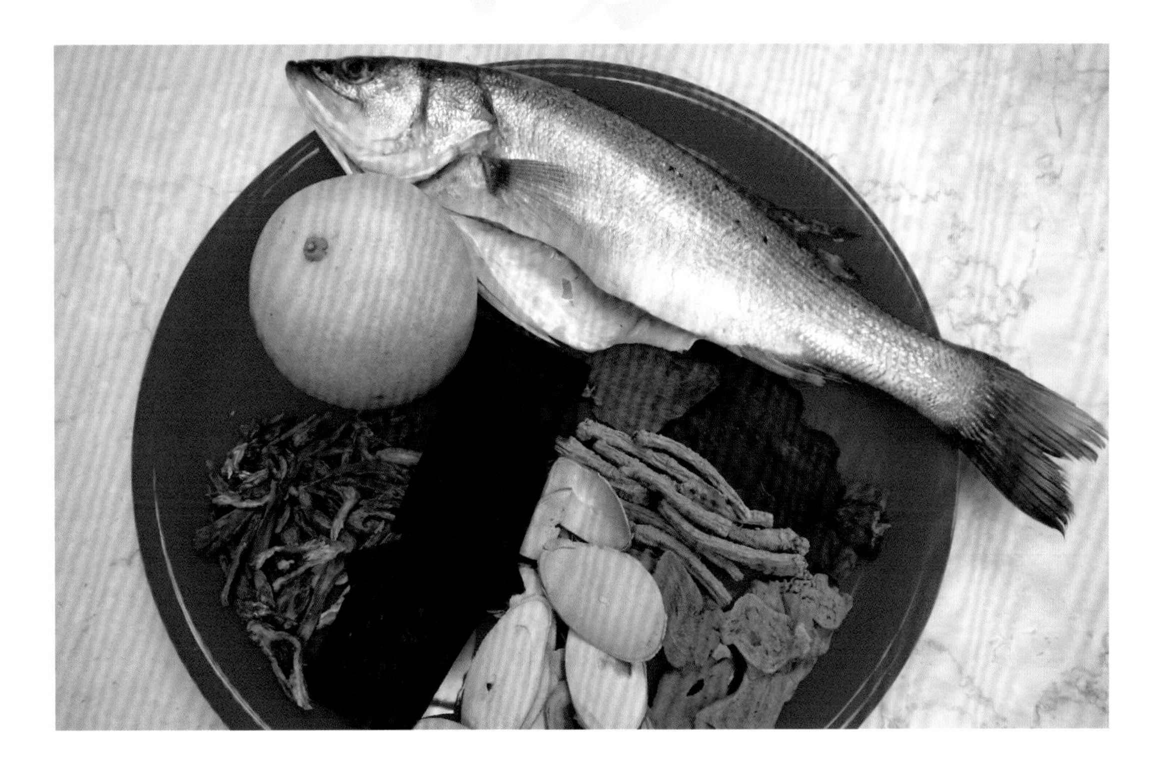

材料

葡萄柚 1 粒　鱸魚 1 條（素食用菠菜代替）　何首烏 3 錢　黨參 3 錢　白朮 3 錢
桑寄生 3 錢　杜仲 3 錢　黃芩 1 錢　薑絲少許　香油少許　鹽少許

主要功效

幫助降血脂、降血壓，預防妊娠流產、安胎止血、幫助順產。

功效解說

黨參補血、補氣，可擴張周圍血管使血壓降低，也能安胎助產。杜仲強筋骨、補肝腎，有安胎功能，又可以降血壓和減少膽固醇的吸收。何首烏補血固精、安胎，對防止流產有顯著功效，也可阻止腸道膽固醇的吸收，並促進其排泄，可治療高血壓、高膽固醇血症、動脈硬化、冠心病。桑寄生安胎止血，預防習慣性流產，為安胎調經聖品，又有降血壓、降膽固醇作用。白朮補脾益氣、強壯健胃，具強壯安胎效果，有防止流產的作用，和黃芩止血，共為安胎聖藥，黃芩可直接擴張血管，使血壓下降，也有降血脂作用，使血中膽固醇漸減。葡萄柚含有孕婦及胎兒不可缺少的天然葉酸，葉酸對胎兒的發育很重要，它能夠降低神經管畸形和唇裂胎兒的出生率，葡萄柚所含的天然果膠，可以降低血中的膽固醇。鱸魚益腎、補益肝脾胃；血中含銅元素，可以幫助維持神經系統的正常運作；鱸魚可改善胎動不安的情況，有安胎的

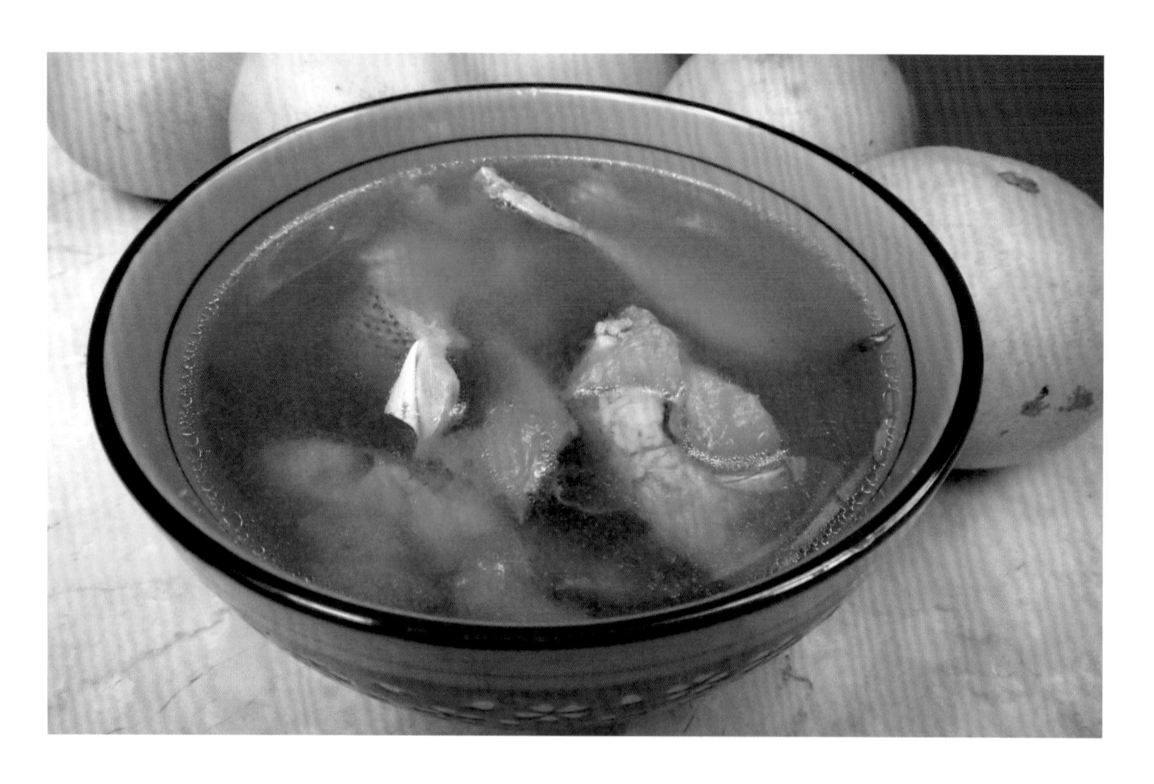

作用，並促進產婦乳汁分泌，也有促進傷口復原的功效。

做法

1. 所有藥材洗淨，裝入紗布袋內，袋口繫緊備用。
2. 鱸魚去鱗片、鰓、腸雜，洗淨，頭尾先切開，魚身切成六塊，汆燙，沖涼備用。
3. 葡萄柚洗淨，瀝乾水，去皮、籽，果肉剝散備用。
4. 將裝所有藥材的紗布袋和鱸魚、薑絲同放入燉鍋，加適量的清水燉熟，起鍋時取出藥袋，再加葡萄柚肉、鹽、香油即可。

注意事項

1. 黨參、杜仲、何首烏、桑寄生、黃芩有降血壓作用，低血壓者慎服。
2. 本料理為安胎預防作用，孕婦有狀況發生時，應儘速就醫。
3. 生何首烏潤腸通便，大便溏瀉者慎用；濕痰重者慎用製首烏。
4. 黨參補中益氣，氣滯忌食；性微溫，肝火旺者忌食。
5. 杜仲性微辛溫，陰虛火旺者慎服。
6. 白朮燥濕，陰虛燥渴者忌服；益氣，脾胃氣虛者宜服，胃脹腹脹、氣滯飽悶者忌服。
7. 黃芩性寒，脾胃虛寒泄瀉、腹痛者忌食。
8. 有的藥會與葡萄柚汁產生不良作用，正在服藥中的患者，尤其老年人，慎食；葡萄柚性寒，脾虛泄瀉、體質虛寒者不宜多吃；含鉀量高，急、慢性腎炎、腎功能不全者忌食。
9. 奇異果也含有葉酸，可用來代替葡萄柚。但奇異果性寒，脾虛泄瀉、體質虛寒、風寒感冒、痛經、閉經、慢性胃炎者不宜食用；含鉀量高，急、慢性腎炎、腎功能不全者忌食。
10. 素食者可用菠菜代替鱸魚，菠菜含有豐富的葉酸。但菠菜含草酸較多，與含鈣豐富的食物共煮，會形成草酸鈣，有害胃腸消化，也不利於對食物鈣的吸收。（將菠菜放入沸水中燙一下就撈出來，可破壞草酸。）

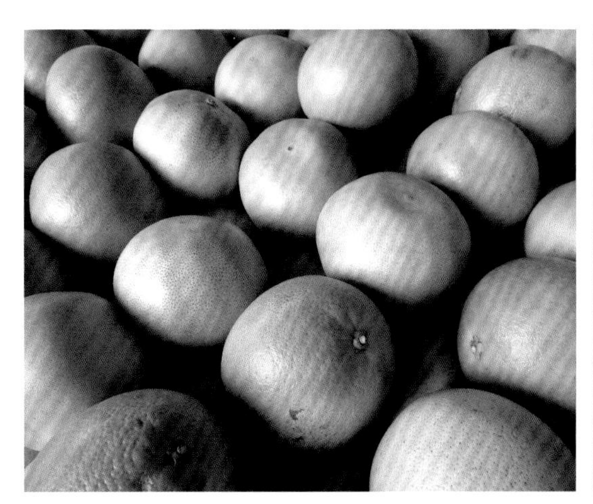

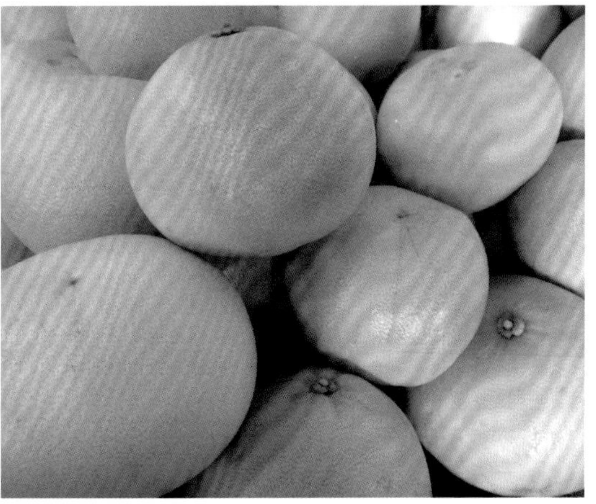

● 不同品種的葡萄柚

窈窕瘦身麵

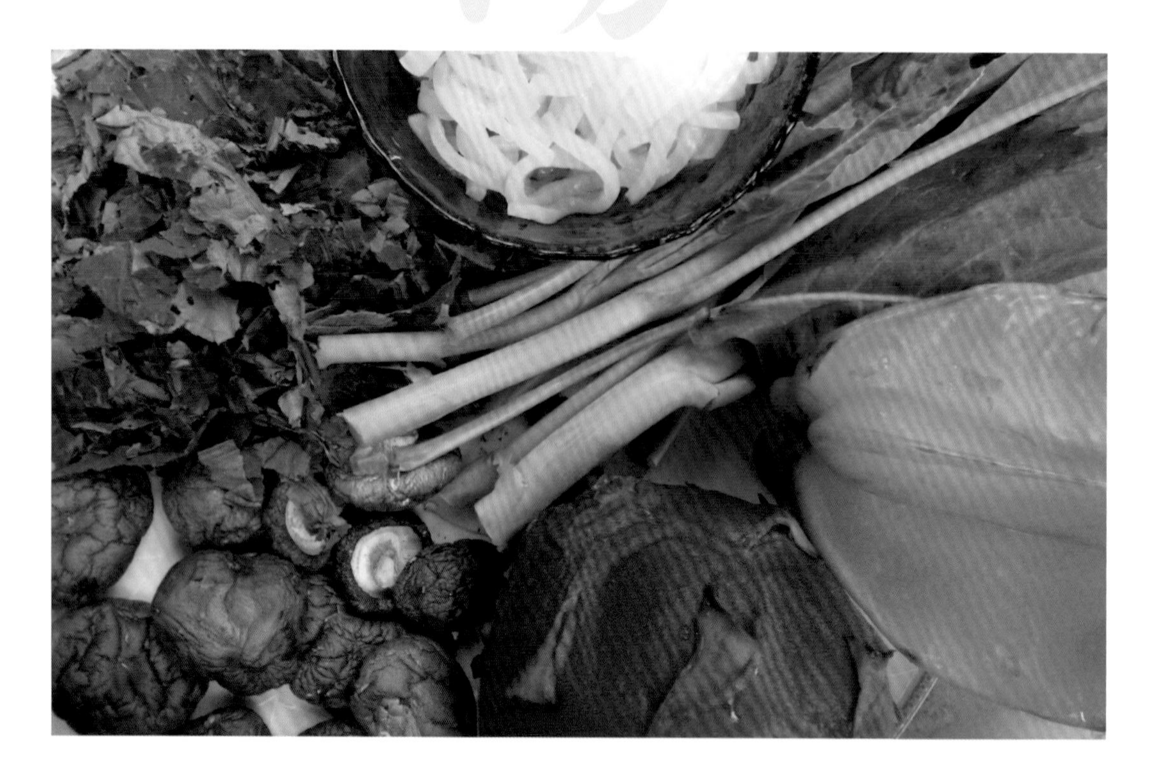

材料

乾荷葉 3 錢 蒟蒻烏龍麵 300 克 芥藍 150 克 楊桃 150 克
紅肉火龍果 200 克 香菇 10 克 香油 2 湯匙 芹菜末少許 鹽少許

主要功效

消脂減肥。

功效解說

火龍果果肉內含豐富的水溶性纖維，吸水會膨脹為原有體積和重量的 10 至 15 倍，產生凝膠狀物質，使食物在胃中停留時間較長而有飽足感，黑色籽粒有潤腸作用，幫助胃腸蠕動，它的果皮含有花青素，是一種強力的抗氧化和提升免疫力的物質。香菇可以抑制膽固醇的增加，可以減重。芥藍有粗纖維，可促進腸蠕動，使排便順暢、排出有毒物質，並有促進新陳代謝作用。楊桃種子含油質，潤腸通便、減少糞便在腸內停留時間，利於食物代謝及廢物的排出，達到減肥效果。荷葉中的生物鹼有降血脂、降膽固醇的作用，在服用荷葉後，人體腸壁上會形成一層脂肪隔離膜，有效阻止脂肪的吸收，而達到減重效果。蒟蒻進入胃中，吸收胃液後可膨脹 50 至 100 倍，有很好的飽足感，同時可與胃內的膽固醇結合，並促進其排泄，且可降低熱量的吸收，而達到瘦身的作用。

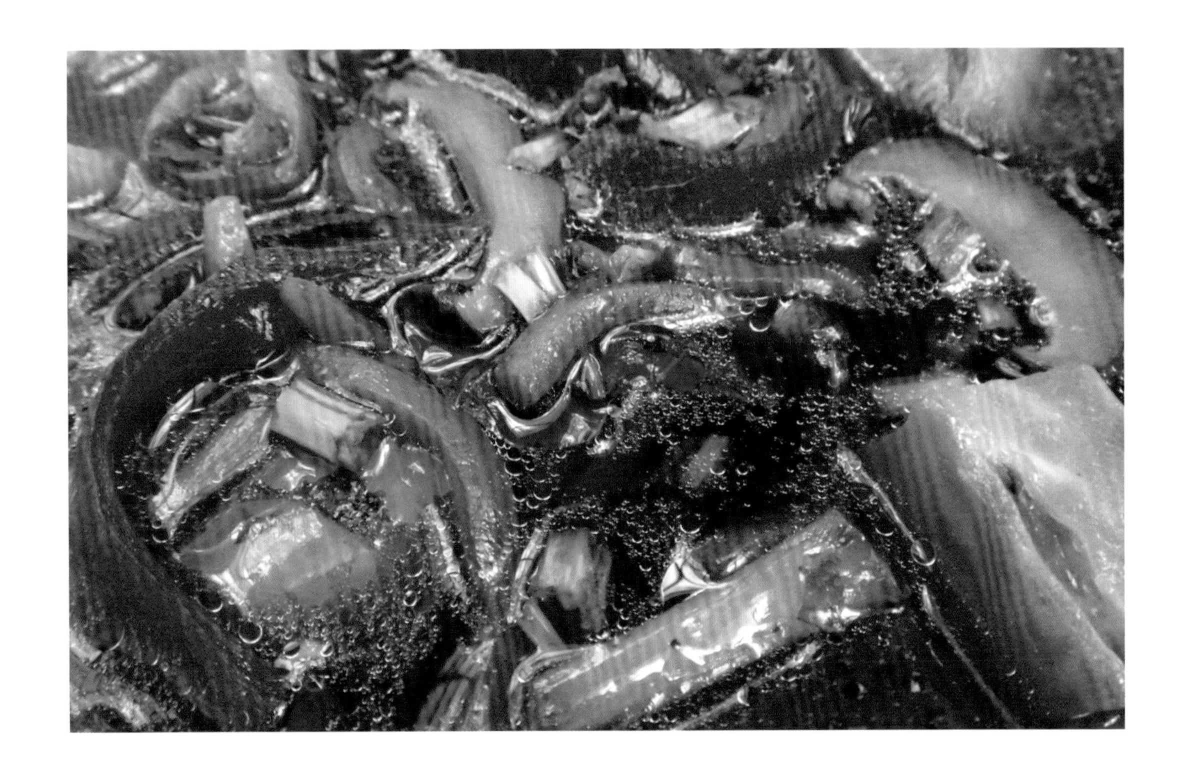

做法

1 火龍果洗淨，瀝乾水，用小刀削去外層薄皮，冷開水洗過，撕下果皮內層切絲、果肉切滾刀塊備用。

2. 香菇洗淨泡軟，切絲備用。

3. 楊桃洗淨，瀝乾水，去硬邊、不必去籽，冷開水洗過，切小塊備用。

4. 芥藍洗淨，切小段備用。

5. 蒟蒻麵洗淨備用。

6 荷葉洗淨，放入鍋，加 1500CC 的清水，大火煮沸，改小火煮 30 分鐘，撈起荷葉丟棄，轉中火，再放香油及香菇煮，湯滾放入芥藍、蒟蒻麵，芥藍熟後熄火，放入火龍果、楊桃、芹菜末、鹽即可。

注意事項

1. 本料理有減重作用，體虛、氣血虛弱者慎服。
2. 楊桃性寒，腸胃虛寒者少吃。含鉀量高，急、慢性腎炎、腎功能不全者忌食。
3. 火龍果含葡萄糖，糖尿病患者不宜多食。
4. 可用新鮮荷葉半張（撕成小碎片用），取代乾荷葉。荷葉可消脂減肥，體瘦氣血虛弱者慎服。
5. 香菇含有一種多醣體，容易引發過敏反應，有皮膚過敏患者忌食；普林含量高，痛風患者不宜多食。
6. 本料理要作為正餐吃。
7. 本料理楊桃要連籽一起吃下。

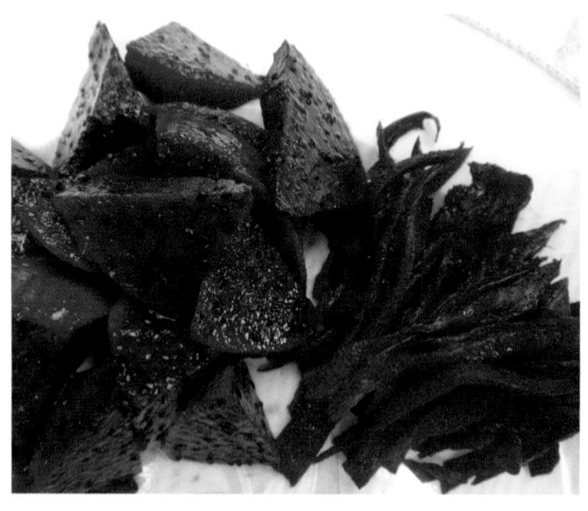

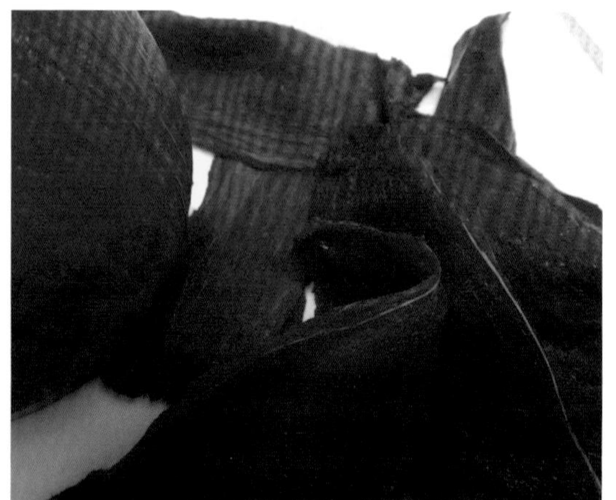

●火龍果果皮內層（上圖右側片狀）

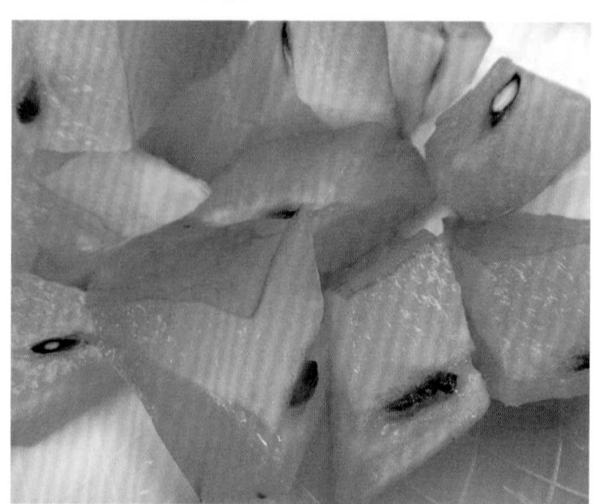

改善四肢冰冷湯

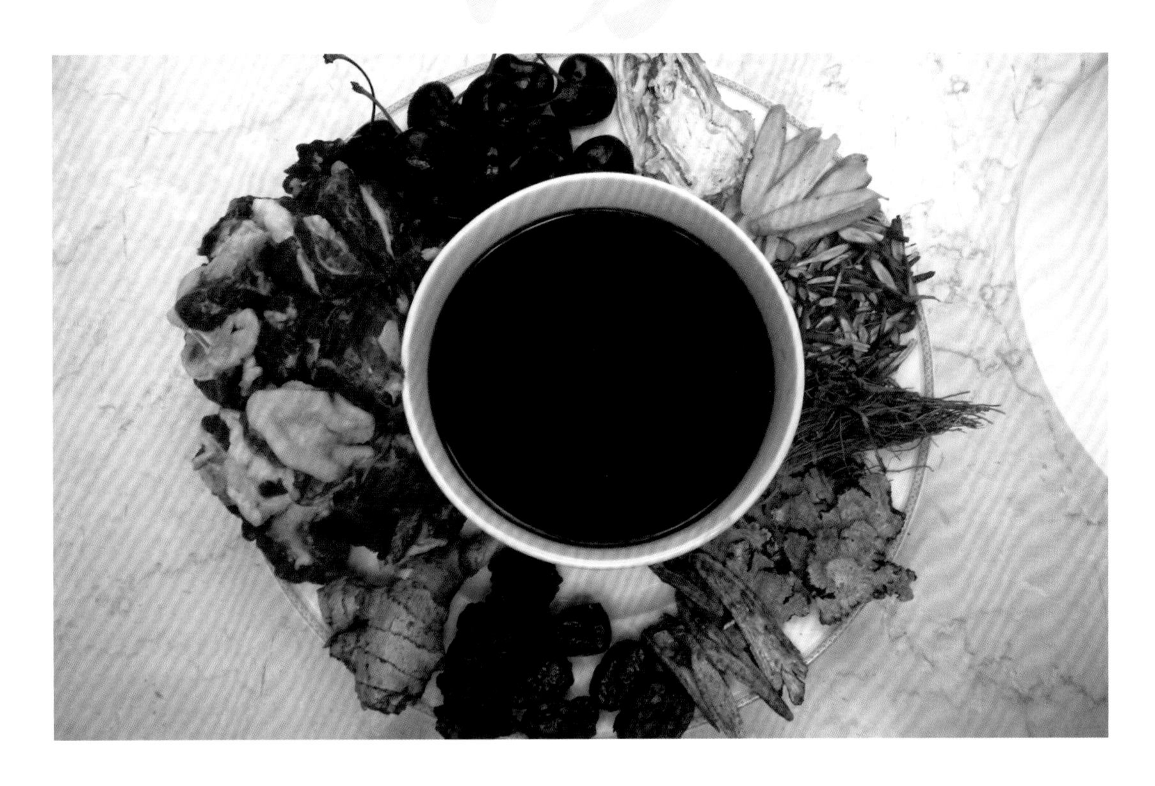

材料

羊肉 1 斤（素食用栗子代替） 櫻桃 150 克 當歸 3 錢 白芍 3 錢 桂枝 3 錢
細辛 1 錢 川芎 3 錢 炙甘草 2 錢 紅棗 5 粒 桂圓肉 30 克 薑母 30 克
紅酒 500CC 麻油 2 湯匙 （中藥材除當歸、紅棗外，其餘的要用紗布袋裝。）

主要功效

養血補血，改善血液循環及手腳冰冷，改善怕冷體質。

功效解說

當歸、白芍補血活血、養血通脈，可擴張血管，改善末梢循環。桂枝、細辛通脈散寒，桂枝所含桂皮油能調整血液循環，使血液流向體表。炙甘草、大棗健脾益氣血；川芎活血行氣，可擴張末梢血管，促進血液循環。桂圓肉滋補養血；櫻桃補血益氣，可促進血液生成。羊肉對造血有顯著的功能，補氣養血，能促進血液循環，性溫散寒，對一切虛寒病症有療效，富含鐵、鈣質對貧血有益處。紅酒補血，促進血液循環作用顯著。生薑散寒，也有促進血液循環的作用。

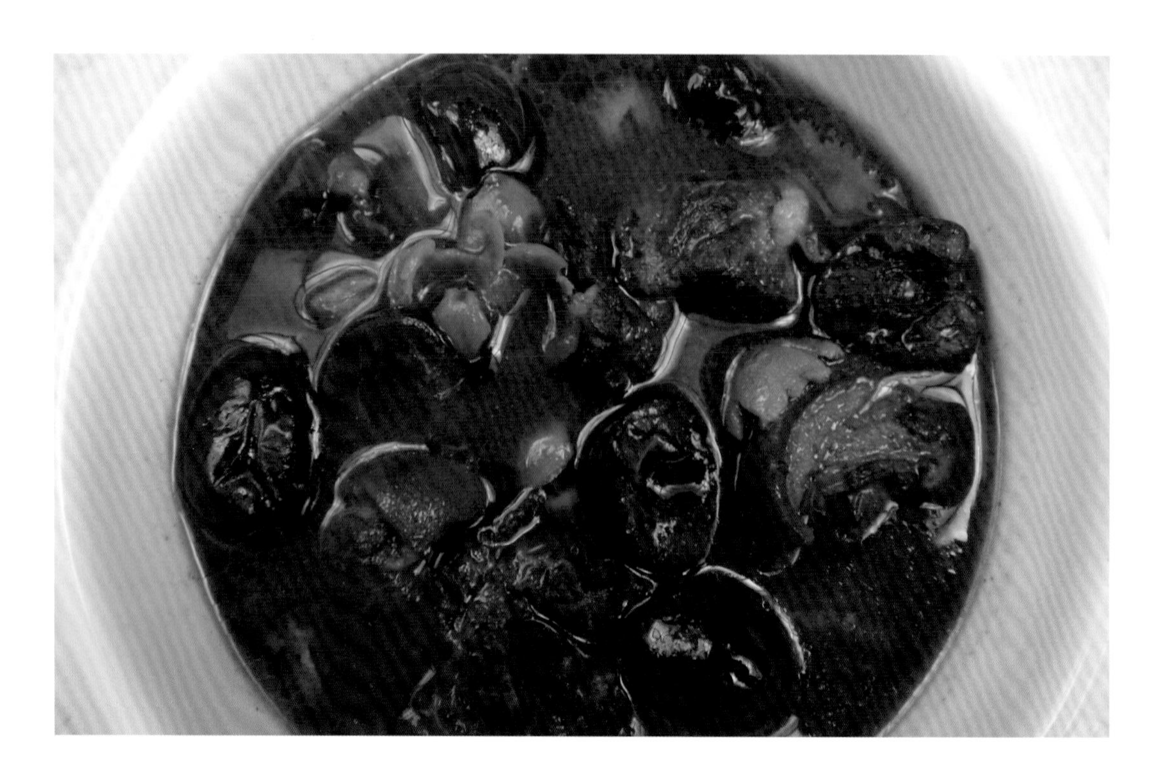

做法

1. 薑母洗淨，瀝乾水，拍碎備用。
2. 羊肉洗淨，瀝乾水，切塊備用。
3. 櫻桃洗淨，瀝乾水，去梗，冷開水沖過，每粒切對半，去籽，備用。
4. 將藥材洗淨，白芍、桂枝、細辛、川芎、炙甘草放入紗布袋內（當歸、紅棗除外，紗布袋可向中藥房拿），袋口繫緊備用。
5. 麻油下鍋，油熱時加薑母爆香，放入羊肉翻炒，見肉面微熟起鍋備用。
6. 羊肉、藥袋放入鍋內，加適量的清水（約 1200CC），用電鍋燉；燉過一次後，取出藥袋，加入當歸、紅棗、桂圓肉、紅酒再燉一次，起鍋加入櫻桃即可。（素食者，全部藥材、栗子、桂圓肉、紅酒一起放，只需燉一次，起鍋再加入櫻桃。）

注意事項

1. 本湯溫熱，陰虛火旺、發炎病症、熱性病者、血壓高者忌食。
2. 桂枝、川芎、當歸、生薑皆辛溫助熱，陰虛火旺、熱病高熱、發炎症者忌食。桂枝、川芎、當歸三味藥皆能活血，有出血性疾病者、月經過多、孕婦慎用。
3. 當歸含揮發油可治腸躁便秘，腹瀉時，不宜食用。
4. 白芍性微寒，虛寒性腹痛泄瀉者忌食；小兒出麻疹期間忌食；有服中藥藜蘆者忌服。
5. 細辛性溫味辛，有溫肺作用，陰虛肺熱咳嗽忌服；辛散發汗，氣虛多汗、陰虛陽亢頭痛忌服；味厚性烈，不可過用 1 錢。
6. 甘草味甘能助濕壅氣，令人中滿，濕盛而胸腹脹滿及嘔吐者忌服；具有鹽皮質類固醇樣作用，長期使用會有浮腫及血壓升高現象，浮腫及高血壓患者慎用。（炙甘草是甘草加蜂蜜炒。）
7. 紅棗含糖量高，糖尿病患者、牙病患者不宜食用；性溫，痰熱患者不宜食用；有宿疾、食積、便秘者不宜多食。
8. 桂圓肉不易消化，容易腹脹氣、消化不良者慎用。
9. 櫻桃性溫熱，虛熱咳嗽、熱性病忌食；有火氣、潰瘍症狀者慎食；含糖高，糖尿病患者忌食；含鉀量高，急、慢性腎炎、腎功能不全者忌食。
10. 可用葡萄代替櫻桃。葡萄補血、促進血液循環。葡萄含糖量高，肥胖者、有蛀牙者、腸胃虛弱者、糖尿病患者不宜多食。
11. 腐爛的生薑會產生毒素，不可食用。
12. 紅酒可以和櫻桃在起鍋時一起放。紅酒可換成米酒。
13. 素食者以栗子 500 克代替羊肉，全部藥材和龍眼肉、栗子、紅酒一起燉，只需燉一次，起鍋時放櫻桃。栗子含鐵、滋補營養。栗子不易消化，不可多食；含糖分，糖尿病患者不可多食。變質板栗不能吃。

增強抗癌湯

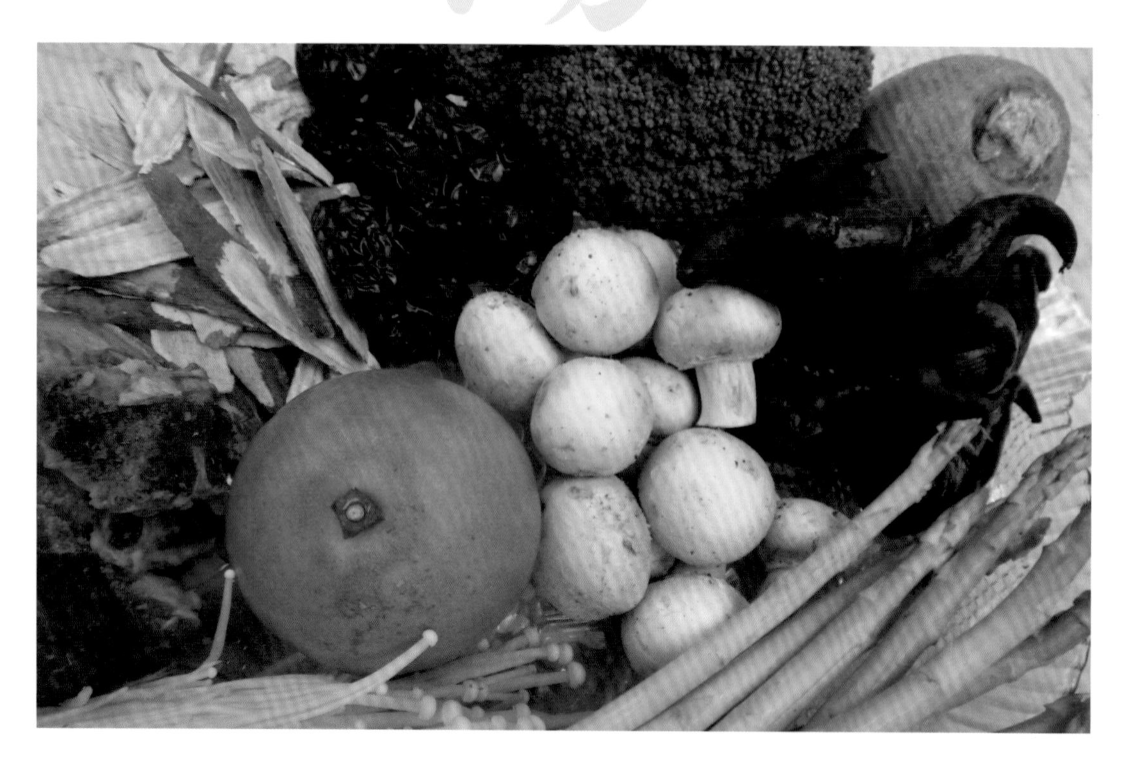

材料

黃耆 1 兩 紅棗 15 粒 花椰菜（綠）100 克 胡蘿蔔 100 克 生菱角 10 粒
洋菇 100 克 蘆筍 100 克 金針菇 100 克 排骨 4 兩（素食不用） 柳丁 1 粒
鹽少許 芹菜末少許

主要功效

增強抗癌及免疫力。

功效解說

黃耆補中益氣，提高機體免疫功能。花椰菜具有分解致癌物質的作用，可以有效抵禦多種致癌物質，含有豐富的蘿蔔硫素，可以幫助人體內抗癌酵素的製造，可以增強人體細胞對抗癌症的侵襲。胡蘿蔔有增進人體免疫力的木質素，可間接消滅癌細胞，還有胡蘿蔔素轉變成維生素 A，有助於預防上皮細胞癌變。菱角含有抗癌的作用，它對癌細胞的變性及組織增生有抑制作用。洋菇含有一種多醣類抗癌物質，可以增進抑制癌的功能。蘆筍含有增強機體免疫力的天門冬素，它的組織蛋白可以使細胞生長正常化。金針菇含有樸菇素，能有效的抑制腫瘤生長，具有明顯的抗癌作用。紅棗補脾胃、益氣，增強抵抗力。柳丁含抗氧化成分，是柑橘類中最多的，可以增強免疫系統，抑制癌細胞生長，它含有豐富的果糖，可以迅速補充體力。

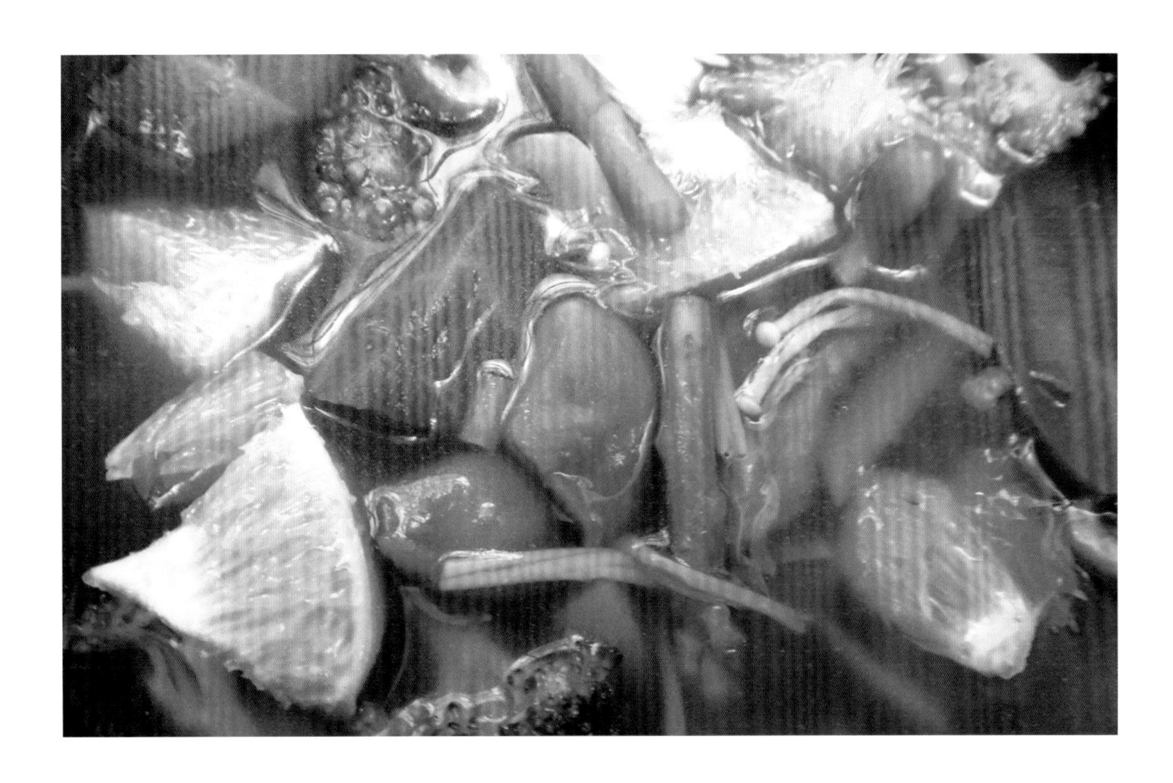

做法

1. 綠花椰菜洗淨，切成小朵備用。
2. 胡蘿蔔洗淨，不必去皮，切滾刀塊備用。
3. 菱角仁洗淨，去殼（可買已剝好殼的菱角仁）備用。
4. 洋菇洗淨，切片備用。
5. 蘆筍洗淨，切斜段備用。
6. 金針菇洗淨，切段備用。
7. 排骨洗淨，汆燙，沖冷水備用。
8. 柳丁洗淨，瀝乾水，冷開水沖過，去皮籽，切丁備用。
9. 將黃耆、紅棗洗淨，放入鍋內，加2000CC的清水，大火煮沸，改小火煮30分鐘，用筷子夾掉黃耆藥渣（紅棗留著），轉中火，放入菱角、排骨、胡蘿蔔，排骨煮熟後，加入花椰菜、洋菇、蘆筍、金針菇、鹽，菜熟熄火，加柳丁、芹菜末即可。

注意事項

1. 黃耆性微溫，陰虛陽盛（火旺）者忌服；補中益氣，胸膈腹氣滯者忌食。
2. 紅棗含糖量高，糖尿病患者、牙病患者不宜食用；性溫，痰熱患者不宜食用；有宿疾、食積、便秘者不宜多食。
3. 花椰菜含有易影響鈣質吸收的成分，所以不宜和含鈣豐富的食物同時吃。
4. 胡蘿蔔性平為補，白蘿蔔性涼為瀉，兩者最好不要同時吃；長期大量食用胡蘿蔔皮膚會發黃，停食一段時間發黃現象會消失。
5. 腹脹者忌食菱角。
6. 蘆筍富含鉀，急、慢性腎炎、腎功能障礙者忌食；普林含量高，痛風患者忌食。蘆筍含豐富葉酸，葉酸在加熱烹調過程中易遭破壞，所以蘆筍不宜久煮，也不宜生食。
7. 非菱角產季可用白木耳 10 克代替。白木耳含有多糖，可刺激淋巴細胞轉化，增強巨噬細胞的吞噬能力，間接抑制腫瘤生長，提高機體免疫功能。白木耳較滋膩，風寒咳嗽、濕熱生痰、寒咳者忌食。白木耳要用冷水泡發，不宜用熱水。
8. 金針菇和柳丁，含有豐富的鉀，急、慢性腎炎及腎功能不全者忌食。柳丁甜度高，糖尿病患者不宜多食（糖尿病患者可用鮮柚肉 150 克代替）。
9. 金針菇、洋菇普林含量高，痛風患者忌食。
10. 沒有柳丁，以香吉士代替。
11. 素食者去掉排骨。

改善痛經湯

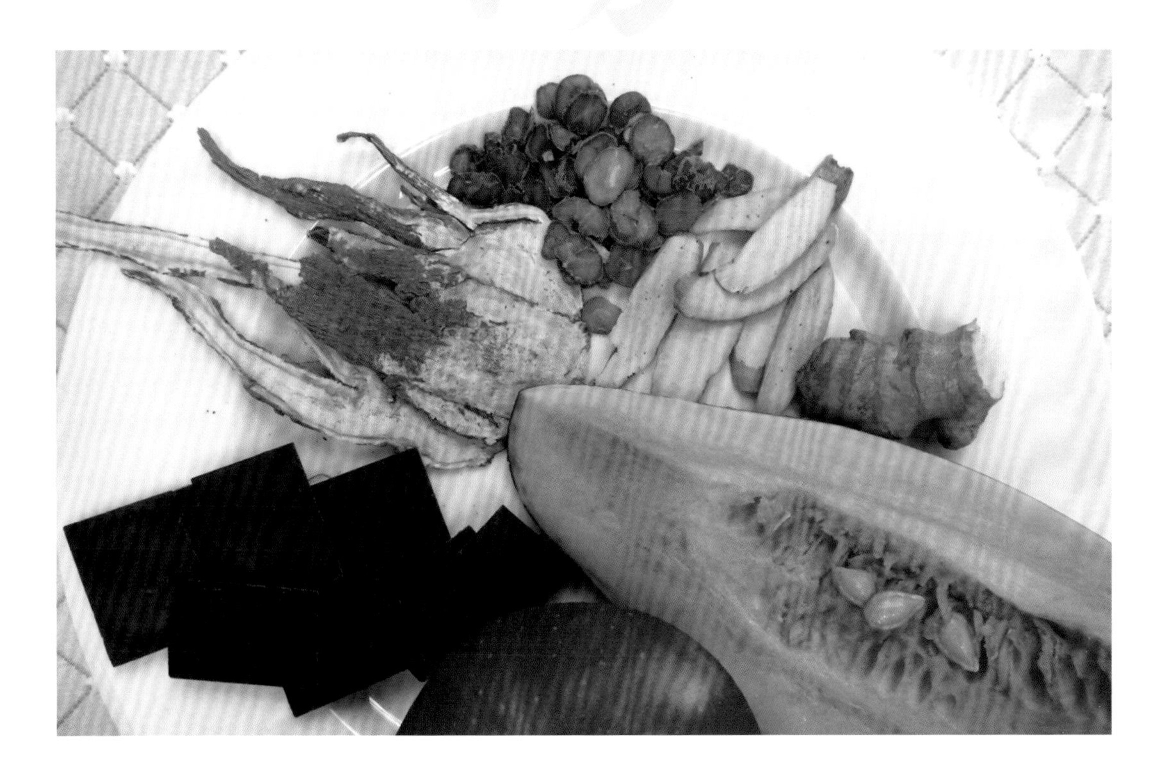

材料

當歸 3 錢 延胡索 3 錢 白芍 3 錢 薑 10 克 南瓜 200 克 蘋果 150 克
黑巧克力 30 克 紅砂糖適量

主要功效

治療、改善痛經。

功效解說

當歸活血補血，調節子宮平滑肌張力有明顯作用，調經止痛。延胡索活血散瘀、利氣止痛，能行血中氣滯、氣中血滯，可治胃脘痛、胸腹痛、經行腹痛、產後血瘀腹痛、跌撲疼痛，尤其對內臟疾病所致疼痛及神經痛、痛經等效果較好。白芍補血活血，弛緩子宮平滑肌，解痙止痛。黑巧克力含豐富的兒茶素（黃酮），具血管張力作用，它所含的多酚可改善血液循環。南瓜補中益氣，消炎止痛。蘋果中的植物雌激素有助於平衡體內雌激素，防止雌激素紊亂導致的經血過多或痛經；蘋果的香氣能夠消除心理的壓抑，緩解痛經不適的情緒，使人輕鬆愉悅。薑活血祛寒，促進血液循環，可治療痛經。紅砂糖活血行血、溫經散寒、解痛。

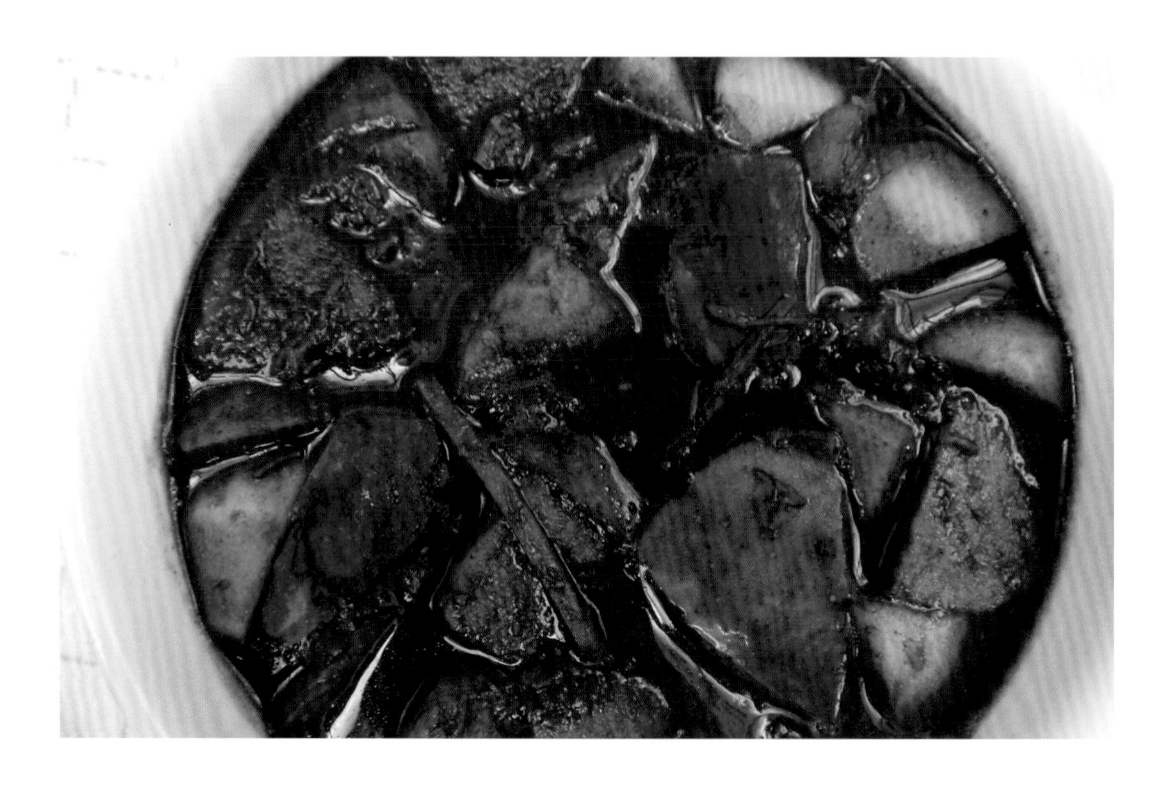

做法

1. 薑洗淨，切絲備用。
2. 南瓜洗淨，去瓜瓤，不必去皮，切滾刀塊備用。
3. 蘋果洗淨，去皮、籽，切小塊備用。
4. 當歸、延胡索、白芍洗淨（延胡索、白芍用紗布袋裝），放入鍋內，加 900CC 的清水，大火煮沸，改小火，放入南瓜、薑絲煮 30 分鐘，挾去黃耆藥渣和藥袋，放入巧克力、紅糖，巧克力溶化後，加入蘋果，湯滾熄火。

注意事項

1. 有痛經者，平日忌食寒涼食物；如病情無改善，應即就醫。
2. 有糖尿病的痛經患者，本料理要用無糖黑巧克力，並且不加紅砂糖。
3. 本品活血行血，孕婦忌食。食用蘋果、南瓜的禁忌請見第 57、78 頁。
4. 延胡索性味辛苦溫，有活血功能，血熱氣虛及孕婦忌服。
5. 巧克力屬於高熱量、高糖分、高脂肪且含有咖啡因，不宜多食。
6. 服用當歸、薑和白芍的禁忌，請見第 123 頁。

強筋壯骨、補腎湯

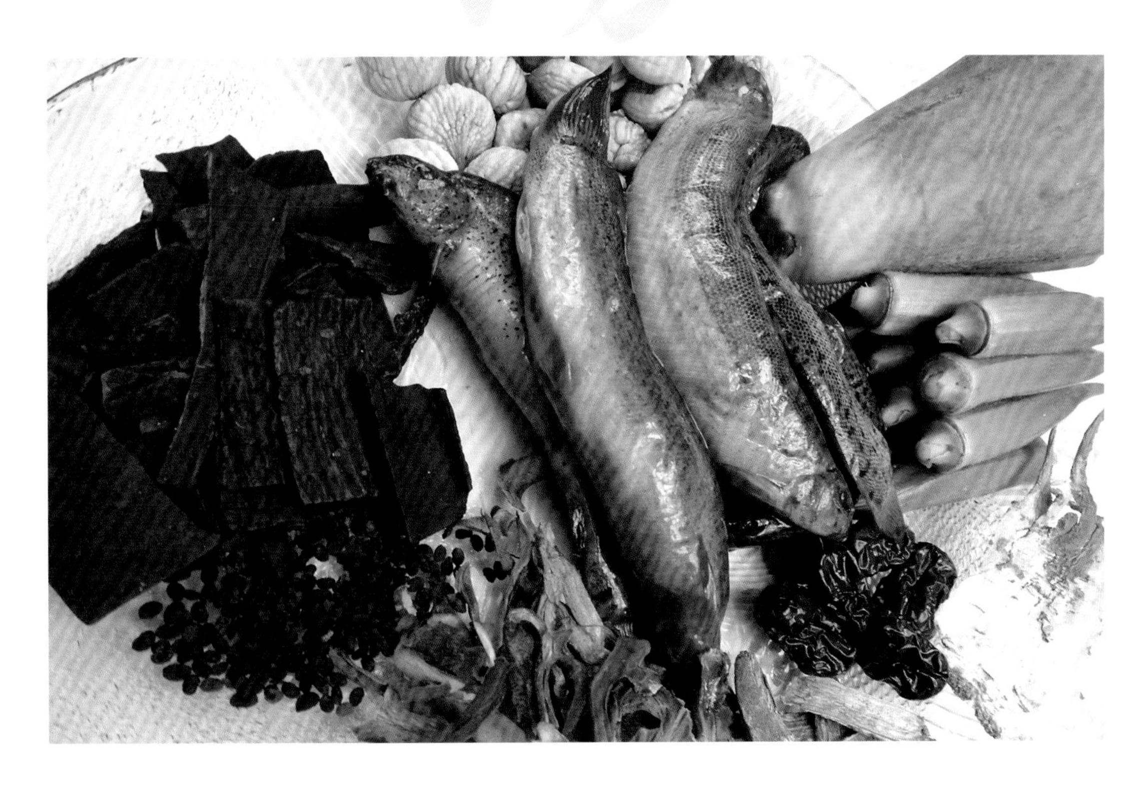

材料

泥鰍半斤（素食不用） 鮮板栗 150 克 半熟木瓜 250 克 秋葵 150 克
當歸 2 錢 紅棗 5 粒 續斷 1 錢 骨碎補 3 錢 補骨脂 1 錢（要用紗布袋裝）
杜仲 3 錢 薑絲少許 鹽少許 酒 2 湯匙

主要功效

強筋壯骨、補腎，治療腎虛腰腿痠軟無力、風濕痺痛。

功效解說

泥鰍補腎、補中益氣、祛濕，含有鈣及豐富的維生素，營養價值高，可強筋壯骨。木瓜祛濕邪、舒筋活絡，走筋脈舒攣急，含可溶性鈣，能強筋健骨，含有木瓜鹼具有緩解痙攣疼痛的作用。秋葵含有豐富的鈣，可以強健骨骼牙齒，而它的草酸含量低，所以鈣的利用吸收率較牛奶好，可以預防骨質疏鬆。板栗強筋補腎、活血止血，對治療腎虛有幫助，又稱「腎之果」，含有豐富的維生素 C 和鈣，能夠維持牙齒、骨骼、血管肌肉的正常功能，可以預防骨質疏鬆，治療腰腿痠軟、筋骨疼痛。紅棗益氣養血，解除攣急。杜仲補肝腎、強筋骨，可治腰膝痠痛無力。補骨脂補腎助陽，治腰痛久不癒。骨碎補活血壯筋、補腎鎮痛，治腎虛腰膝無力。續斷活血、續筋骨，能祛風濕又能補虛弱、強筋骨。當歸行血補血，有鎮痛作用。

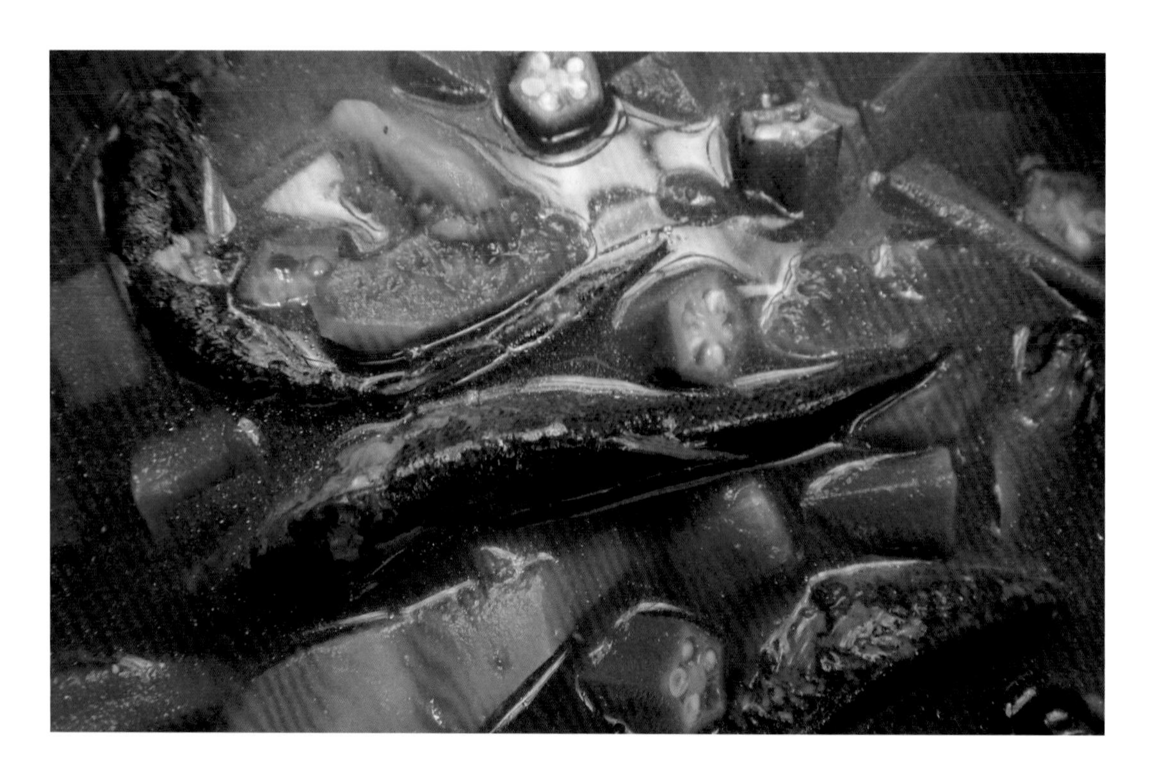

做法

1. 新鮮活泥鰍先放在冰箱冷凍庫冰凍半天（因為泥鰍活動力強，不易處理），洗淨，用湯匙刮去滑液（不必去腸雜，吃的時候剝下肉吃，其餘丟棄），備用。
2. 秋葵洗淨去蒂頭，切成小段備用。
3. 板栗洗淨備用。
4. 木瓜洗淨，去皮、籽，冷開水沖過，切小塊備用。
5. 杜仲、補骨脂（用紗布袋裝）、骨碎補、續斷洗淨，放入鍋內（當歸、紅棗稍後再放，要和泥鰍同煮）加 1800CC 的清水，大火煮沸，改小火煮 30 鐘，撈去藥渣，轉中火，放入泥鰍、板栗、當歸、紅棗、酒、薑絲，待泥鰍煮爛時（用筷子插魚身可插透），加入木瓜、秋葵、鹽，湯滾熄火。

注意事項

1. 當歸辛溫助熱，陰虛火旺、熱病高熱、發炎症者忌食；能活血，有出血性疾病者、月經過多、孕婦慎用；當歸含揮發油可治腸躁便秘，腹瀉時，不宜食用。
2. 紅棗含糖量高，糖尿病患者、牙病患者不宜食用；性溫，痰熱患者不宜食用；有宿疾、食積、便秘者不宜多食。
3. 補骨脂性大溫，陰虛火旺者忌服。
4. 續斷、杜仲性微溫，陰虛火旺者慎服。
5. 骨碎補性溫、活血，陰虛內熱及無瘀血者慎服。
6. 板栗不易消化，不可多食；含糖分，糖尿病患者不可多食；變質板栗不能吃。
7. 木瓜性微寒，脾胃虛寒、大便滑瀉者忌食。
8. 秋葵性偏寒涼，腸胃虛寒或功能不佳、常腹瀉者不可多食。
9. 可用肋小排或鱔魚代替泥鰍。鱔魚強筋骨、除風濕，但性溫助熱，陰虛火旺或熱性疾病者不宜食用。
10. 素食者去泥鰍，秋葵和板栗各放 300 克。

美容抗老化湯

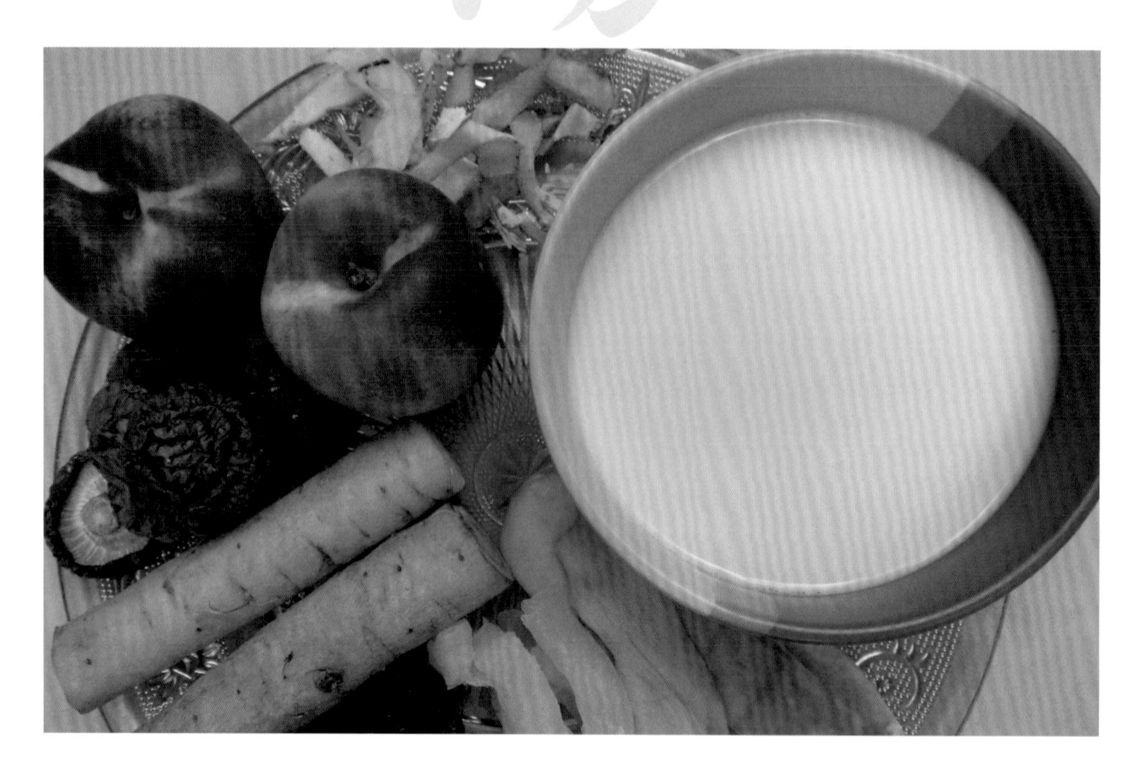

材料

玉竹 3 錢 無糖豆漿 400CC 豬皮 100 克 豬蹄筋（已泡軟）100 克
（素食用紅蘿蔔代替豬皮、豬蹄筋） 蔓越莓乾 50 克 牛蒡 150 克
香菇 10 克 桃子 250 克 香油少許 鹽少許

主要功效

美容養顏、淡斑、除皺、抗老化。

功效解說

玉竹調氣血，潤澤肌膚，延緩老化。豆漿也有延緩老化的功效，它所含的亞油酸物質，可以使人肌膚變白，含有維生素 B1，光滑滋潤面部皮膚，延遲皺紋出現。豬皮含有豐富的膠原蛋白，潤澤美容肌膚，延緩機體老化；豬蹄筋中含豐富的膠原蛋白，能增強細胞生理代謝，使皮膚更有彈性和韌性，可以延緩皮膚衰老。蔓越莓富含維生素 C，美容美膚，含有豐富的生物黃酮，能有效抵抗自由基，維持肌膚年輕健康。牛蒡使肌膚美麗細緻、消除黑褐斑、色斑，清理血液中垃圾，促使體內細胞新陳代謝，防止老化。香菇含核酸類物質促進血液循環，可防皮膚粗糙乾燥，有滋養皮膚的功能。桃子補益氣血、活血，益膚悅色，改善皮膚彈性，使臉色紅潤。

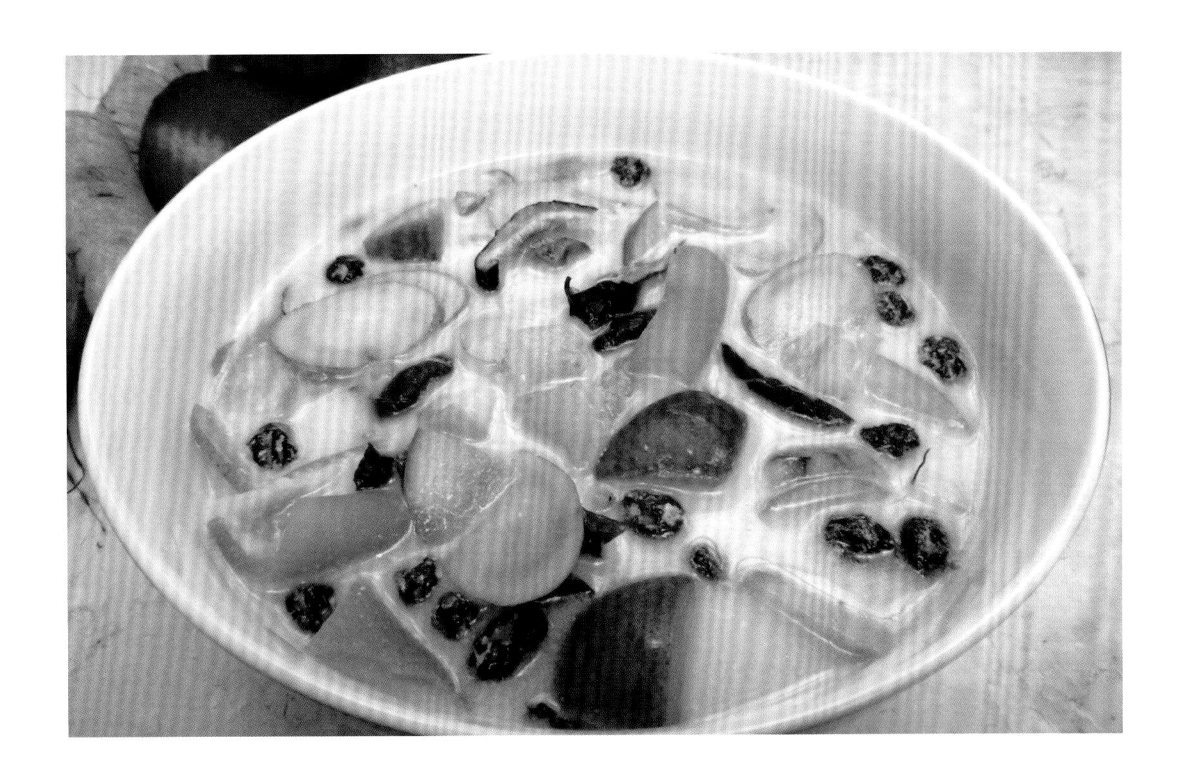

做法

1. 玉竹洗淨備用。
2. 豬皮去毛、刮去皮下脂肪，洗淨，切片備用。
3. 豬蹄筋洗淨，切小段備用。
4. 牛蒡刷洗淨（不必去皮），切斜片，泡水中（不必加醋），要煮時再撈起備用。
5. 香菇洗淨，泡軟，切絲備用。
6. 桃子用清水加少許鹽浸泡 3 分鐘，揉洗乾淨，去核，切小塊備用。
7. 玉竹洗淨，用小紗布袋裝，袋口繫緊，和豬皮放入鍋，加 1500CC 的清水，大火煮沸，改小火煮 30 分鐘，取出小藥袋，轉中火，放入豬蹄筋、牛蒡、香菇，煮熟，再放豆漿煮沸熄火，放入鹽、桃子、蔓越莓、香油即可。

注意事項

1. 玉竹養陰生津，胃有痰濕氣滯者（胃部飽脹、口膩多痰、消化不良、不喜喝水、舌苔厚膩者）忌服；脾虛便溏者慎服。
2. 豆漿普林含量高，痛風患者忌食；豆類中的草酸鹽可與腎中的鈣結合，容易形成結石，會加重腎結石症狀，腎結石患者不宜食用。豆類及其製品富含蛋白質，其代謝物會增加腎臟負擔，腎功能衰竭患者忌食。豆類中含有一定量的低聚糖，會引起嗝氣、腹脹、腸鳴，腸胃氣脹、胃炎、胃潰瘍患者少食。急、慢性胃炎患者不宜食用豆製品，以免刺激胃酸過多，而加重病情。豆漿要煮熟喝，未煮熟的豆漿含有毒物質，會導致蛋白質代謝障礙，並對胃腸道產生刺激，引起中毒症狀。
3. 牛蒡性寒而滑利，會滑腸通便，脾虛腹瀉者慎用。
4. 桃子未熟吃了會腹脹、腹瀉；吃太多會上火；糖分含量多，糖尿病患者少食；身體有內熱（吃桃子易生瘡癤）及對桃子過敏者，忌吃桃子。
5. 不是桃子產季，本料理可用葡萄 100 克代替桃子，葡萄富含礦物質和多種維生素，及人體所需的胺基酸，美容養顏，葡萄多酚能有效抗氧化、防止老化，葡萄籽富含脂肪酸，對肌膚有柔軟和保濕的效果。葡萄含糖量高，肥胖者、有蛀牙者、腸胃虛弱者、糖尿病患者不宜多食。
6. 香菇含有一種多醣體，容易引發過敏反應，有皮膚過敏患者忌食；普林含量高，痛風患者不宜多食。
7. 有脂肪肝、肝硬化、高血壓、動脈硬化患者不宜食豬皮。
8. 蔓越莓味酸，脾胃久虛者，不宜多食。
9. 本料理可用各種品種的桃子（水蜜桃亦可用）。
10. 素食者可用紅蘿蔔 150 克，代替豬蹄筋和豬皮。紅蘿蔔含有植物膠和果膠，有潤膚作用，延緩皮膚老化；含有大量纖維素、維生素 B 群、鉀、鎂等，可美容排毒。紅蘿蔔生吃不易消化吸收，宜煮熟吃。

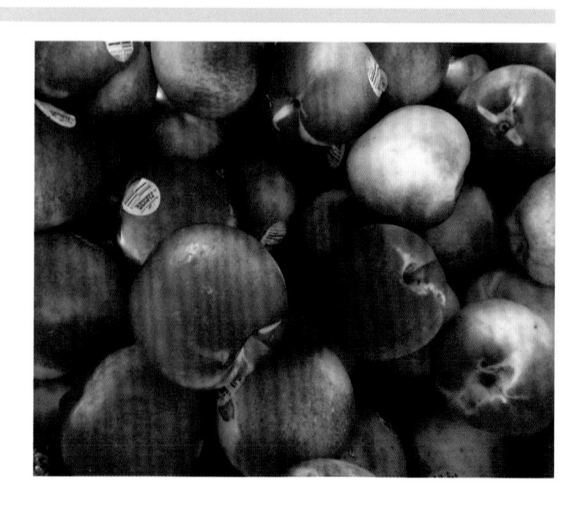

兒童成長發育湯

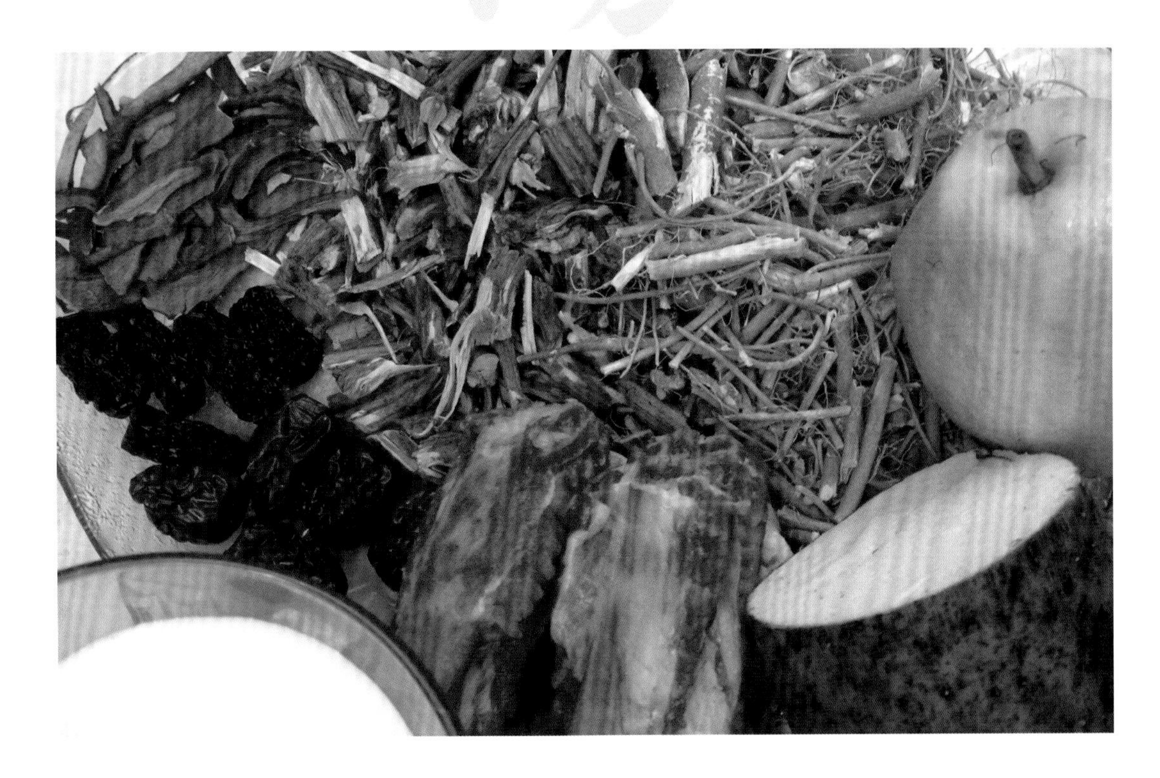

材料

骨碎補 3 錢　九層塔根 2 兩　狗尾草 2 兩　芭樂 1 粒（約 200 克）　鮮山藥 200 克
肋小排 6 兩（素食用扁蒲代替）　鮮牛奶 300CC　紅棗 5 粒　黑棗 5 粒　鹽少許

主要功效

促進兒童成長發育，幫助長高。

功效解說

骨碎補活血壯筋，補腎強骨。狗尾草開胃健脾，可治小兒發育不良及增強體力。九層塔根活血行氣，幫助少年成長。芭樂營養豐富可增加食慾，含鐵、鈣、磷豐富，可促進兒童生長、促進牙齒骨骼發育。豬肋排強筋壯骨，含有豐富的鈣質，對兒童骨骼十分有益，促進兒童長高。牛奶含豐富的鈣質和維生素 D，幫助少年骨骼發育。山藥健脾益胃，聰耳明目，強筋骨。紅棗、黑棗調補脾胃、益氣補血。

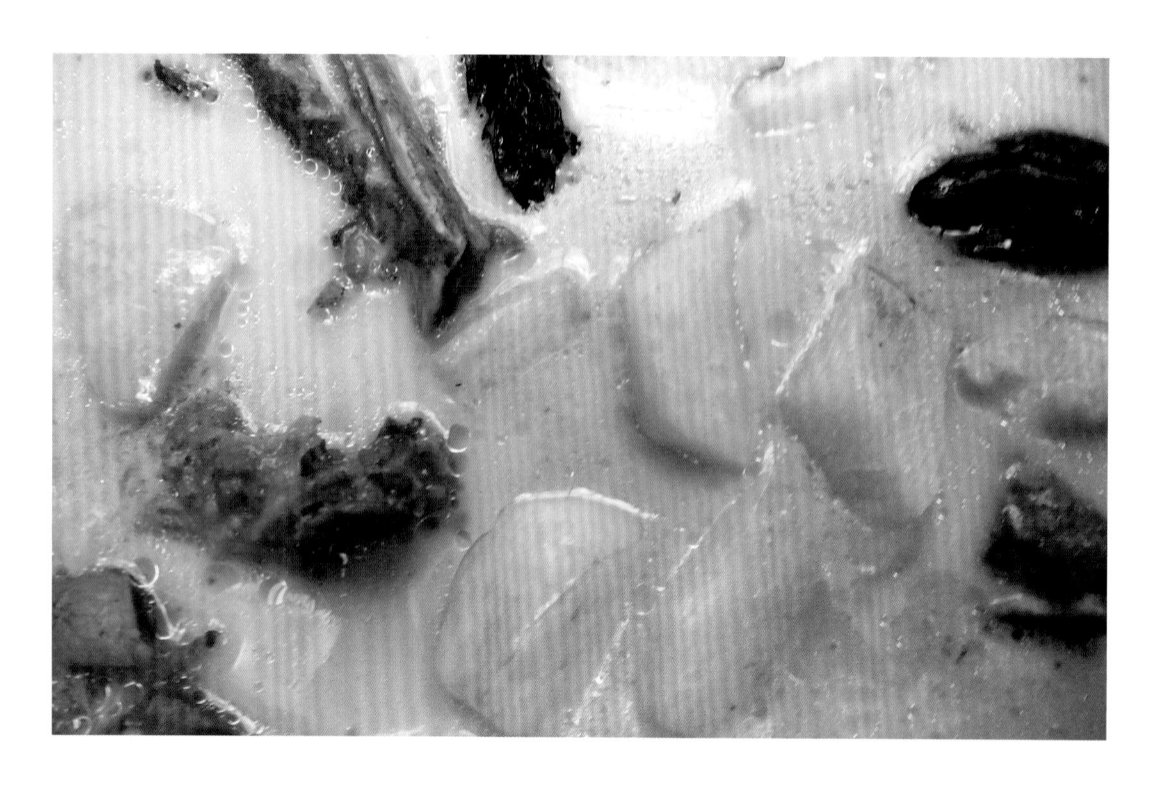

做法

1. 山藥洗淨，切滾刀塊備用。
2. 芭樂洗淨，瀝乾水，冷開水沖過，去籽，切小塊備用。
3. 肋小排洗淨，汆燙，沖冷水備用。
4. 所有藥材洗淨，放入鍋內（紅棗、黑棗除外），加 2000CC 的清水，大火煮沸，改小火煮 30 分鐘，去藥渣取汁備用。
5. 肋小排、紅棗、黑棗、藥汁放入鍋中煮，排骨熟爛，再放入山藥煮熟，最後加入鮮奶、芭樂，湯滾熄火，加鹽即可。

注意事項

1. 兒童約國小五年級可開始食用本料理；感冒發燒暫停食用。
2. 骨碎補性溫、活血，陰虛內熱及無瘀血者慎服。
3. 山藥有收澀止瀉的作用，大便燥結者不宜食用；但屬於炎症腹瀉者也不可吃。
4. 九層塔根活血行氣，孕婦及嬰幼兒不宜食用；氣虛及四肢燥熱者慎服。
5. 芭樂有收斂止瀉作用，有便秘、內熱者，不宜多吃。芭樂富含鉀，急、慢性腎炎、腎功能不全者忌食。
6. 紅棗含糖量高，糖尿病患者、牙病患者不宜食用；性溫，痰熱患者不宜食用；有宿疾、食積、便秘者不宜多食。
7. 黑棗不宜多食，食用過多會引起腹脹和胃酸過多，有胃病及腸胃脹氣者慎食；腐爛的黑棗不可食用，會引起中毒現象。
8. 食用本料理，要配合每日運動（如跳繩、打籃球）效果更好。
9. 可用奇異果代替芭樂，但不加牛奶，因為奇異果和牛奶同時吃，容易造成腹痛、腹瀉。奇異果含鈣豐富，可補充身體中的鈣質。奇異果中含有麩氨酸、精氨酸可促進生長激素分泌；但奇異果性寒，脾胃虛寒、風寒感冒、體質虛寒、慢性胃炎、痛經、閉經者不宜食用；潤腸通便，腹瀉者不宜食用；有豐富的鉀，急、慢性腎炎和腎功能不全者忌食。
10. 可用鮮羊奶代替牛奶（羊奶含鈣量比牛奶多）。
11. 乳糖不耐症者，本料理可不加鮮奶。
12. 素食者可用扁蒲（瓠仔）250 克代替肋排。扁蒲含有大量的鈣，能強健骨骼、牙齒。

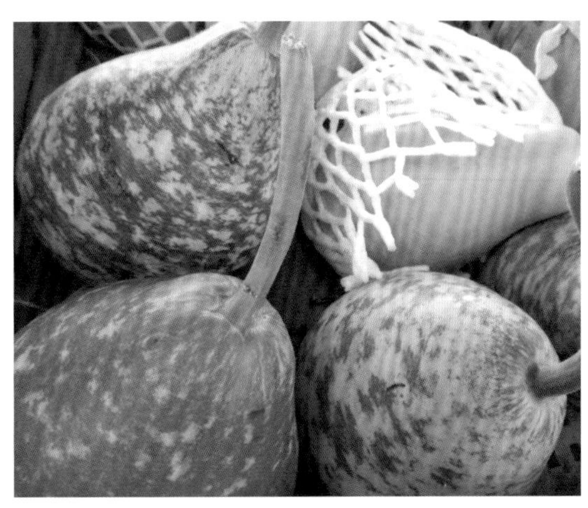

● 素食者可用扁蒲代替排骨

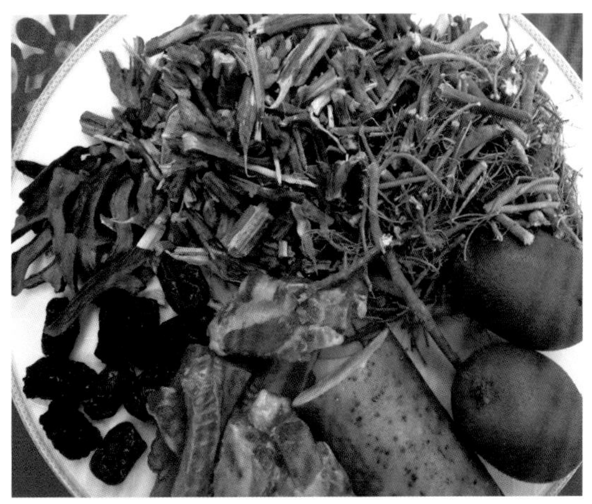

● 可用奇異果兩粒代替芭樂，但不加牛奶。

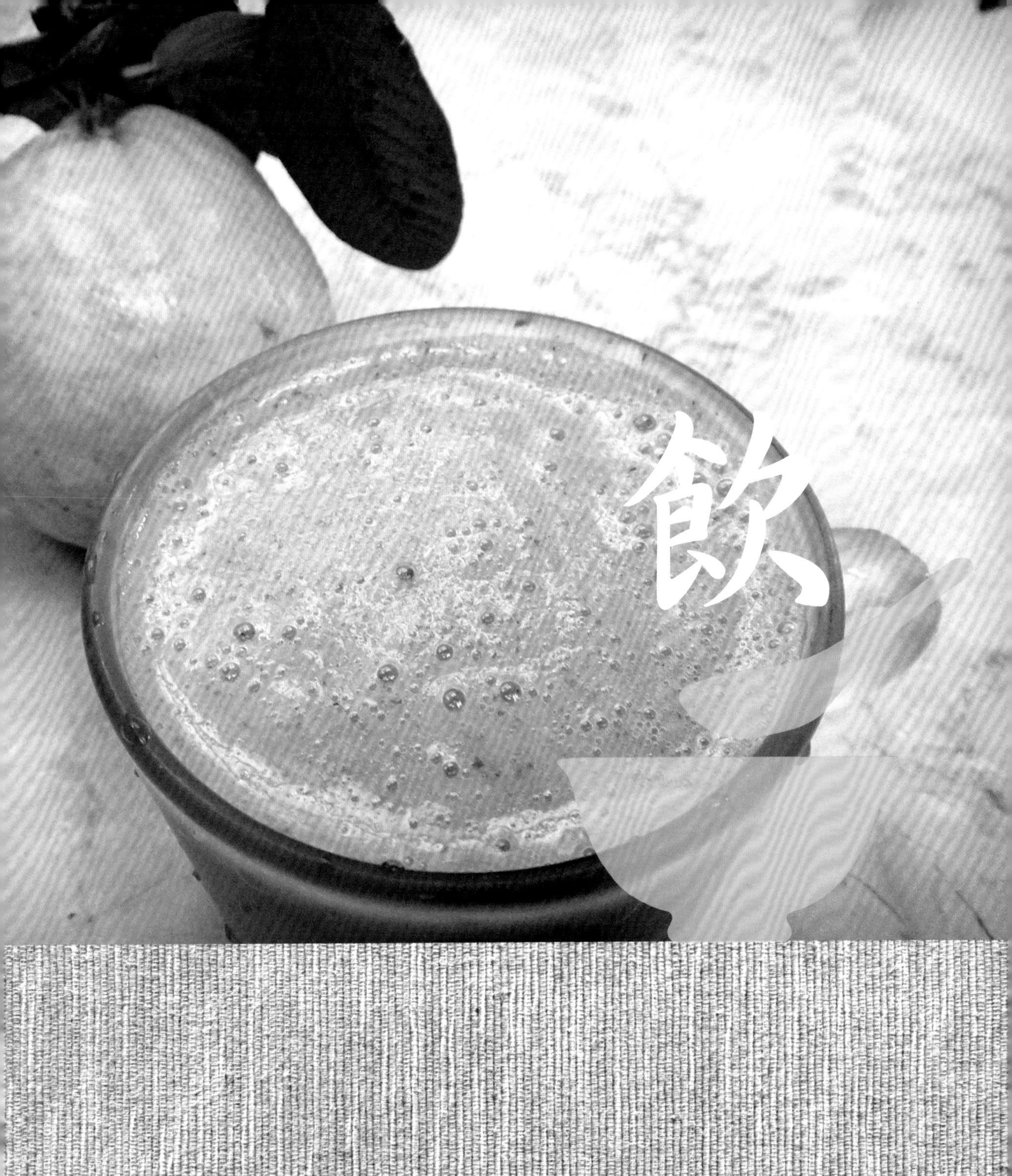
飲

養髮美甲飲

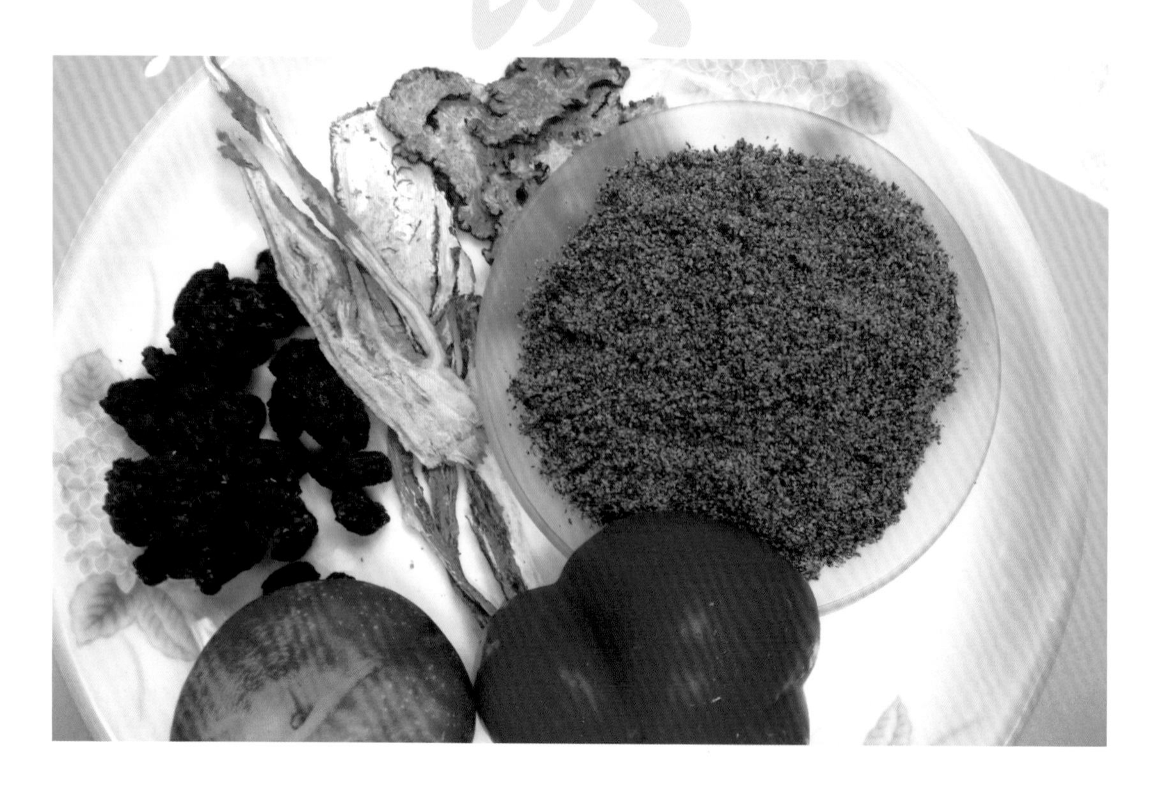

材料

當歸 3 錢 川芎 3 錢 黑芝麻粉 50 克 甜椒（黃、紅、青色皆可）150 克
李子 1 粒（約 100 克） 葡萄乾 50 克

主要功效

護髮養髮、防止脫髮、保護指甲。

功效解說

甜椒富含頭髮和指甲所必需的營養素，有烏黑頭髮、使指甲亮澤的作用。芝麻含鐵量很高，有補血、生津、養髮、潤澤皮膚的功效，也含有頭髮生長所必需的營養素，可以防止脫髮，使頭髮烏黑。川芎有活血、潤膚的功效，有利於面部營養改善，川芎可以增加頭髮的營養，並能擴大頭部毛細血管，促進血液循環，使頭髮不易變脆，且有良好的柔韌性，保持頭髮潤滑光澤，延緩白髮生長。當歸補血、行血、潤膚，促進血液循環，能擴張頭皮和皮膚的毛細血管，防止脫髮。葡萄乾含鐵豐富，養顏美容，提供頭髮、指甲養分。李子清肝熱、活血脈，有美顏烏髮的效果。

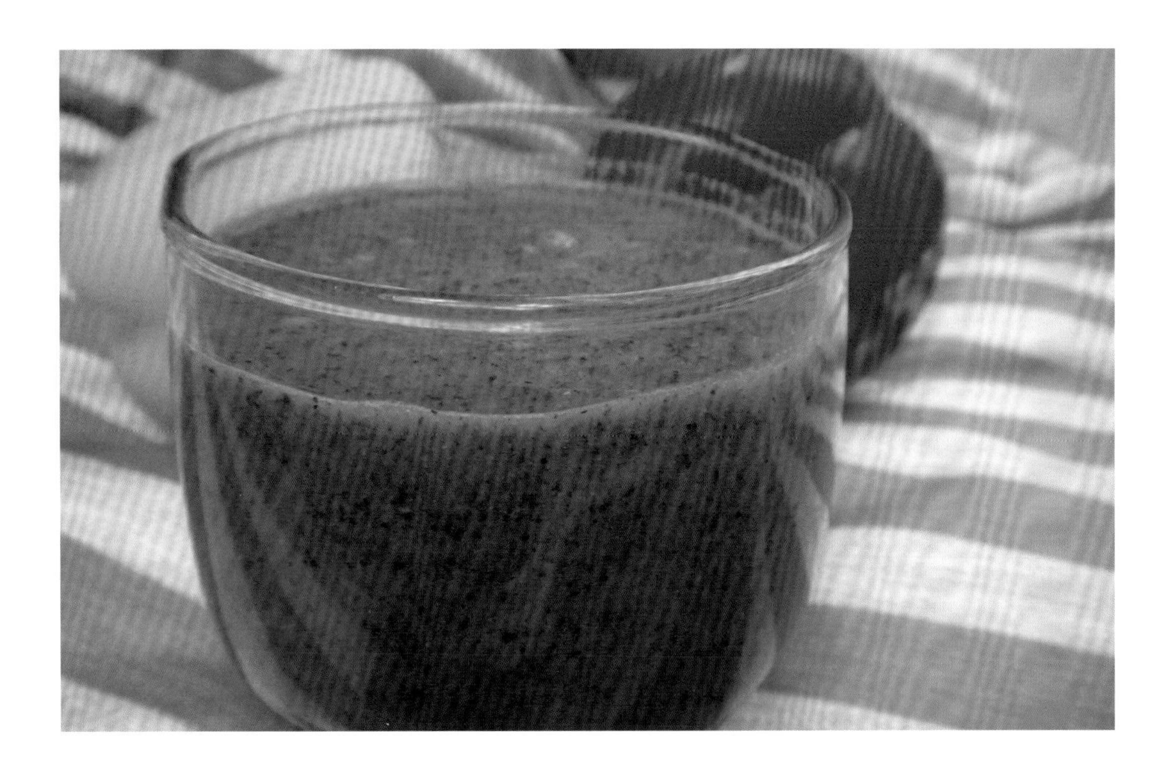

做法

1. 甜椒洗淨，瀝乾水，去蒂、籽，冷開水洗過，切塊備用。
2. 李子洗淨，瀝乾水，去籽，冷開水洗過，切塊備用。
3. 當歸、川芎洗淨放入砂鍋，加 1000CC 的清水，大火煮沸，改小火煮 30 分鐘，撈去藥渣，將葡萄乾放入藥汁中浸泡，放涼備用。
4. 將甜椒、芝麻粉、李子、葡萄乾及藥汁，放入果汁機內，打成果汁即可。

注意事項

1. 本飲品可用不同品種的李子，或用任何品種的桃子或葡萄、櫻桃代替李子。
2. 食用當歸和川芎、葡萄的禁忌，請見第 123、143 頁。
3. 芝麻有潤腸作用，腹瀉者慎食；助脾燥熱，有牙齦腫痛者，不宜食用。芝麻會誘發皮膚病，患有濕疹、皮膚瘙癢、瘡毒者忌食。
4. 李子含高量的果酸，多食傷脾胃、易生痰濕、損齒，脾虛痰濕者、小孩不宜多食；過食，易引起胃痛、輕瀉，胃潰瘍、急、慢性胃腸炎、腸胃虛者忌吃。

止渴、解酒飲

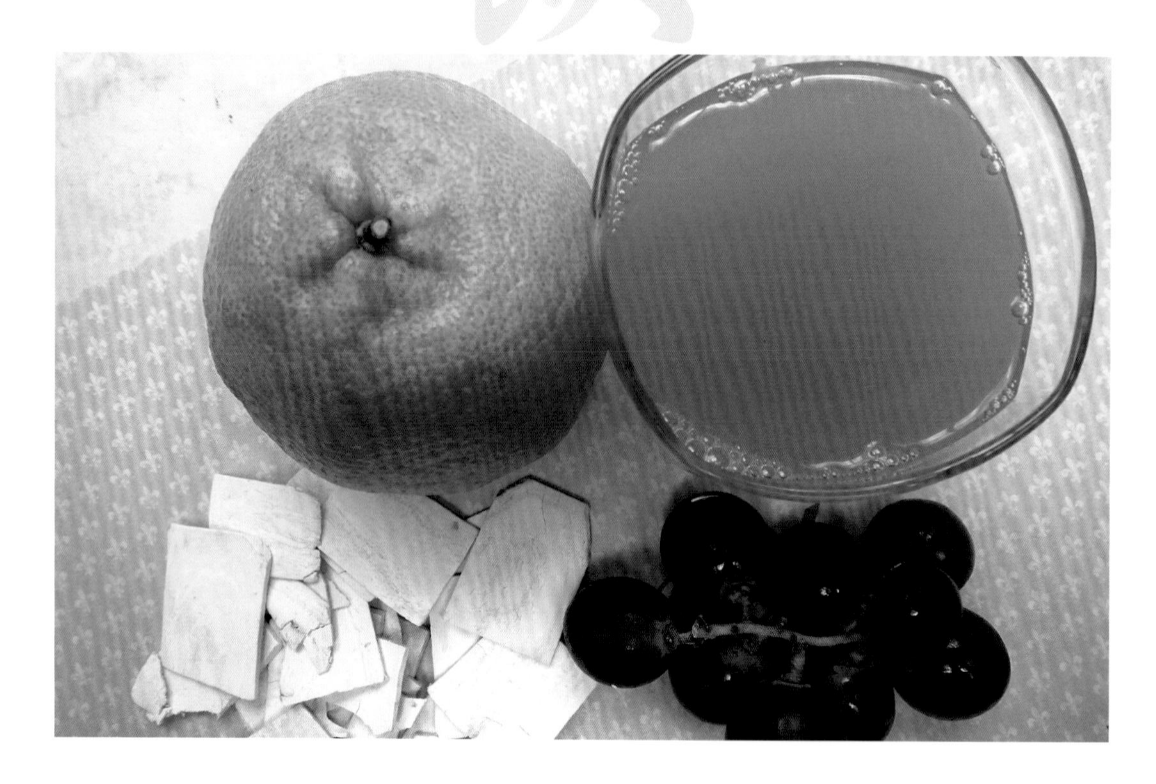

材料

葛根 6 錢　橘子 1 粒 (約 200~230 克)　生甘蔗汁 300CC　葡萄 70 克

主要功效

生津止渴，助消化，也可解酒護肝。

功效解說

橘子生津止渴，助消化，開胃理氣，可解酒毒，可治飲酒過度、消化不良、口乾渴。葛根清熱生津，降火解毒，清除體內垃圾，可治口渴、消酒毒、治醉酒；葛根促進新陳代謝，加強肝臟解毒功能，能防止酒精對肝臟的損傷，可提高肝細胞的再生能力，還原正常肝臟機能，促進膽汁分泌，防止脂肪在肝臟堆積，又可強化肝膽細胞自身免疫功能，抵抗病毒入侵。葡萄健胃生津，除煩渴，治酒後反胃、噁心，含有豐富的酒石酸，除可幫助消化外，還可與酒中的乙醇相互作用形成酯類物質，達到解酒目的，飲酒前吃，可防酒醉。生甘蔗汁助脾和胃，生津潤燥，解熱止渴，可以補充水分，利尿，解酒毒，有治酒醉不適、消化不良的功效。

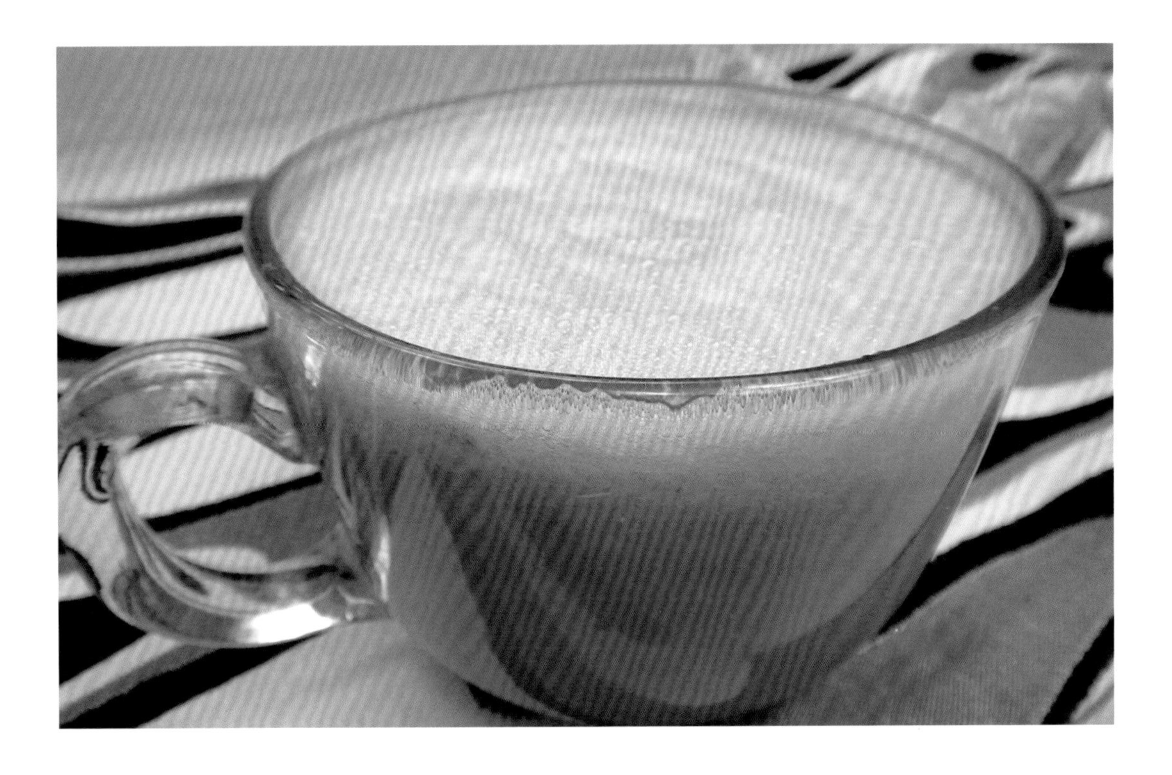

做法

1. 橘子洗淨，瀝乾水，去皮、籽，備用。
2. 葛根洗淨，放入砂鍋加 800CC 的清水，大火煮沸，改小火煮 30 分鐘，去藥渣取汁備用。
3. 葡萄用剪刀一粒一粒剪下洗淨，瀝乾水，冷開水洗過，去皮、籽，和橘肉、藥汁、甘蔗汁倒入果汁機內，打成果汁即可。

注意事項

1. 本品性偏寒，風寒感冒（如：流清涕、咳嗽痰白、痰清）、腹瀉、脾胃虛寒者，不宜食用。
2. 可用葛粉 50 克取代葛根（葛粉用 150CC 的冷開水調勻後，再用 250CC 的熱開水沖泡）。葛根性涼，虛寒者忌用、胃寒嘔吐者慎用。
3. 橘子性涼，風寒、痰飲咳嗽者，不宜食用；大量食用會有皮膚黃染現象。
4. 葡萄含糖量高，肥胖者、糖尿病患者、便秘、脾胃虛弱者不宜多食。
5. 生蔗汁性寒涼，體質虛寒、咳嗽痰白、腹瀉者不宜食用。雖可解酒，但與酒同時吃，易生痰；有酒味、酸化的甘蔗，即為發霉，易引起中毒，不可食用。

消除疲勞飲

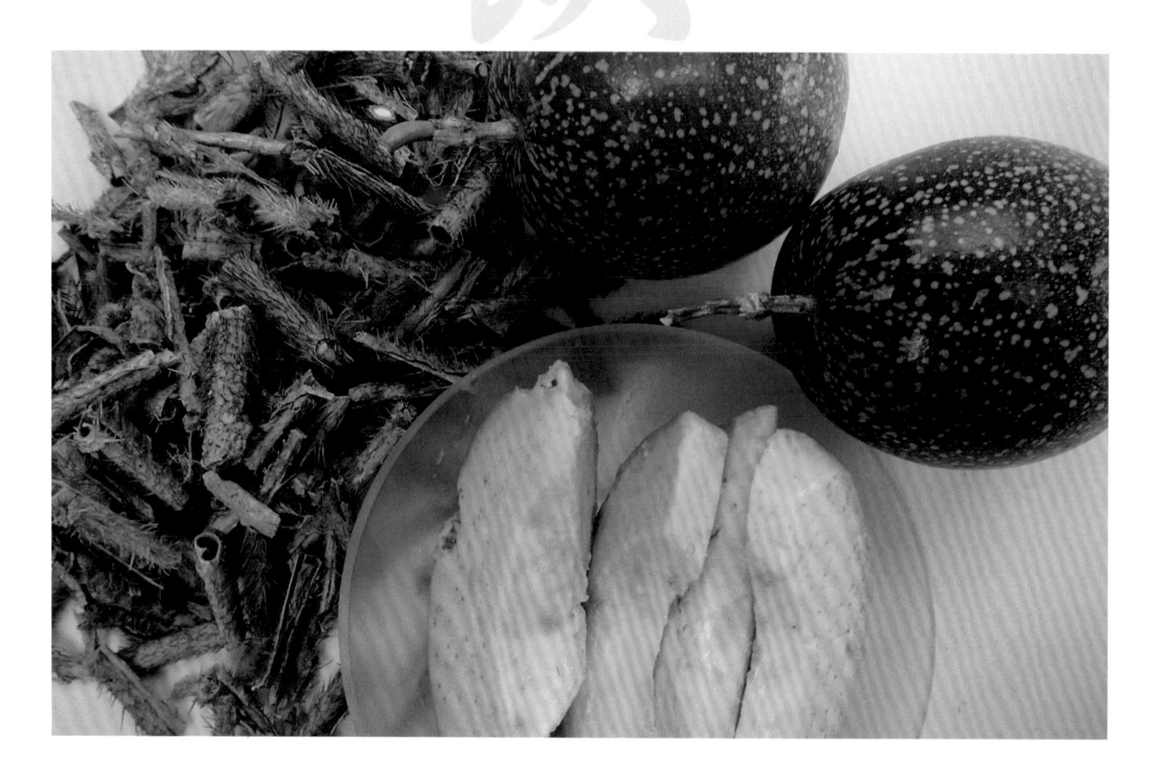

材料

刺五加 5 錢　百香果 2 粒　酪梨 150 克　蜂蜜適量

主要功效

消除疲勞，恢復體力。

功效解說

刺五加具有調節紊亂機體，使機體趨於正常的功能，含有刺五加甙能刺激精神和身體活力，有良好的抗疲勞作用，增強持久力和能力，可增加人體學習和機敏的能力。酪梨含有豐富的維生素 B1、B2、B6 可緩解緊張情緒，促進新陳代謝，能儘快的解除體內積存的代謝物，補充體力，使人體重新恢復活力；酪梨亦含有維生素 C、E，可以抗衰老，消除疲勞，尤其含有高蛋白，能及時補充人體所消耗的熱量，迅速消除疲勞，其含鉀量高，是維持肌肉神經活動的必需物質。百香果香氣濃郁，且富含人體必需的多種維生素、微量元素及氨基酸，籽富含高級蛋白和脂肪，有消除疲勞、提神、恢復體力的功效。

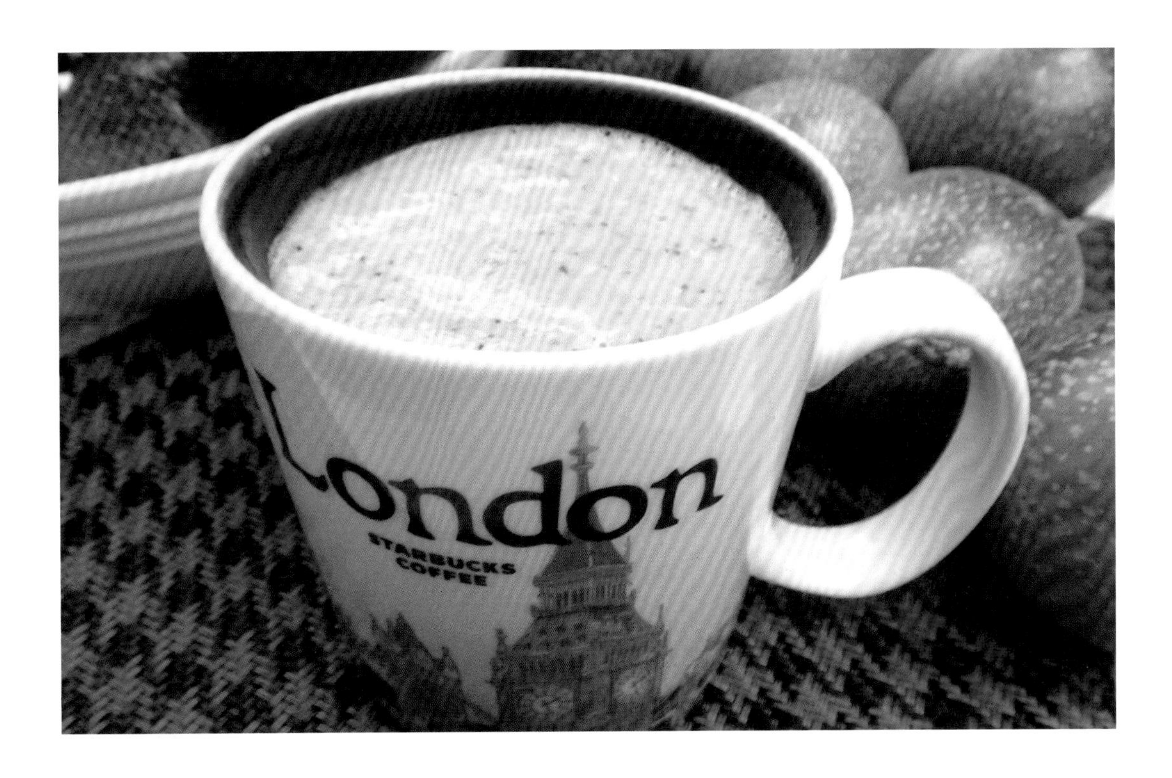

做法

1. 酪梨洗淨，去皮、籽，取肉 150 克備用。
2. 百香果洗淨，瀝乾水，切開取穰包（籽）備用。
3. 刺五加皮洗淨，放入鍋內，加入 1100CC 清水，大火煮沸，改小火煮 30 分鐘，去藥渣取汁，待涼，再和酪梨、百香果，用果汁機打成果汁即可。

注意事項

1. 刺五加性溫味辛，陰虛火旺者慎食。
2. 酪梨富含鉀，腎功能不全和急、慢性腎炎者忌食。
3. 百香果有通便作用，腹瀉、腹痛者不宜食用，以免加重病情。
4. 常疲倦者，要有適當的運動，睡眠要充足，減輕心理壓力，保持心情愉悅。
5. 手拿酪梨輕搖，感覺酪梨內種子搖動，表示果肉已成熟（酪梨皮微有黑點）。

保肝解毒飲

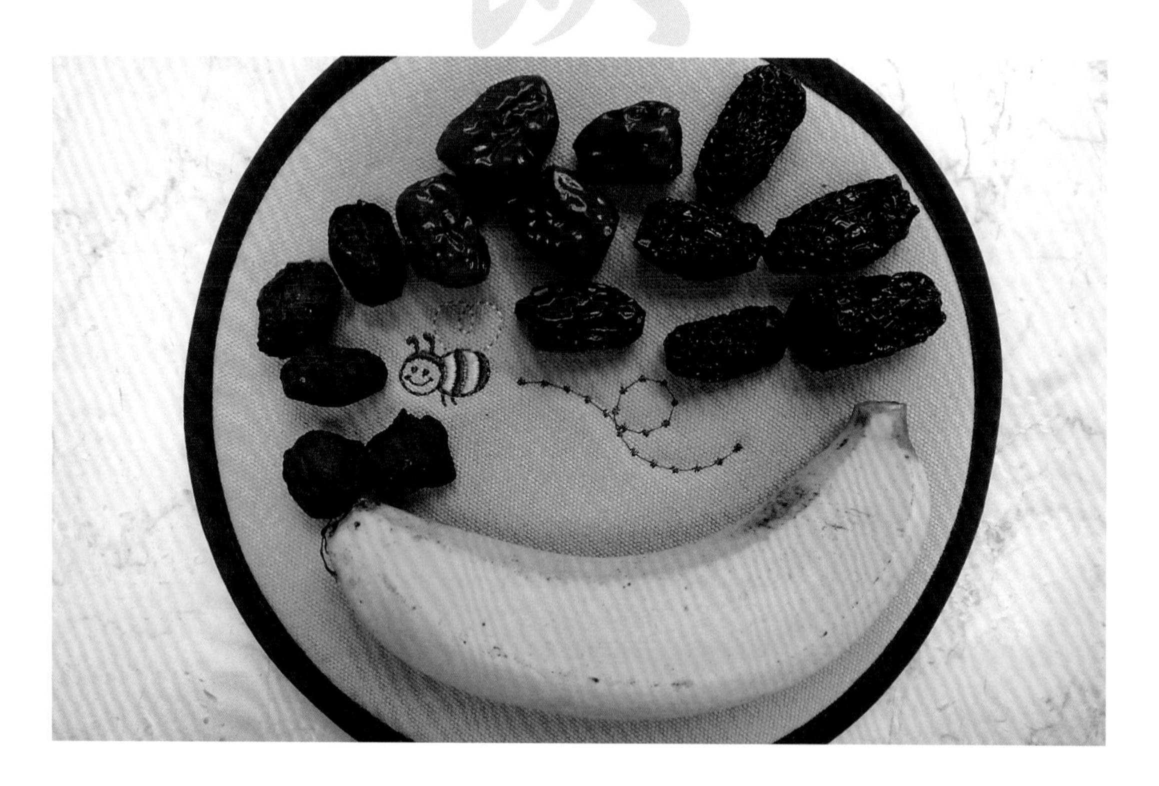

材料

烏梅 5 粒 紅棗 5 粒 黑棗 5 粒 香蕉 1 根

主要功效

保護肝臟、幫助肝臟解毒功能。

功效解說

大棗（紅棗和黑棗）可提升血清蛋白，提供肝臟營養，能提高體內單核細胞的吞噬功能，有保肝的作用。香蕉解毒清熱，它有促進肝細胞的修復與再生作用，提高機體免疫力、保護肝臟的功效。烏梅和肝氣、養肝血，加強肝臟解毒功能，達到養肝、調肝、護肝的功效。

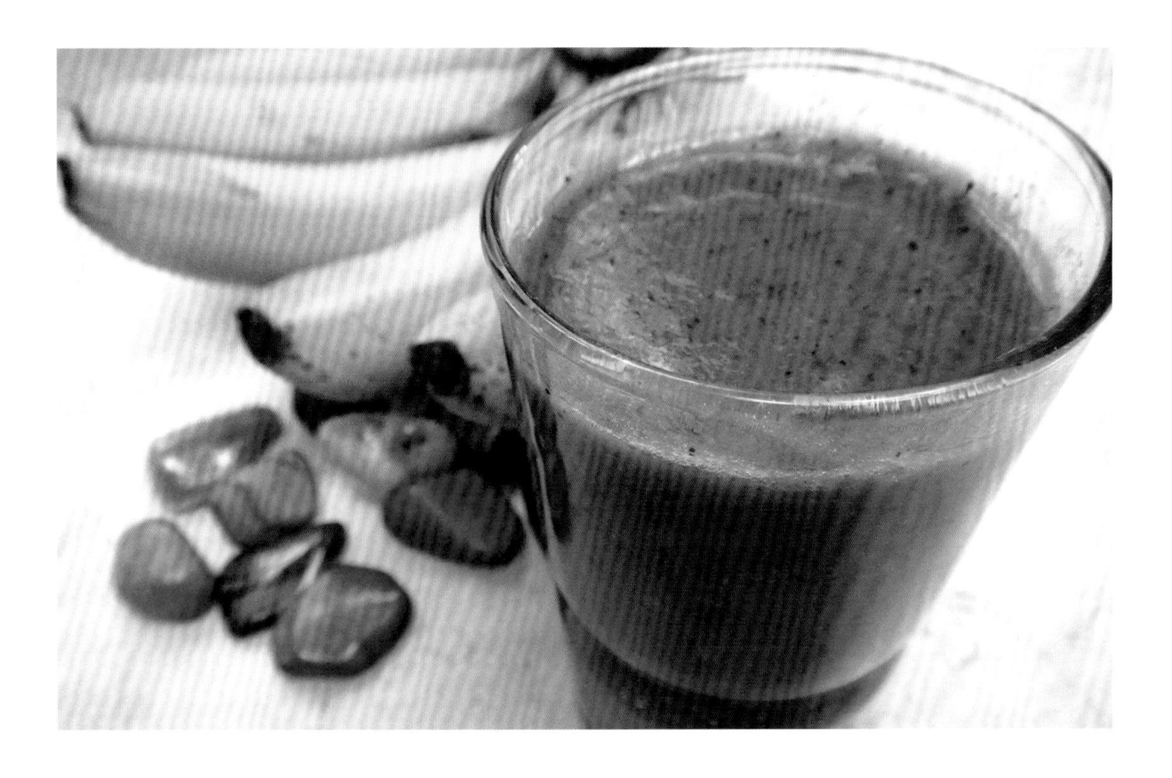

做法

1. 香蕉洗淨，去皮，切塊備用。
2. 烏梅、紅棗、黑棗洗淨，放入鍋，加入約 900CC 的清水，大火煮沸，改小火煮 30 分鐘，挾去烏梅，紅棗和黑棗去籽取肉、藥汁放冷備用。
3. 將紅棗肉、黑棗肉、香蕉、藥汁，放入果汁機打成果汁即可。

注意事項

1. 香蕉含鉀量高，急、慢性腎炎、腎功能不全者忌食；性寒，脾胃虛寒、胃痛腹涼者，少食；胃酸過多者忌食。
2. 烏梅澀腸止瀉，便秘、胃腸炎、消化道潰瘍者不宜食用；它能促使膽汁分泌與排泄，膽囊炎患者不宜食用。
3. 可用鮮大棗 10 粒（鮮大棗不必煮，洗淨，去籽取肉用，只煮烏梅），代替紅棗和黑棗。大棗多食會引起腹脹和胃酸過多；含糖分，牙病患者、糖尿病患者不宜多食；急性肝炎濕熱內盛者忌食。食用紅棗和黑棗的禁忌請見第 88 頁。

抗癌、泌乳飲

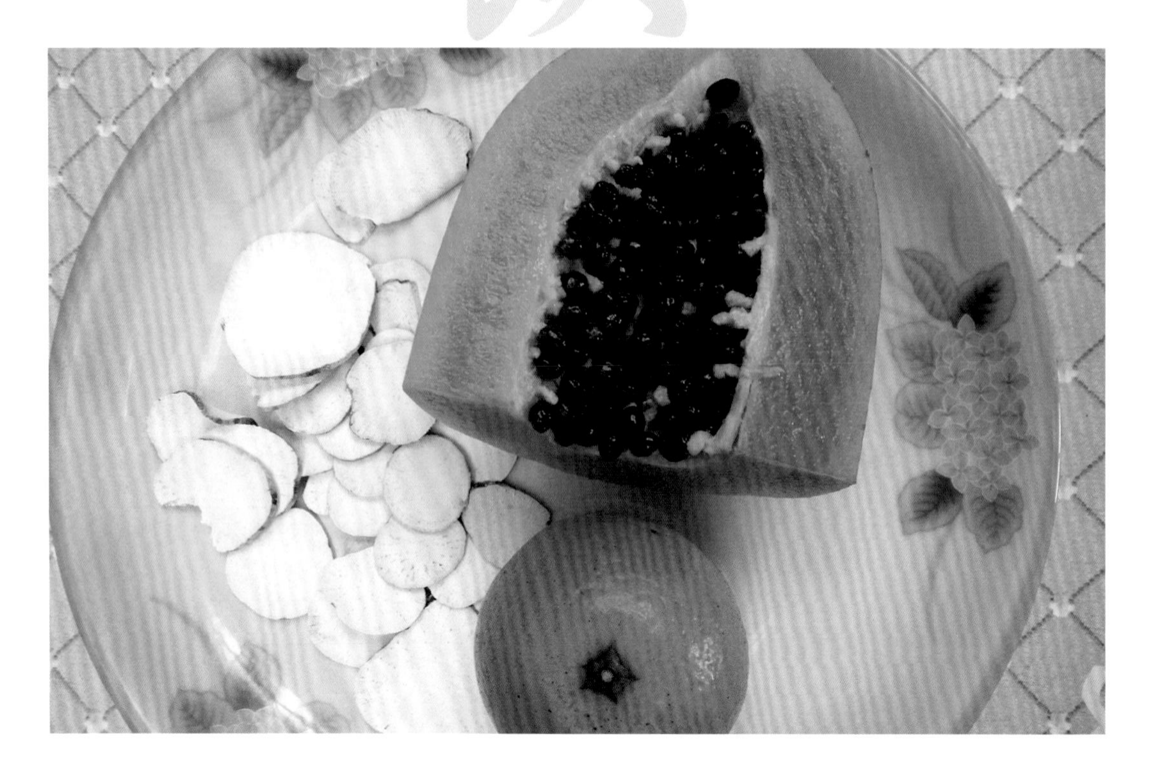

材料

天花粉 6 錢 木瓜 250 克 柳丁 1 粒 白糖適量

主要功效

抗癌作用，也可暢通產婦乳腺、增加乳汁分泌。

功效解說

天花粉清熱解毒有抗癌作用，也有通乳功能，治產後乳汁分泌不足。柳丁富含抗氧化物質，可抑制腫瘤細胞生長；富含維生素 C，提高身體抵擋細菌侵害的能力，有防癌作用；疏肝理氣，暢通乳腺，有通乳作用，治乳脹腫痛，乳汁不通。木瓜含獨特的木瓜鹼，具有抗腫瘤功效，對淋巴性白血病細胞具有強烈抗癌活性；含異黃酮類物質，幫助賀爾蒙分泌增加，有通乳作用。

做法

1. 木瓜洗淨，瀝乾水，去皮、籽，切塊備用。
2. 柳丁洗淨，瀝乾水，冷開水沖過，去皮、籽，果肉切塊備用。
3. 天花粉洗淨，放入砂鍋內，加 1000CC 清水，大火煮沸，改小火煮 30 分鐘，去藥渣取汁、加白糖備用。

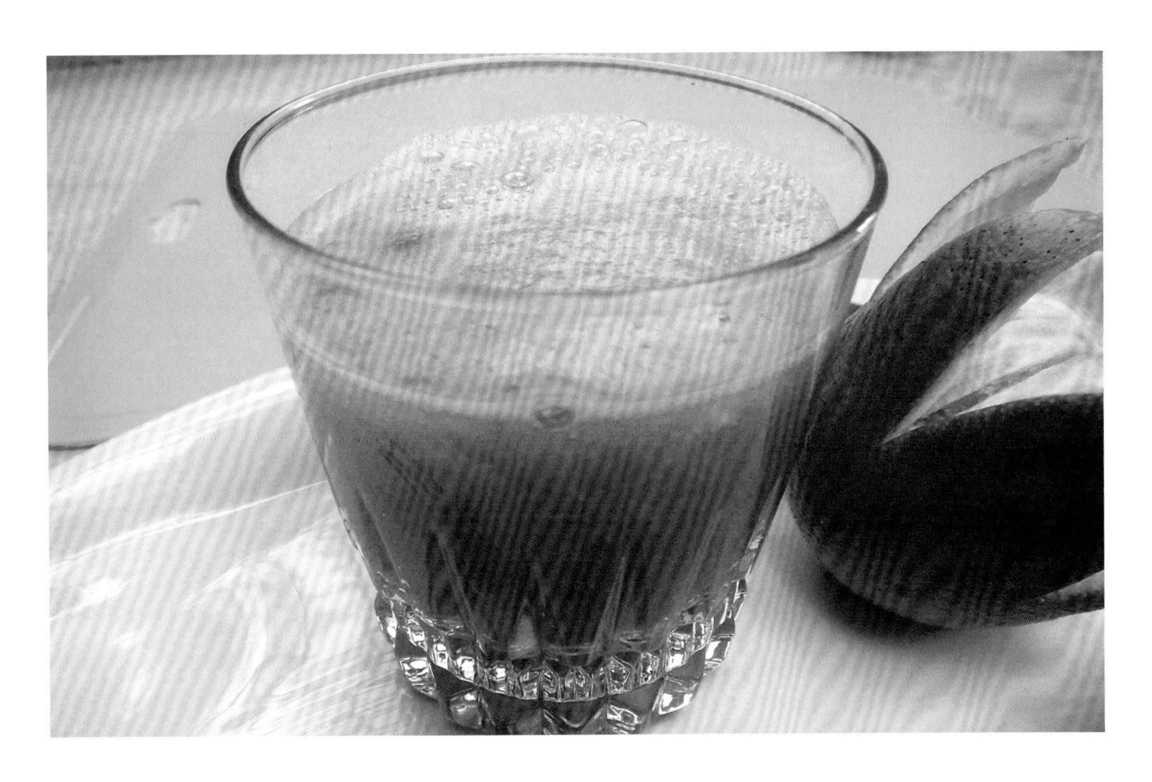

4. 木瓜、柳丁、藥汁，放入果汁機內，打成果汁即可。

注意事項

1. 有口乾舌燥現象的產婦要增加乳汁，適合飲用本飲品；沒有口乾舌燥症狀的產婦要增加泌乳量，可用波蘿蜜代替柳丁。波羅蜜要先泡鹽水片刻，可預防吃波羅蜜引起過敏。波羅蜜中的波羅蛋白質，能幫助治療乳腺炎、產後乳房充血，有通乳的功效。
2. 天花粉和木瓜性微寒，脾胃虛寒、大便滑瀉者忌服。天花粉會引起子宮收縮導致流產，孕婦忌服。木瓜含有植物性賀爾蒙易對孕婦體內賀爾蒙產生干擾，孕婦少食。
3. 柳丁性偏涼，脾胃虛寒或風寒感冒，不宜多食；腹瀉者慎用；含鉀量高，急、慢性腎炎、腎功能不全者忌食；甜度高，糖尿病患者不宜多食。
4. 產婦要喝大量的湯汁，可幫助增加泌乳量。

清肝明目飲

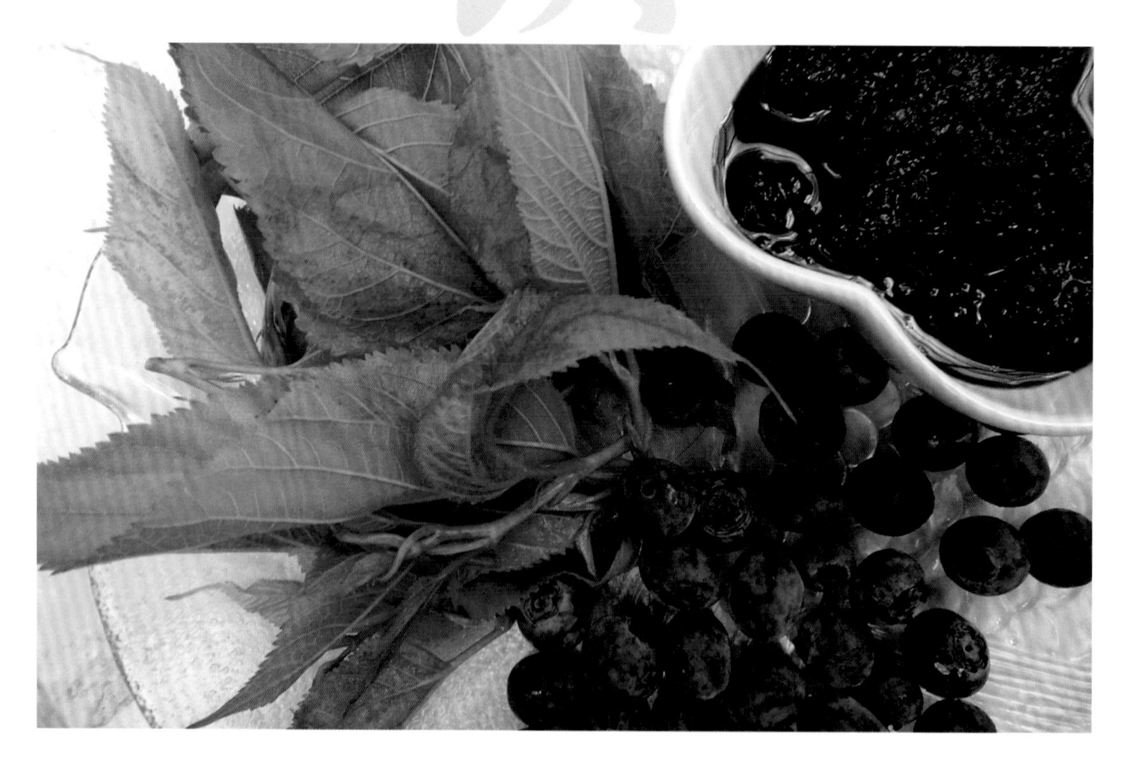

材料

新鮮嫩桑葉（葉芯）15 克　藍莓 60 克　桑椹膏 100 克　冷開水 500CC

主要功效

清肝明目，保護視力，預防視力減退。

功效解說

桑葉清肝明目、疏散風熱，和桑椹一樣都富含維生素 A、B1，有明目作用，保護視力，對眼睛各種炎症，有幫助消炎作用。藍莓富含維生素 A、葉黃素，有很好的保護視力功效，可以預防白內障及黃斑部退化等眼疾，治療視力減退，可增進視力。

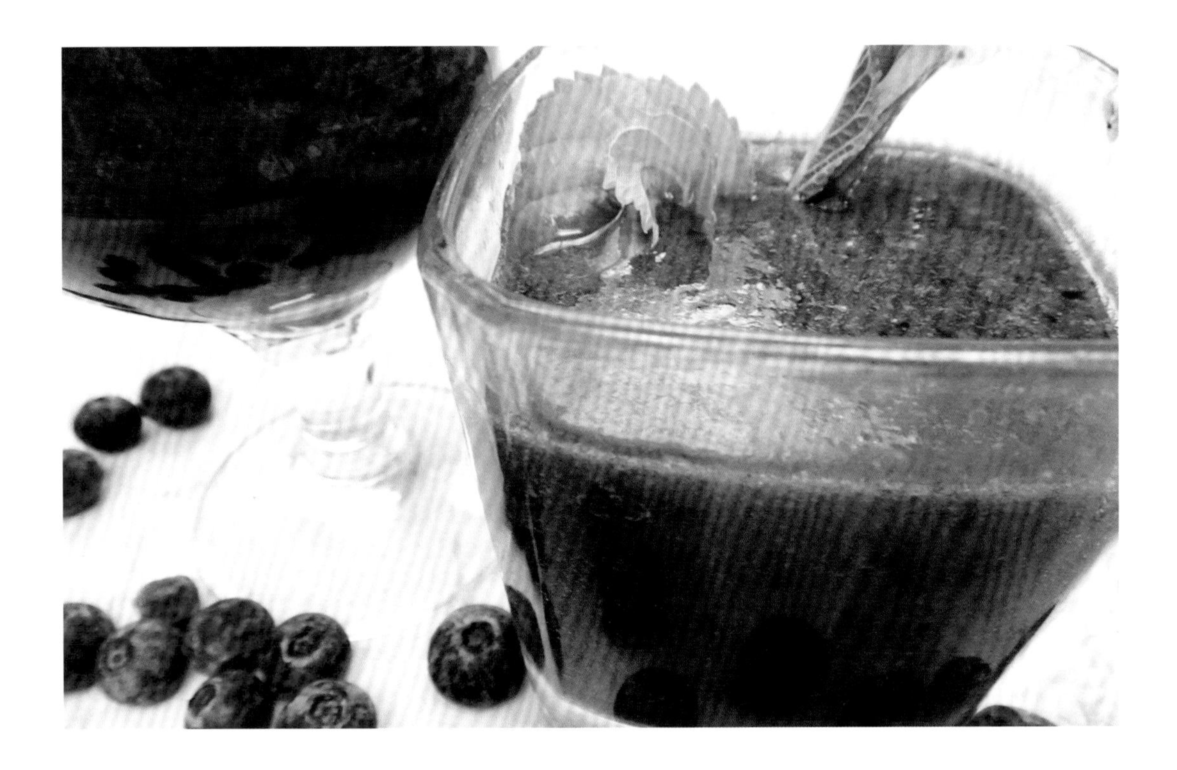

做法

1. 鮮桑葉刷洗乾淨，瀝乾水，冷開水洗過，切碎備用。
2. 藍莓洗淨，瀝乾水，冷開水洗過備用。
3. 將鮮桑葉、藍莓、桑椹膏加 500CC 的冷開水，放入果汁機內，打成果汁即可。

注意事項

1. 本品宜常服、久服。
2. 桑椹含有胰蛋白酶抑制物，會影響蛋白質的吸收與消化，腹瀉、消化不良者，不宜食用。
3. 藍莓富含鉀，急、慢性腎炎、腎功能不全者忌食。
4. 沒有鮮桑葉，可用乾桑葉 3 錢，洗淨，放入砂鍋內，加入 900CC 的清水，大火煮沸，改小火煮 30 分鐘，撈去藥渣，取汁放涼備用（打果汁時，不必再加入冷開水 500CC）。
5. 可用枸杞 1 兩（100CC 冷開水先泡軟）代替藍莓。枸杞明目，治療視力減退，可增進視力。枸杞甘潤，脾胃虛弱、腹瀉者慎用。

暖胃止嗝飲

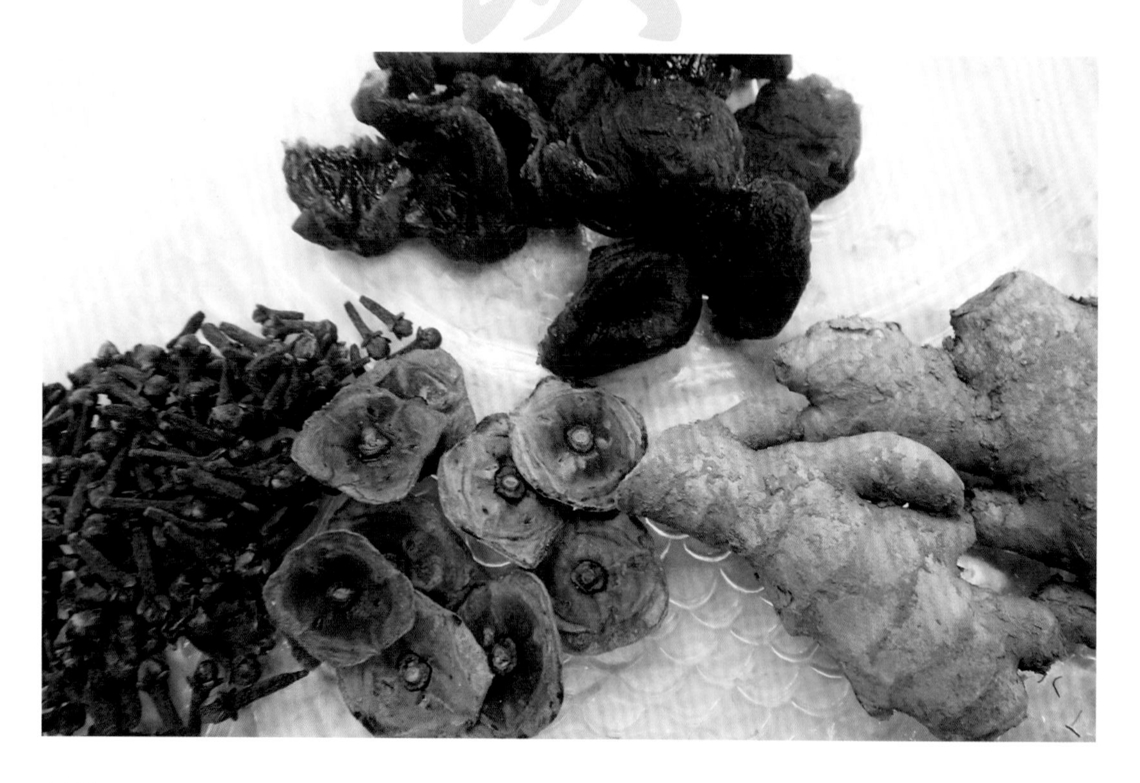

材料

生薑 20 克 柿蒂 3 錢 丁香 1 錢 乾荔枝肉 60 克

主要功效

暖胃，治療打嗝、止呃逆。

功效解說

荔枝肉理氣補氣、養血止痛，可治氣虛胃寒、呃逆。柿蒂降氣止嘔呃，治療胃寒氣滯所導致的呃逆。丁香暖胃、止呃逆，和柿蒂增強袪寒止呃之功。生薑辛溫，溫胃降逆。

做法

1. 乾荔枝肉揀去雜質，冷開水沖過備用。
2. 薑洗淨，切片備用。
3. 丁香洗淨，小紗布袋裝，袋口繫緊，和薑片、柿蒂放入鍋內，加 1000CC 清水，大火煮沸，改小火煮 30 分鐘，取出小藥袋和柿蒂、薑片，放入荔枝肉煮軟，即可飲用。

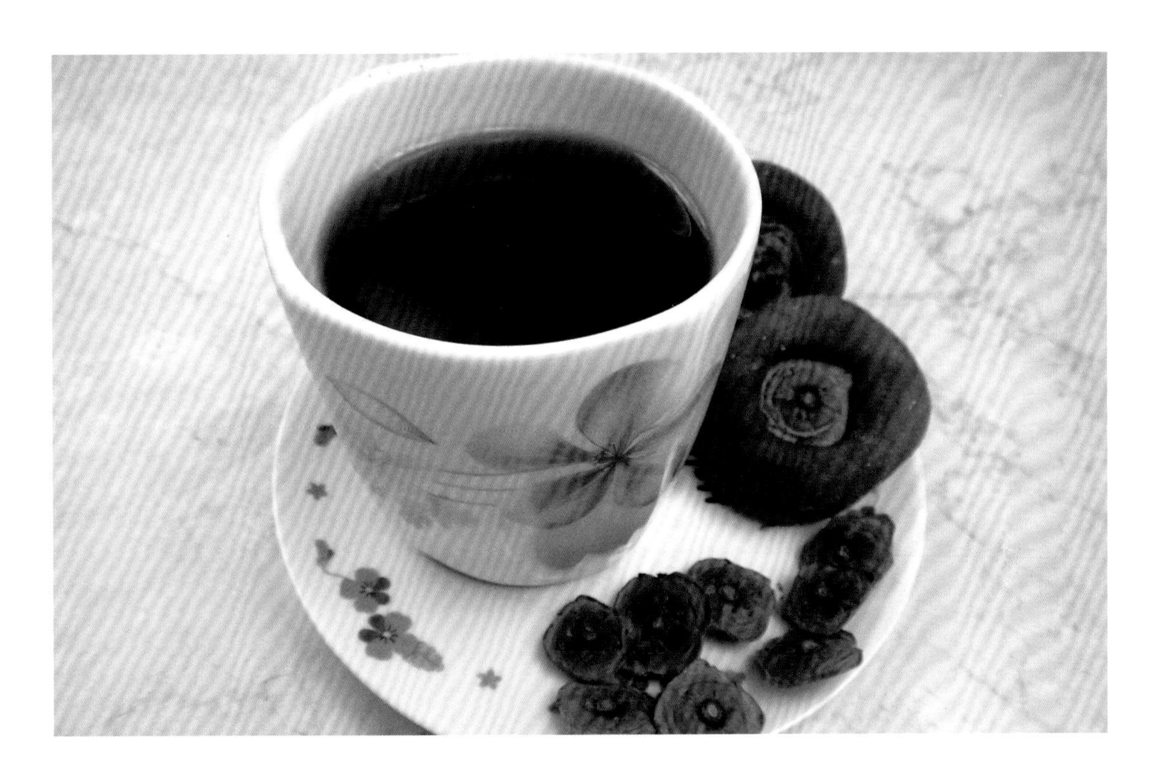

注意事項

1. 本品對膈肌痙攣呃逆、神經性呃逆，較有療效；胃熱引起的呃逆不宜食用。
2. 丁香辛溫，胃熱引起的呃逆，或兼有口苦、口乾、口渴者，不宜食用；熱性病及陰虛內熱者忌食。胃部會脹者，丁香改為5分，因丁香含揮發油，能使胃黏膜充血，過用1錢，易引起胃出血。
3. 荔枝性溫助火，陰虛火旺者（例如：流鼻血、牙齦腫痛出血、咽腫喉痛、胃熱口苦）不宜食用；多食荔枝肉令人發熱瘡。如果吃荔枝上火者，用荔枝殼煎湯喝，可以清火。荔枝吃太多，會在體內引起糖代謝紊亂，並有噁心、乏力、頭暈等症狀，稱之為荔枝病，尤其兒童易得荔枝病，所以兒童不宜多食。
4. 生薑辛溫助熱，陰虛火旺、熱病高熱、發炎症者忌食。

提神醒腦飲

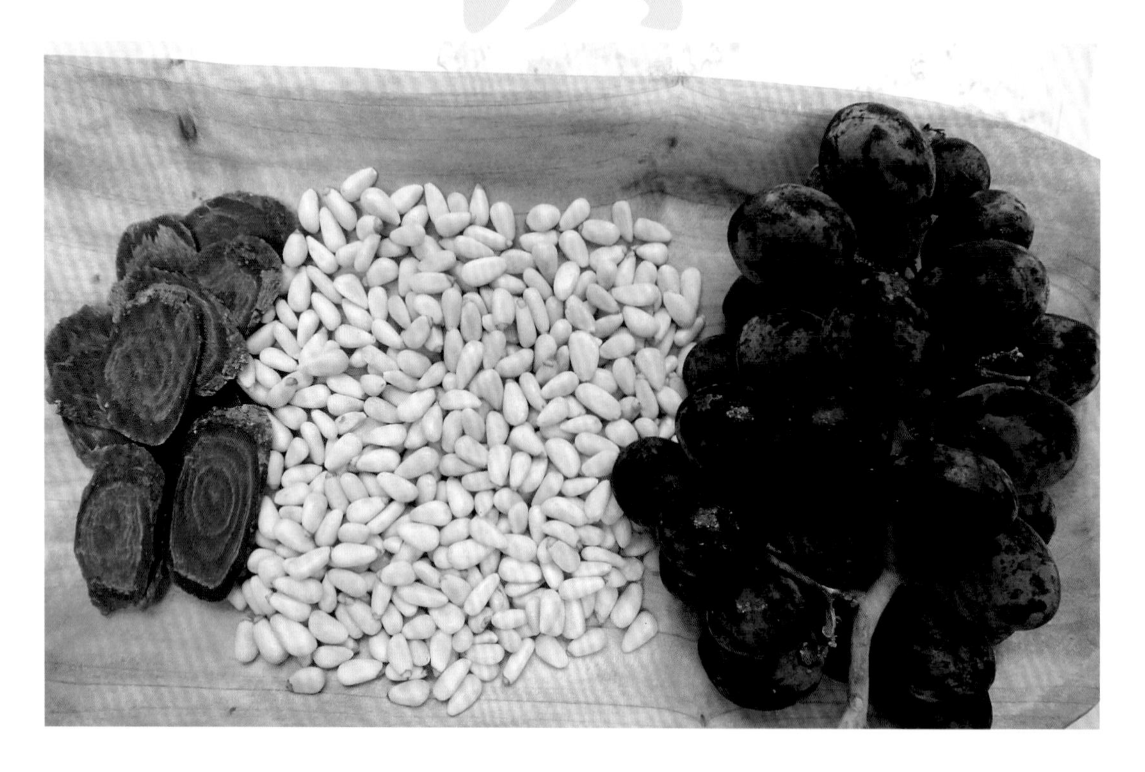

材料

人參 5 錢 松子仁 60 克 無籽葡萄 250 克 沸開水 600CC

主要功效

提神醒腦。

功效解說

人參含人參皂甙、揮發油等，對中樞神經系統，具有興奮作用，提高思維能力和勞動效率，可調節神經功能，使因緊張造成的神經紊亂過程得以恢復，可安神增智醒腦、抗疲勞。松子含有鋅、銅及不飽和脂肪酸，能補充大腦營養，刺激大腦的神經反射活動，增強腦細胞代謝，促進和維護腦細胞功能、神經功能，強健大腦系統，紓解腦力激盪後的疲勞，提神醒腦。葡萄富含葡萄糖，葡萄糖是大腦的主要營養素，可提神醒腦、有效補充體力，葡萄也含多種維生素和人體所需胺基酸，可以補益、興奮大腦，也對神經衰弱的治療和消除疲勞有助益；葡萄皮含有花青素，可以抗炎、提供免疫力，還含有豐富的纖維素、果膠質、鐵質提供營養。

做法

1. 人參用冷開水洗淨，瀝乾水，放入保溫杯內，沖入沸水 600CC，燜 40 分鐘，去藥

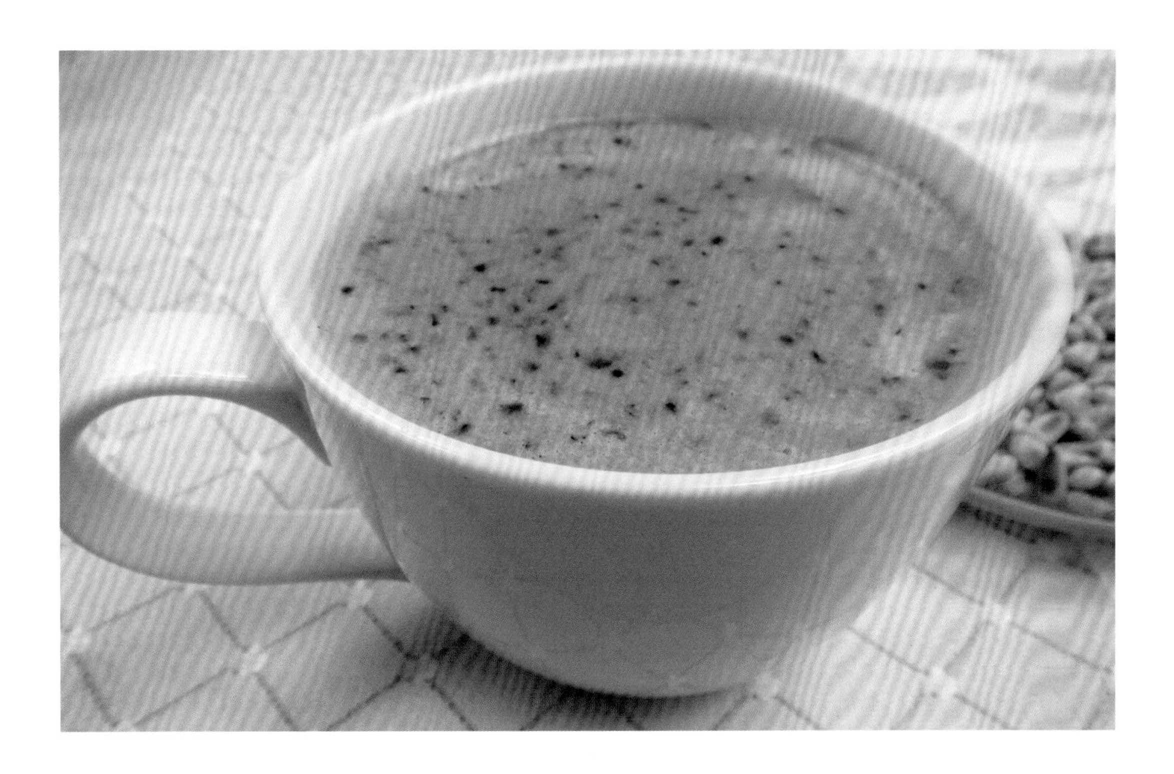

渣取汁備用。

2. 松子仁乾鍋文火炒香備用。
3. 無籽葡萄用剪刀一粒一粒從蒂頭處剪下，泡冷水 15 分鐘後洗淨，瀝乾水，冷開水洗過，不必去皮，備用。
4. 將人參藥汁、葡萄、松子仁放入果汁機內，打成果汁即可。

注意事項

1. 氣虛無熱者可飲用本品，氣虛微有熱改用西洋參。人參有東洋參，味甘微苦性微溫；西洋參，味甘微苦性微涼。茶和白蘿蔔會降低人參藥效，不可同食，但過服人參而致作脹飽滿可服白蘿蔔（白蘿蔔可下氣消脹）。人參補氣，感冒初期忌用；有抗利尿作用，高血壓患者不宜服用、浮腫患者忌用。
2. 松子性滑潤，脾虛便溏、腎虧遺精、濕痰甚者，不宜多食；性溫，多食易發熱毒；富含油脂，膽囊已切除或膽功能嚴重不良者慎食。
3. 食用葡萄的禁忌請見第 143 頁。

減肥潤腸飲

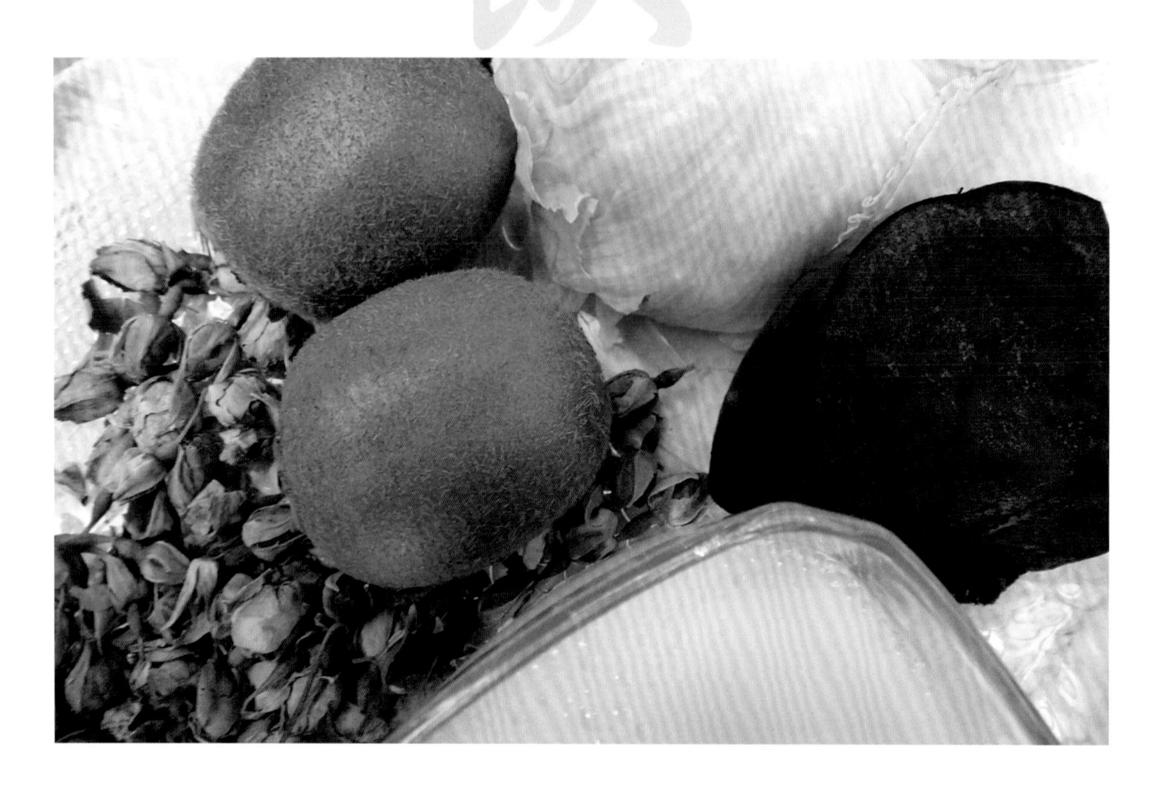

材料

奇異果 2 粒　萵苣 100 克　甜菜根 100 克　低脂鮮奶 200CC
粉色玫瑰花（乾品）10 克　沸開水 500CC

主要功效

促進腸道蠕動，潤腸通便，治療便秘，也有減重功效。

功效解說

奇異果可以降低三酸甘油脂及膽固醇，含有果膠和纖維素，可以促進腸道蠕動，治療便秘。牛奶生津、潤腸通便，治大便燥結，和奇異果同食，更能促進腸蠕動、通暢排泄功能。甜菜根含有大量的纖維素和果膠，具有促進腸胃蠕動、排泄的功能，也可消除腹中過多水分。萵苣有促進新陳代謝的作用，它所含的酶能促進消化，含大量纖維素，有消除多餘脂肪的作用、治療便秘。玫瑰花促進新陳代謝，潤腸通便，消腸胃道脂肪、助消化。

做法

1. 奇異果洗淨，瀝乾水，去皮，冷開水沖過，切塊備用。
2. 萵苣洗淨，瀝乾水，冷開水洗過，撕小片備用。

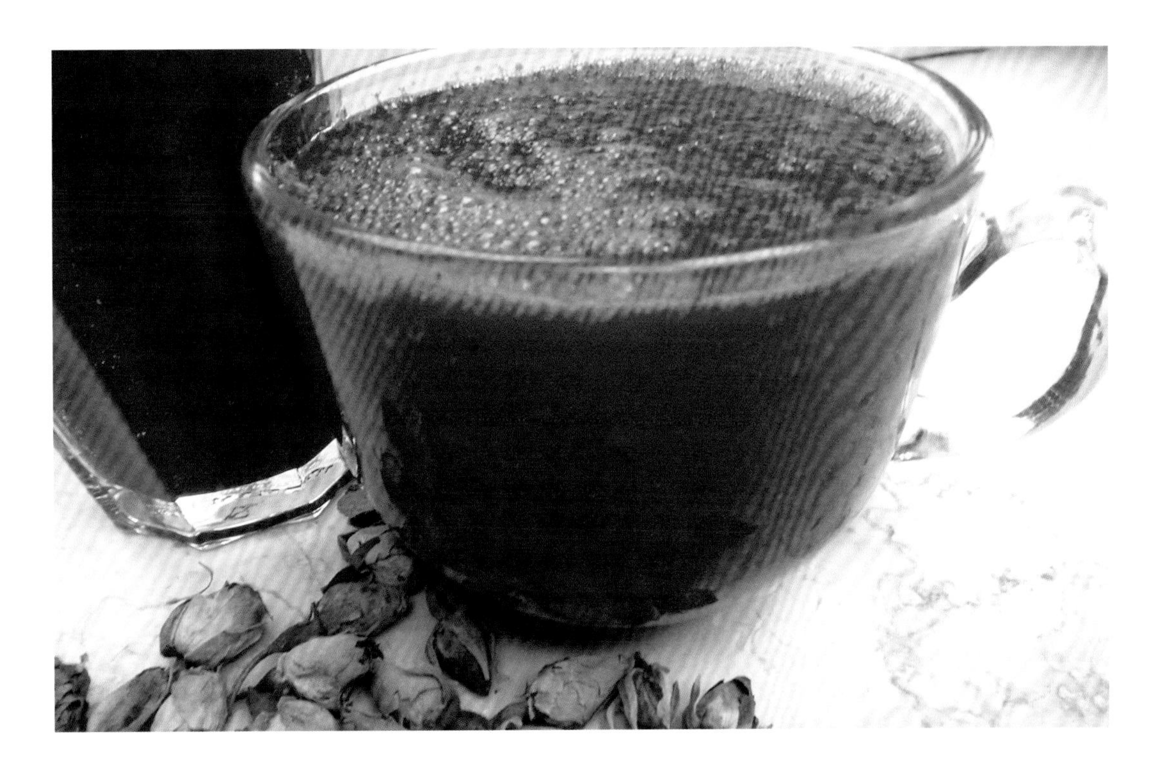

3. 甜菜根洗淨，去皮，冷開水洗淨，切小塊備用。
4. 粉色玫瑰花揀去雜質，將每粒花苞剝開備用。保溫杯內加入 500CC 沸水，將玫瑰花放入焖 5 分鐘，濾去藥渣，取汁備用。
5. 將奇異果、萵苣、甜菜根、鮮奶、玫瑰花藥汁放入果汁機內，打成果汁即可。

注意事項

1. 本飲品在吃飯前一刻立即飲用，減重效果較好。脾胃虛寒、腹瀉者忌食。
2. 多食萵苣令人目糊，眼疾患者，尤其夜盲症應少食；性涼，寒性體質不宜食。
3. 吃甜菜根排泄物會有紅色為正常。甜菜根含有大量的果膠和纖維素，有通便作用，多食會腹瀉。
4. 玫瑰花行氣、活血、散瘀，孕婦忌食。玫瑰花不可久煎（玫瑰精油會揮發掉）。
5. 食用奇異果的禁忌請見第 23 頁。

助降血糖飲

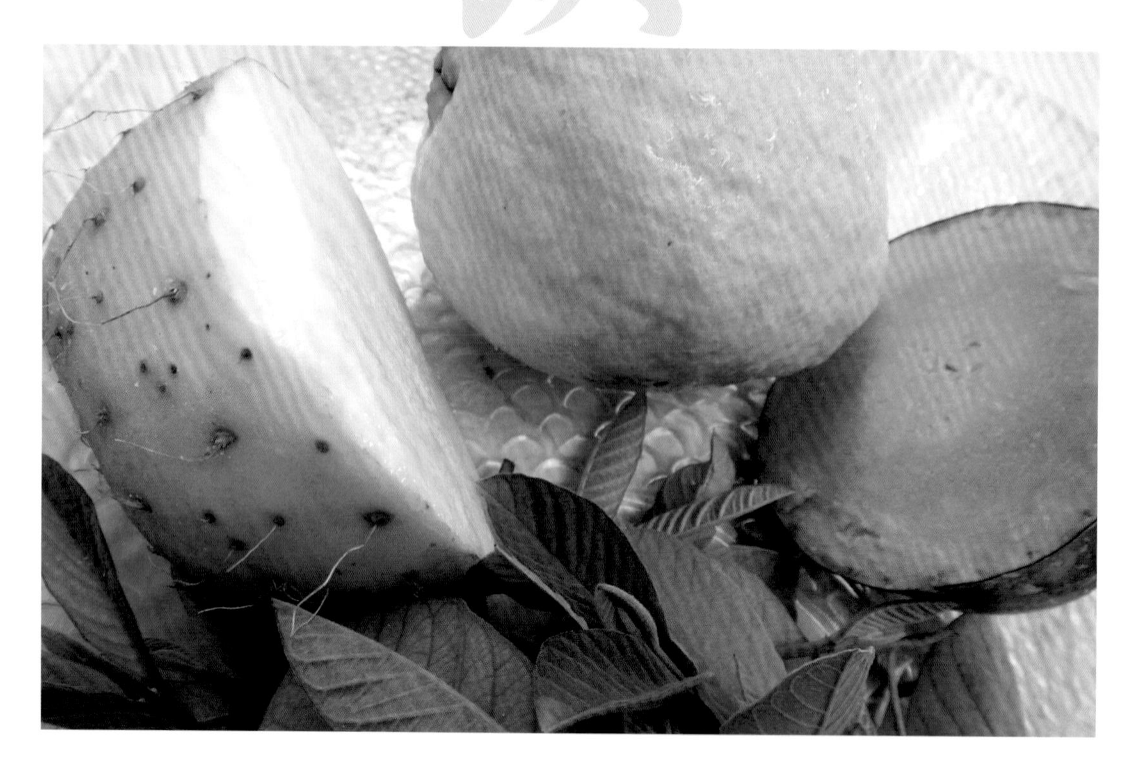

材料

鮮山藥（日本）150 克 鮮芭樂 150 克 南瓜 100 克 鮮芭樂葉芯 15 克
冷開水 400CC

主要功效

幫助降低血糖。

功效解說

芭樂葉所含酚，可抑制糖類分解酵素的活性，減少糖分吸收，有降低血糖作用。鮮山藥含有黏蛋白，能包裹腸內的其他食物，使糖分緩慢的被吸收，有降低血糖的作用。南瓜含有豐富的鈷，鈷能活躍人體的新陳代謝，能增加體內胰島素的釋放，促進人體胰島素的分泌，對降低血糖有良好效果。芭樂可以防治糖尿病，是糖尿病患者最佳水果。

做法

1. 芭樂葉芯刷洗乾淨，瀝乾水，冷開水洗過，備用。
2. 山藥洗淨，去皮，冷開水洗過，切塊備用。
3. 南瓜洗淨，去皮，冷開水洗過，切塊備用。

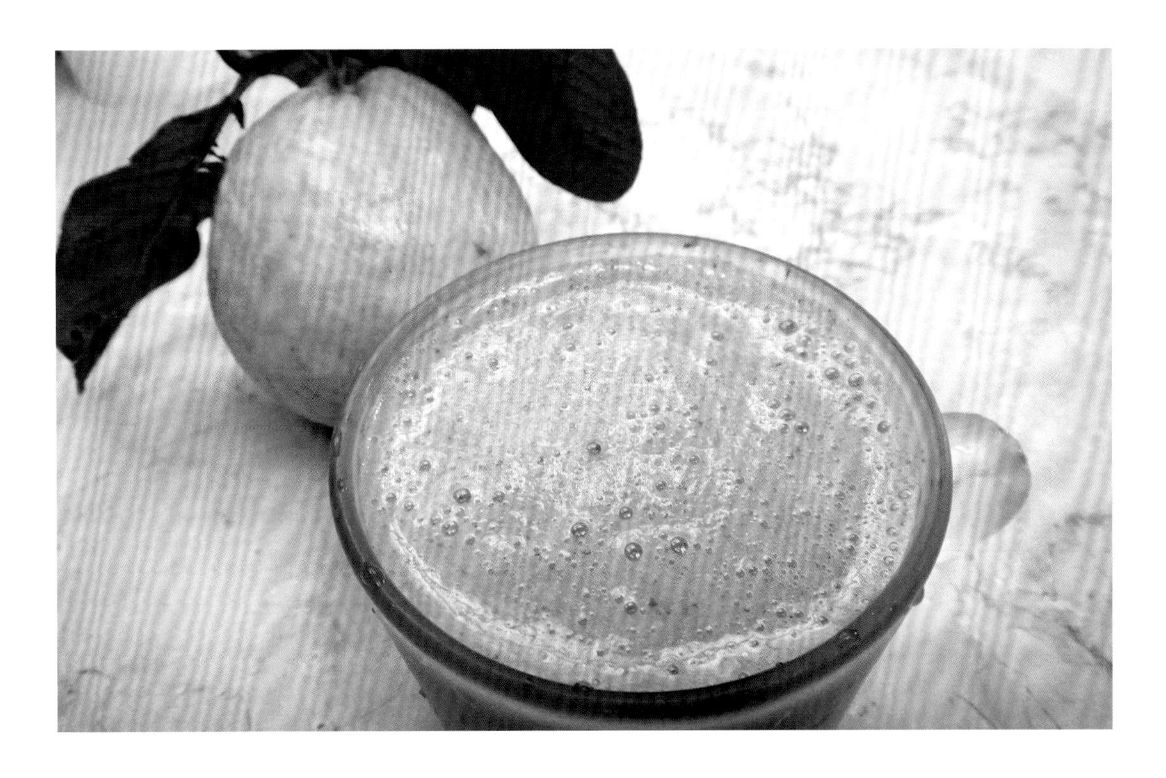

4. 芭樂洗淨，瀝乾水，去籽，冷開水洗過，切塊，和山藥、南瓜、芭樂葉芯、400CC 冷開水，放入果汁機內，打成果汁即可。

注意事項

1. 本飲品必須在飯前半小時飲用療效較好。
2. 可用新鮮的嫩桑葉（葉芯）15 克，代替芭樂葉；桑葉含有某些氨基酸，能刺激胰島素分泌，有降低血糖的作用。
3. 山藥可治便溏久瀉，但屬於發炎症腹瀉忌食；大便燥結者不宜食用。
4. 芭樂有收斂止瀉作用，有便秘、內熱者，不宜多吃。芭樂富含鉀，急、慢性腎炎、腎功能不全者忌食。
5. 食用南瓜的禁忌請見第 78 頁。
6. 可以用柚子代替芭樂，鮮柚肉含有作用類似於胰島素的成分，可以降低血糖。食用柚子的禁忌請見第 114 頁。

頭好壯壯飲

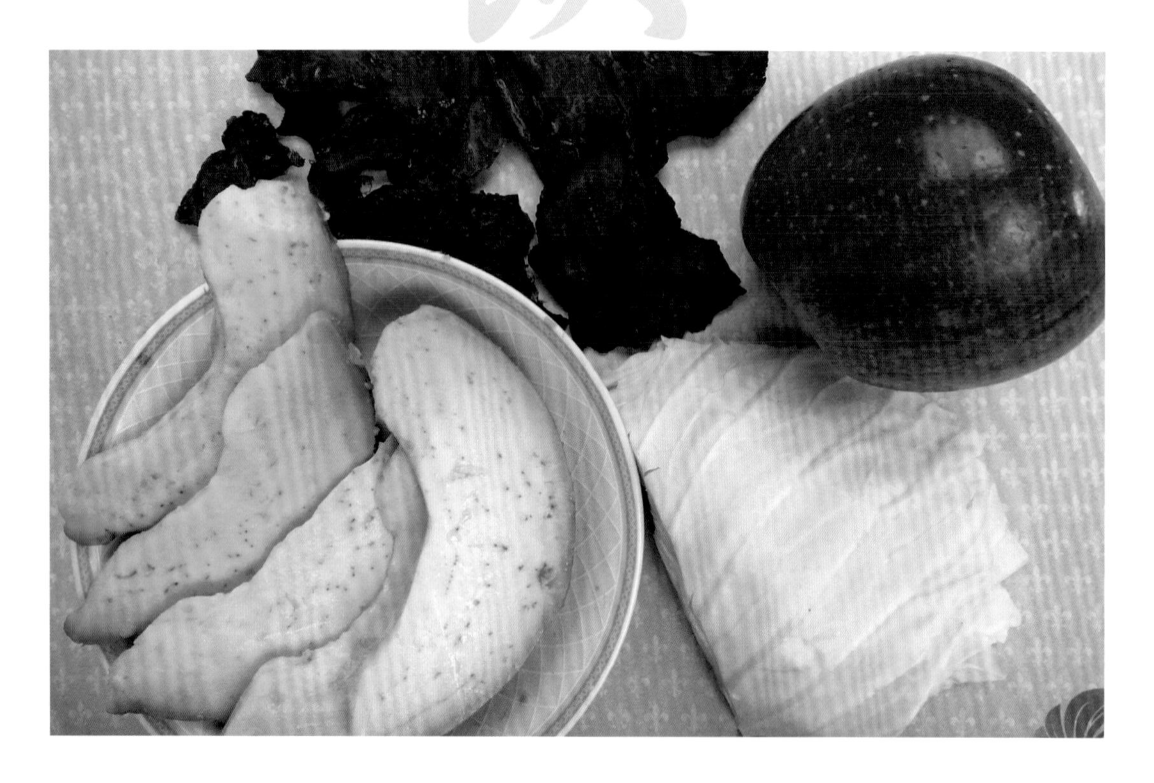

材料

何首烏 3 錢　酪梨 150 克　蘋果 150 克　高麗菜 60 克

主要功效

健腦安神、增強記憶力。

功效解說

何首烏含卵磷脂，是構成腦脊髓的主要成分，可以健腦安神，能促進細胞的新生與發育，可增加大腦記憶和學習能力。蘋果益智安神，它所含的鋅，是構成和記憶力息息相關的核酸與蛋白質不可或缺的元素，可以增強智能和記憶；蘋果含有多種維生素、礦物質、糖類、脂肪等，是構成大腦所必需的營養成分，它的香氣有提神醒腦的作用。酪梨含高量的 Omega-3 脂肪酸，有健腦、增強記憶的功效。高麗菜含有豐富的多種維生素及人體必需的微量元素，有健腦作用，可治健忘。

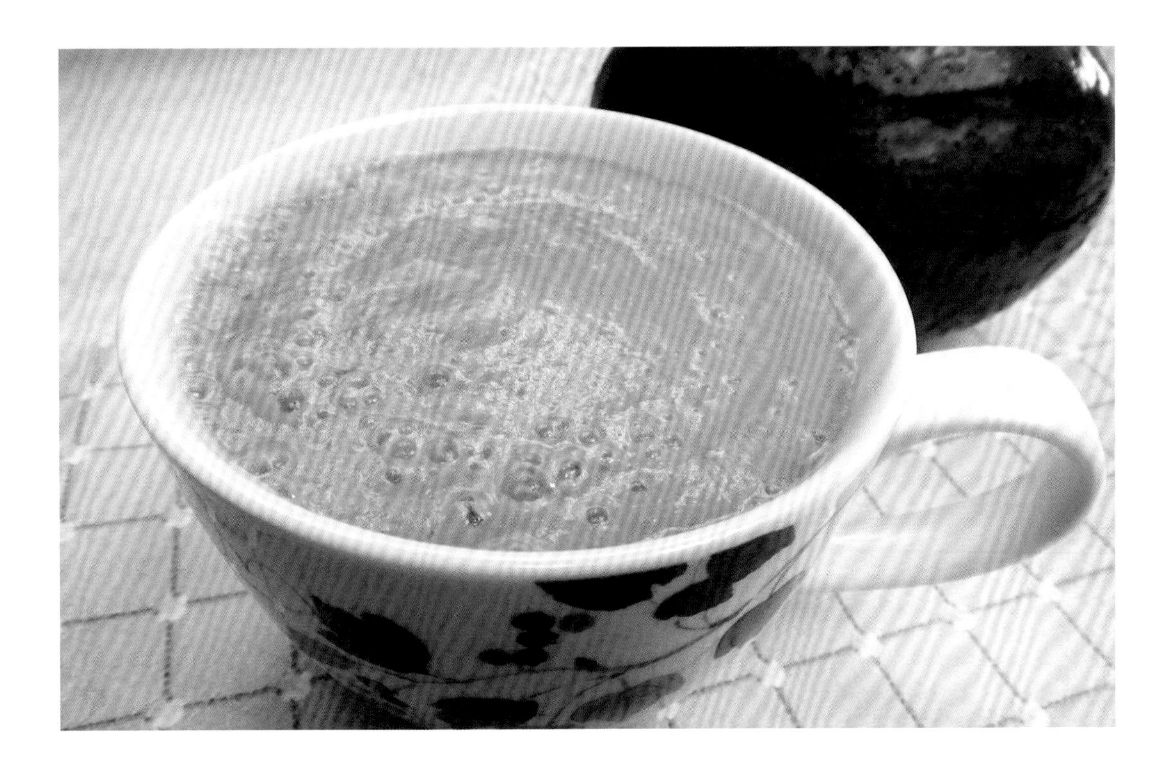

做法

1. 何首烏洗淨，放入鍋內，加入900CC清水，大火煮沸，改小火煮30分鐘，去藥渣取汁，放涼備用。
2. 蘋果洗淨，去皮、核、籽，冷開水沖過，切小塊備用。
3. 酪梨洗淨，切開挖取果肉150克備用。
4. 高麗菜洗淨，晾乾，冷開水洗過，切絲備用。
5. 將藥汁、蘋果、酪梨、高麗菜，放入果汁機內，打成果汁即可。

注意事項

1. 生何首烏潤腸通便，大便溏瀉者慎用；濕痰重者慎用製首烏。
2. 蘋果有增強消化力的作用，脾胃虛者，不宜多食。吃完蘋果應立即漱口，否則果酸對牙齒有腐蝕作用。
3. 酪梨富含鉀，腎功能不全和急、慢性腎炎者忌食。
4. 高麗菜含豐富粗纖維，消化功能不佳、腹瀉者少食；含有抑制甲狀腺機能的成分，甲狀腺功能失調者勿大量食用。

利尿抗炎飲

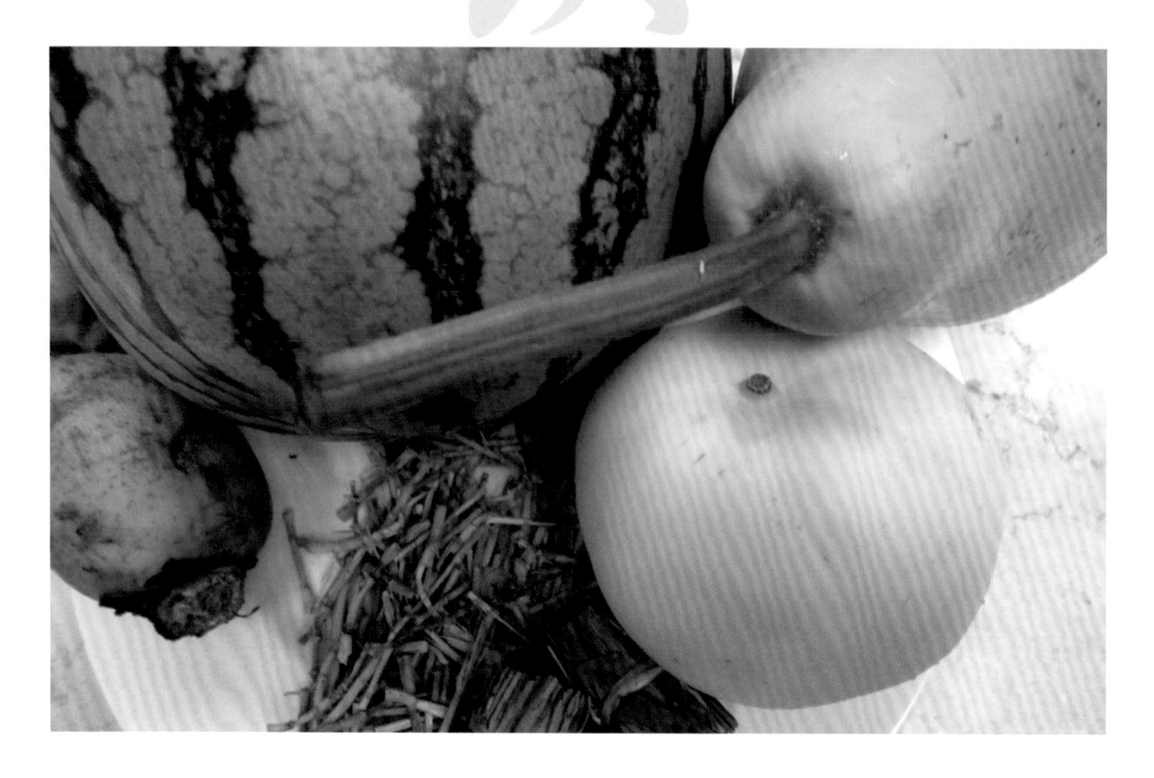

材料

鮮蓮藕 100 克　西瓜 120 克　扁蒲（瓠仔）100 克　香瓜 100 克

淡竹葉 3 錢　白茅根 3 錢

主要功效

利尿作用，預防泌尿道感染發炎、治療水腫。

功效解説

鮮蓮藕清熱生津，利尿。白茅根清熱利尿，成分中含有鉀鹽，水浸劑有利尿作用，和蓮藕並用，可治療尿道炎、小便赤澀。淡竹葉清熱利尿，使小便暢通，防止發炎，可治小便短赤、膀胱炎、尿道有灼熱感。扁蒲清熱利水，使小便暢通、消水腫。香瓜有利小便的功效；西瓜利小便、消水腫，可治腎炎、膀胱炎、小便不利。

做法

1. 蓮藕洗淨，刮去黑皮，冷開水洗淨，切片，熱開水沖過備用。
2. 扁蒲洗淨，去皮、籽，取肉 100 克，冷開水洗過，切片備用。
3. 香瓜洗淨，去皮及瓜瓤，取肉 100 克，冷開水洗過，切小塊備用。
4. 西瓜洗淨，去皮、籽，取肉 120 克，切小塊備用。

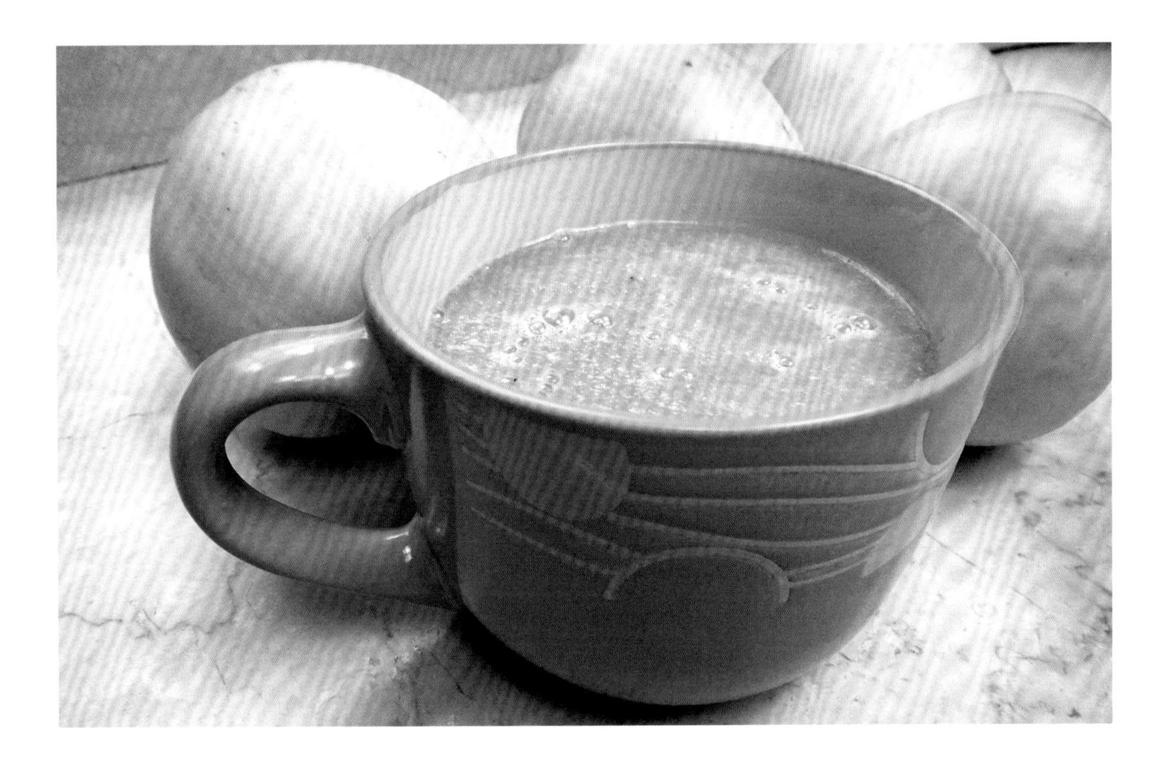

5. 白茅根、淡竹葉洗淨，放入鍋內，加入1000CC清水，大火煮沸，改小火煮30分鐘，去藥渣取汁備用。
6. 將蓮藕、扁蒲、西瓜、香瓜、藥汁放入果汁機內，打成果汁即可。

注意事項

1. 本飲品性偏寒，腹瀉、脾胃虛寒、咳吐血者，皆不宜食用。
2. 淡竹葉清熱瀉火，無實火、濕熱者慎服；利尿、滲利，腎虧尿頻者及孕婦忌服；性寒，體虛有寒者禁服。
3. 白茅根性寒，脾胃虛寒、尿多不渴者忌服。
4. 蓮藕性偏寒，脾胃消化功能低下、大便溏瀉者，不宜生吃；產婦不宜過早食用，一般產後一至二周可吃，蓮藕雖寒，但可散瘀血，故產婦可食用。
5. 香瓜性寒，脾胃虛寒、便溏者忌食；有吐血、咳血病史、胃潰瘍、心臟病患者慎食。可用哈密瓜代替香瓜，食用哈密瓜的禁忌請見第67頁。
6. 食用西瓜的禁忌請見第99頁。

健胃止嘔飲

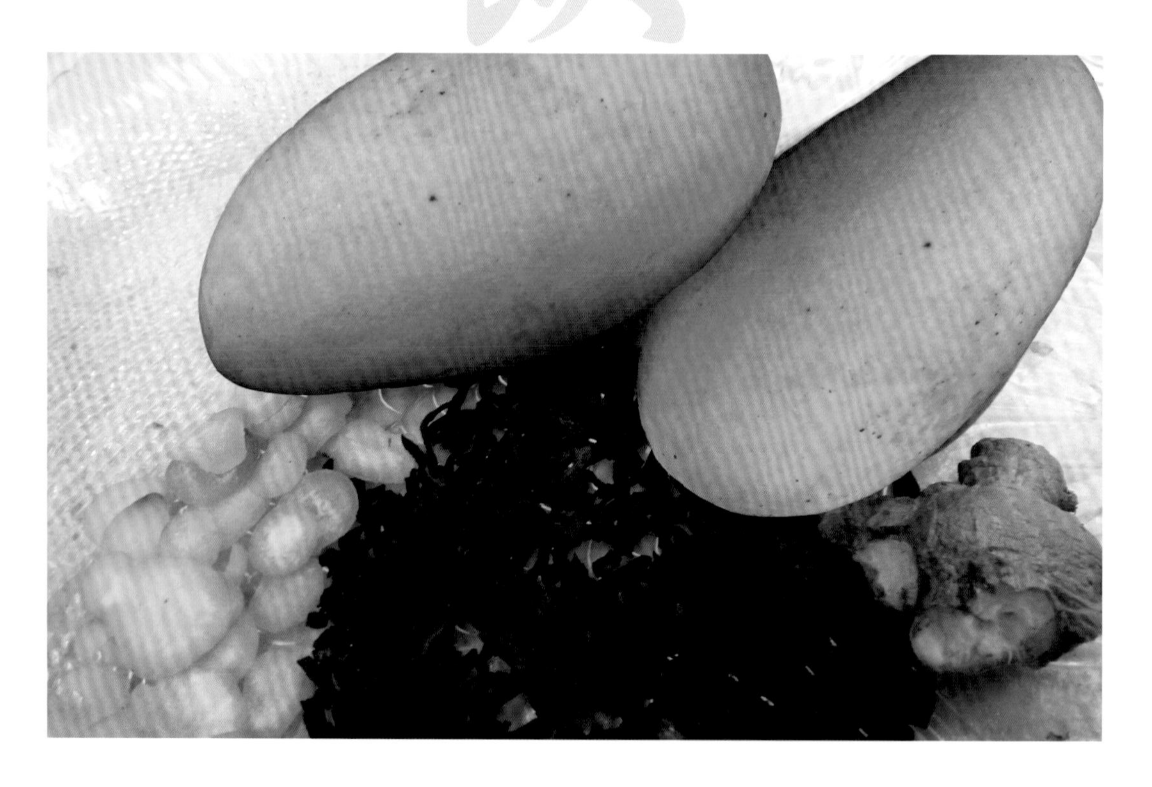

材料

薑半夏 3 錢 陳皮 3 錢 芒果 300 克 生薑 10 克

主要功效

健胃止嘔，也可治療暈車、暈船、妊娠嘔吐。

功效解說

陳皮通氣、健胃、止嘔；薑半夏和胃、止嘔，也可治妊娠嘔吐，和陳皮合用，加強健胃止嘔的功效。芒果益胃、止嘔、止暈，對於眩暈症、梅尼爾氏綜合症、高血壓眩暈、噁心嘔吐及孕吐均有療效，含有芒果甙物質，可防治暈車、暈船、嘔吐。薑汁健胃、溫中、止嘔。

做法

1. 生薑洗淨，切碎備用。
2. 陳皮、薑半夏洗淨，和生薑放入鍋內，加 1000CC 清水，大火煮沸，改小火煮 30 分鐘，去藥渣取汁，放涼備用。
3. 芒果洗淨，瀝乾水，去皮、籽，切塊備用。
4. 將藥汁、芒果放入果汁機內，打成果汁即可。

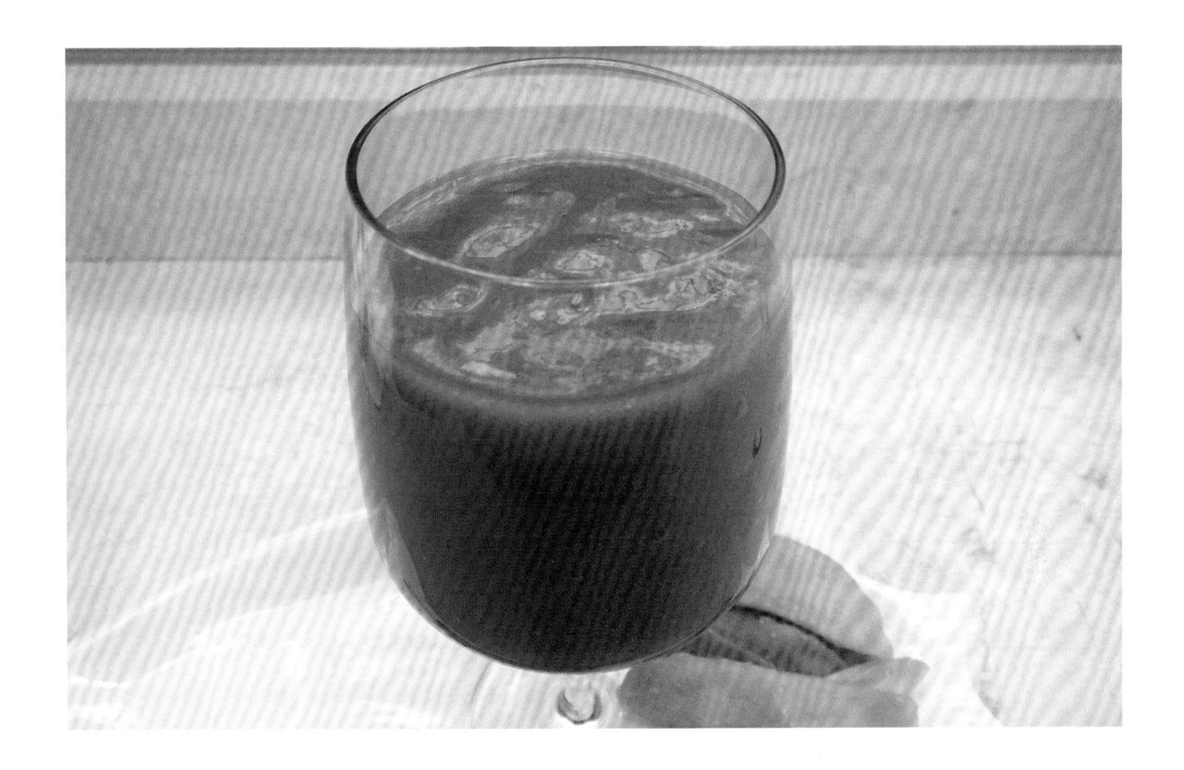

注意事項

1. 半夏性溫燥，一切血證、熱痰、燥痰、陰虛燥咳者慎用。
2. 生薑辛溫助熱，陰虛火旺、熱病高熱、發炎症者忌食。
3. 陳皮性溫，氣虛體燥、吐血、內有實熱、陰虛燥咳者慎服。
4. 非芒果產季，可用柳丁或香吉士代替。柳丁有治嘔逆、噁心的功效。（不喜食柳丁或香吉士纖維者，可濾掉纖維。）食用柳丁的禁忌請見第149頁。
5. 芒果性質帶濕毒，本身患有皮膚病或腫瘤者應避免食用；過敏體質慎食；含糖分高，糖尿病患者忌食。芒果大量食用，可能出現皮膚黃染現象，停食一段時間就會退掉。

產婦回乳飲

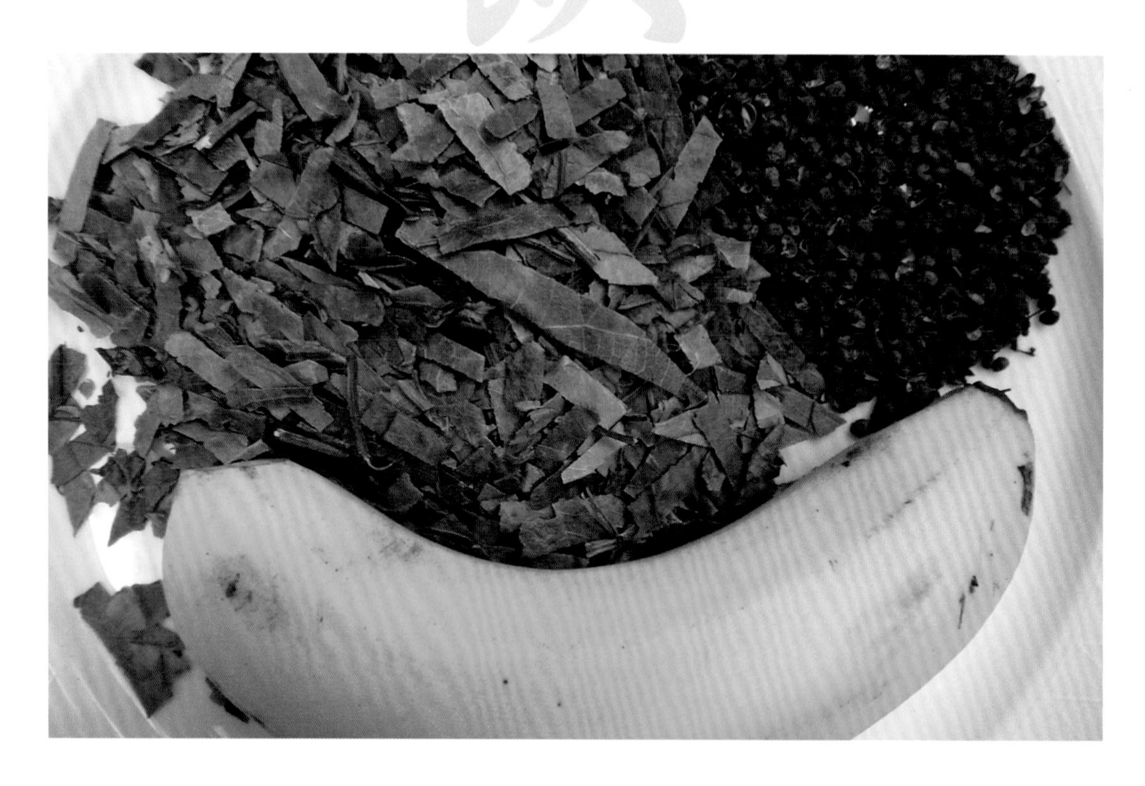

材料
枇杷葉 3 錢 花椒 6 克（要用紗布袋裝） 香蕉 1 條（約 150 克）

主要功效
緩解奶漲，幫助產婦回奶。

功效解說
枇杷葉有回乳功效；花椒有緩解奶漲、斷奶、回奶的功效。本飲品加入香蕉，因其滋補營養、水分少又屬寒性食物；寒性食物會使人體能量代謝率降低，使泌乳量受影響而降低。

做法
1. 香蕉洗淨，去皮，切塊備用
2. 枇杷葉刷去背毛，洗淨，和花椒（用紗布袋裝）放入鍋內，加 600CC 清水，大火煮沸，改小火煮 30 分鐘，去藥渣取汁（約剩 200CC）備用。
3. 將藥汁（趁熱時）和香蕉放入果汁機內，打成果汁即可（要趁熱喝）。

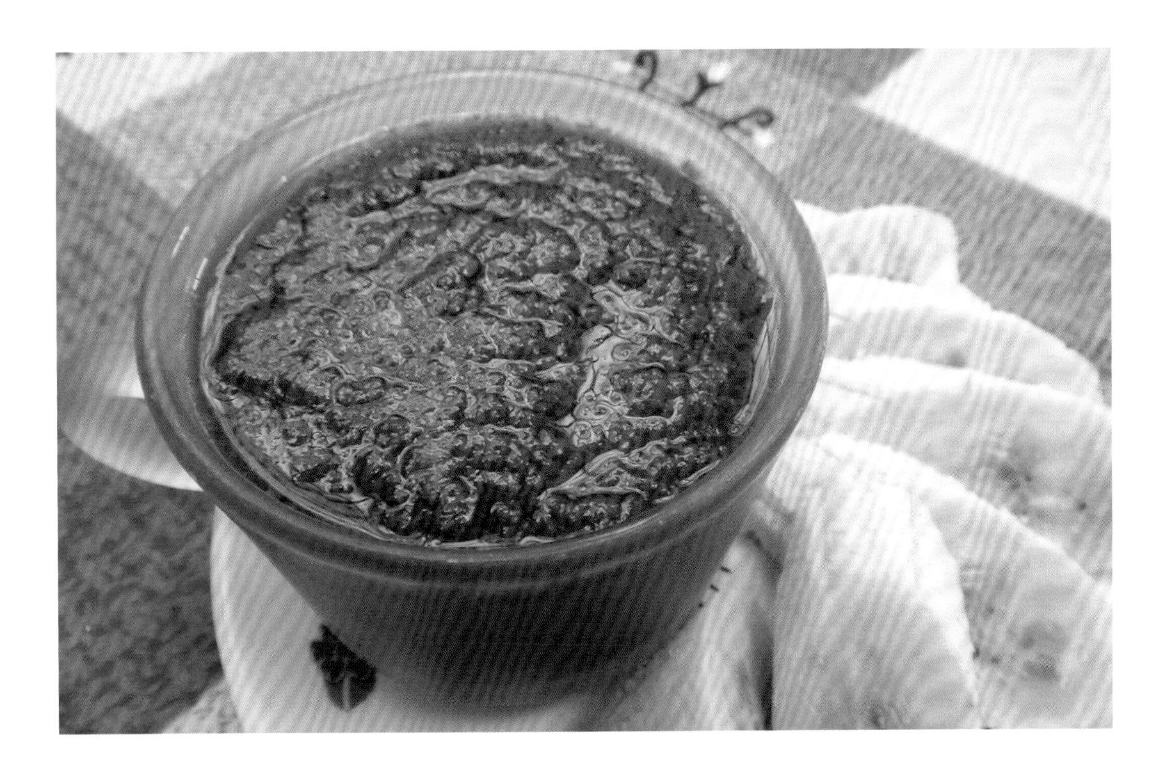

注意事項

1. 本品為一天一次的份量，要趁熱喝，每天喝一次。產婦要回奶時，食用本飲品期間，嚴禁食葷腥食物及喝大量的湯及水份。產婦授乳期不宜飲用。
2. 枇杷葉性寒，胃寒嘔吐及肺感風寒咳嗽者忌用。食用枇杷葉時，葉子背部絨毛要刷乾淨，或用布包入煎，因絨毛會刺激咽喉，令人咽癢而咳。
3. 花椒味辛性熱，陰虛火旺者、體質燥熱者忌服；孕婦慎服。花椒受潮會生白膜、變味，不可食用。
4. 可用炒麥芽代替花椒。炒麥芽有溫通作用，可減輕產婦乳汁滯留、乳房脹痛，有退奶功效；如果買到的是生麥芽，就用乾鍋加熱翻炒（不可炒焦），直到麥芽呈黃褐色。
5. 香蕉含鉀量高，急、慢性腎炎、腎功能不全者忌食；性寒，脾胃虛寒、胃痛腹涼者，少食；胃酸過多者忌食。

清咽響聲飲

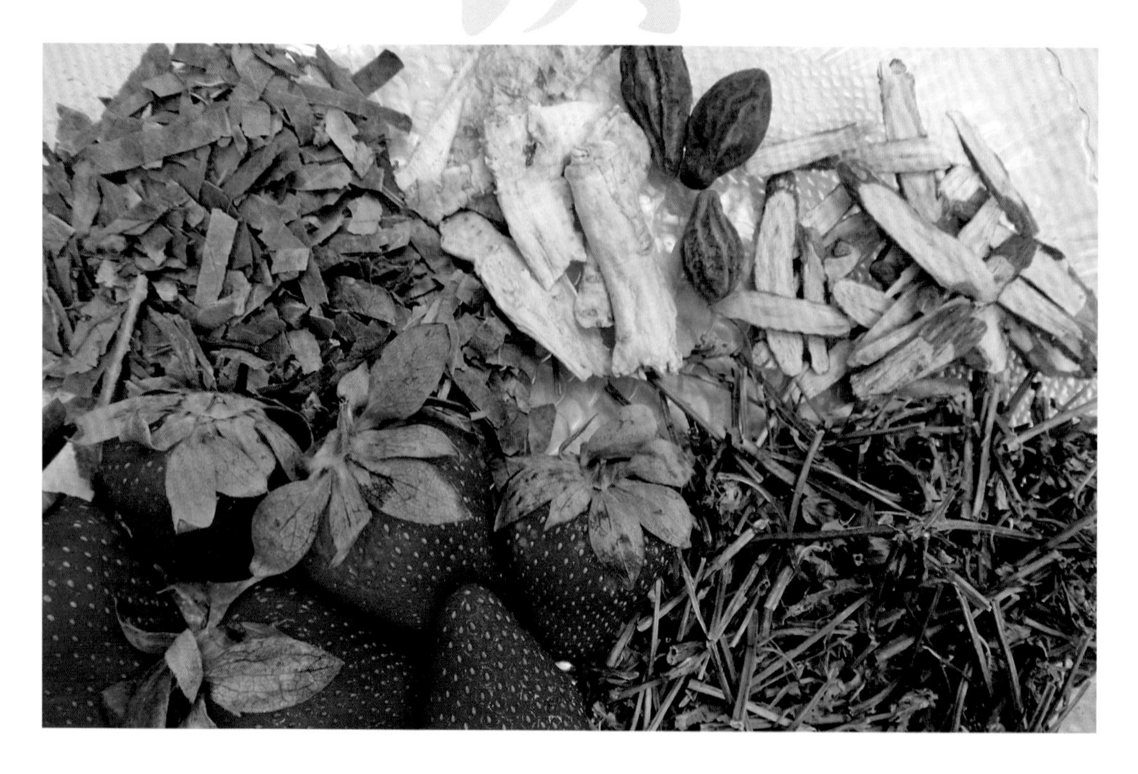

材料

草莓 180 克 枇杷葉 3 錢 桔梗 3 錢 訶子 3 錢（要搗碎） 甘草 3 錢
薄荷 3 錢（煎藥時要最後放入） 細砂糖適量

主要功效

治療因講話太多或高聲歌唱所致的聲音嘶啞。

功效解說

草莓有潤肺生津止渴的作用，對咽喉腫痛、聲音嘶啞有療效。桔梗清肺利咽，可治聲音嘶啞。訶子清咽揚聲，可治慢性咽喉炎、聲帶炎症。甘草清熱潤肺，助桔梗、訶子治失音。薄荷性辛涼，清咽利喉。枇杷葉有清肺下氣，治失音的功效。

做法

1. 草莓泡冷水 15 分鐘，去蒂洗淨，瀝乾水，冷開水洗過，切塊備用。
2. 枇杷葉、桔梗、甘草洗淨，和訶子（要搗碎，放入小紗布袋內，袋口繫緊）放入鍋中，加入 1200CC 的清水，大火煮沸，改小火煮 25 分鐘時，再放入薄荷，煮沸 3 分鐘後熄火，去藥渣，取汁加細砂糖，備用。
3. 將藥汁和草莓放入果汁機中，打成果汁即可。

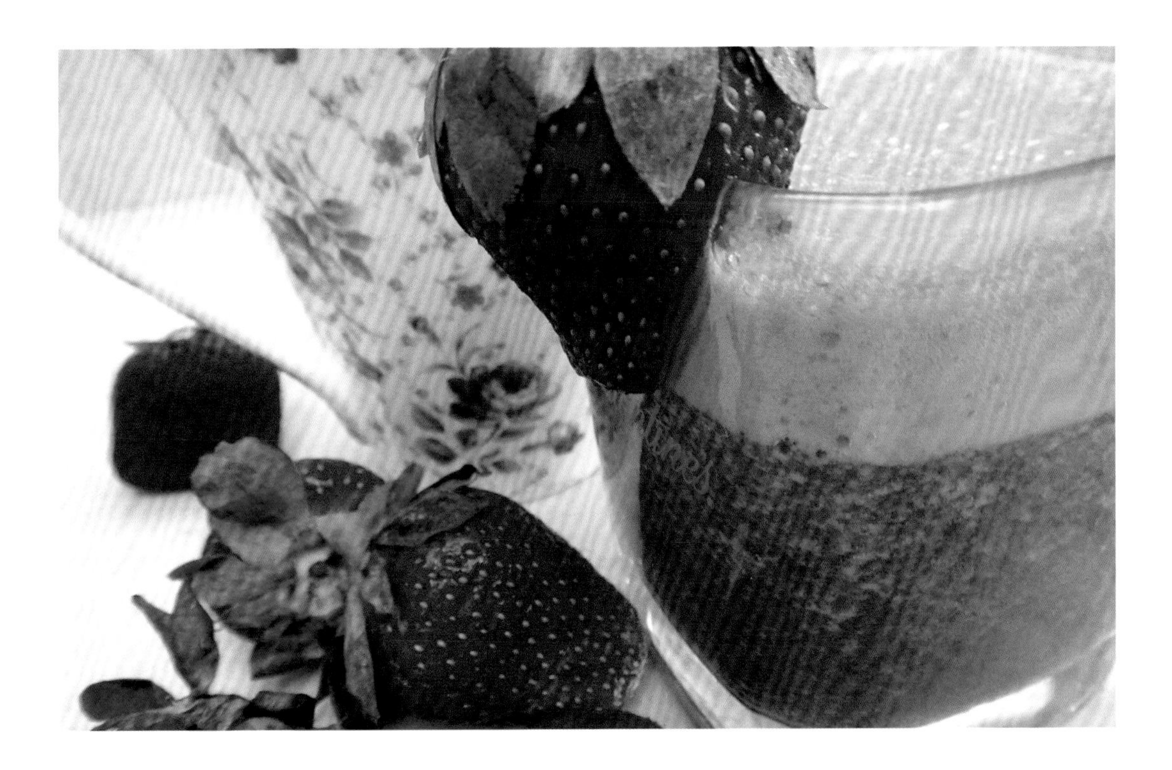

注意事項

1. 草莓性涼，痰濕內盛、腸滑便瀉者不宜多食；含草酸，忌和含鈣物同食，尿路結石病人亦不宜多食。
2. 桔梗性升散，有嘔吐、嗆咳、眩暈、氣機上逆、陰虛火旺、咳血等症者不宜服用；桔梗服後能刺激胃黏膜，劑量過大，會引起輕度噁心，甚至嘔吐，胃及十二指腸潰瘍患者慎用。
3. 訶子泄氣，氣虛者忌多服，咳嗽初起、腹瀉初起者不宜用。
4. 薄荷芳香辛散，發汗耗氣，體虛多汗者不宜使用。薄荷含揮發油，不可久煎。
5. 食用甘草的禁忌請見第 123 頁。食用枇杷葉的禁忌請見第 167 頁。
6. 可用枇杷或楊桃代替草莓。枇杷可清肺生津；性涼，脾虛泄瀉忌食；含糖量高，糖尿病患者忌食。楊桃順氣潤肺，保護氣管，生津止渴，可改善聲音沙啞和喉嚨痛；楊桃含鉀量高，急、慢性腎炎、腎功能不全者忌食；含有草酸，忌和含鈣食物同食（會形成草酸鈣沉澱）；性偏寒，脾胃虛寒者少食。

促進消化飲

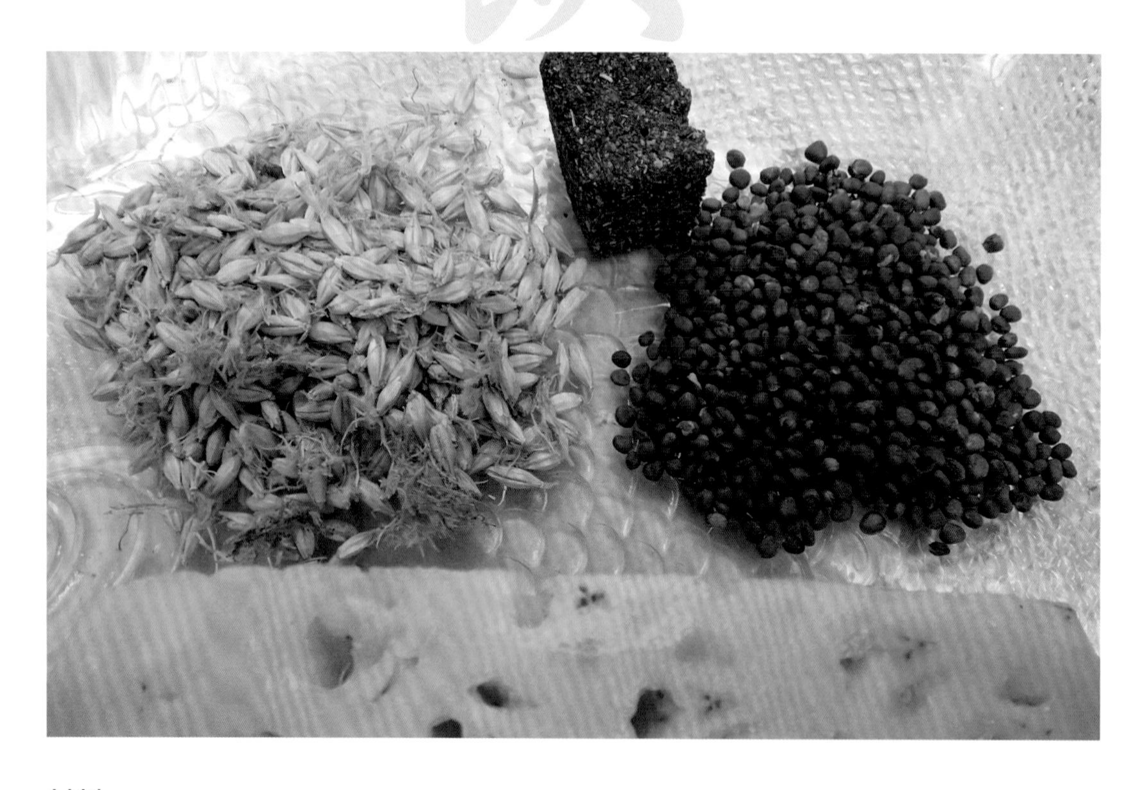

材料

鳳梨肉 200 克 生麥芽 3 錢 神麴 3 錢（紗布袋裝） 萊菔子 3 錢 細砂糖適量

主要功效

消食行氣、促進消化，治療食慾不振、消化不良。

功效解說

麥芽健脾和胃，消食下氣和中，可消化食積，治消化不良、食慾不振。神麴消食行氣健胃，促進胃蠕動，促進消化，增進食慾。萊菔子消食積、下氣消脹、開胃，治療消化功能不全、增進食慾。鳳梨健胃消食，可治消化不良，含有維生素 B1，增進食慾；含有蛋白酶，能分解蛋白質，幫助人體對蛋白質的消化和吸收。

做法

1. 鳳梨切小塊，泡在加少許鹽的冷開水中片刻，撈起備用。
2. 神麴（用小紗布袋裝）、萊菔子、麥芽，揀去雜質，放入鍋內，加 1200CC 清水，大火煮沸，改小火煮 30 分鐘，去藥渣取汁，加適量細砂糖備用。
3. 將藥汁、鳳梨放入果汁機內，打成果汁即可。

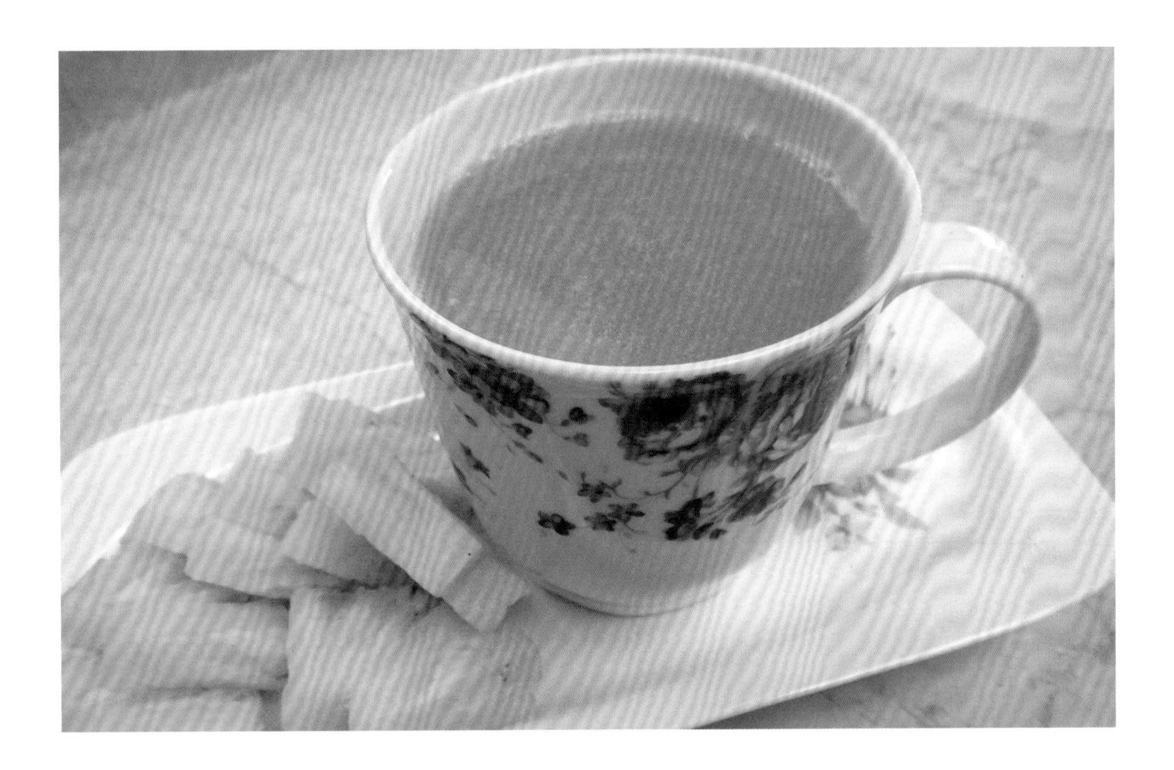

注意事項

1. 本飲品要在飯後半小時喝。對鳳梨過敏者慎食，鳳梨為酸性水果，含較多的纖維質，易引起胃酸、脹氣，腸胃道較敏感者、胃潰瘍患者不宜食用；腎臟病、凝血功能不良者忌食；發燒、患有濕疹、疥瘡者不宜多食鳳梨。
2. 麥芽會回乳，授乳期婦女不宜使用。
3. 神麴味甘辛性溫，胃火盛者及孕婦慎服。
4. 萊菔子辛散耗氣，氣虛者慎用；消食積下氣、化痰，無食積、痰滯者慎用；不宜和人參同用（萊菔子耗氣，而人參補氣）。
5. 可用柳丁或草莓代替鳳梨。柳丁消食開胃，含有蘋果酸、檸檬酸幫助消化，促進食慾。但柳丁含鉀量高，急、慢性腎炎和腎功能不全者忌食；甜度高，糖尿病患者不宜多食。草莓健胃和中，有治消化不良、食慾不振的功效。食用草莓的禁忌請見第 169 頁。

淡斑抗皺飲

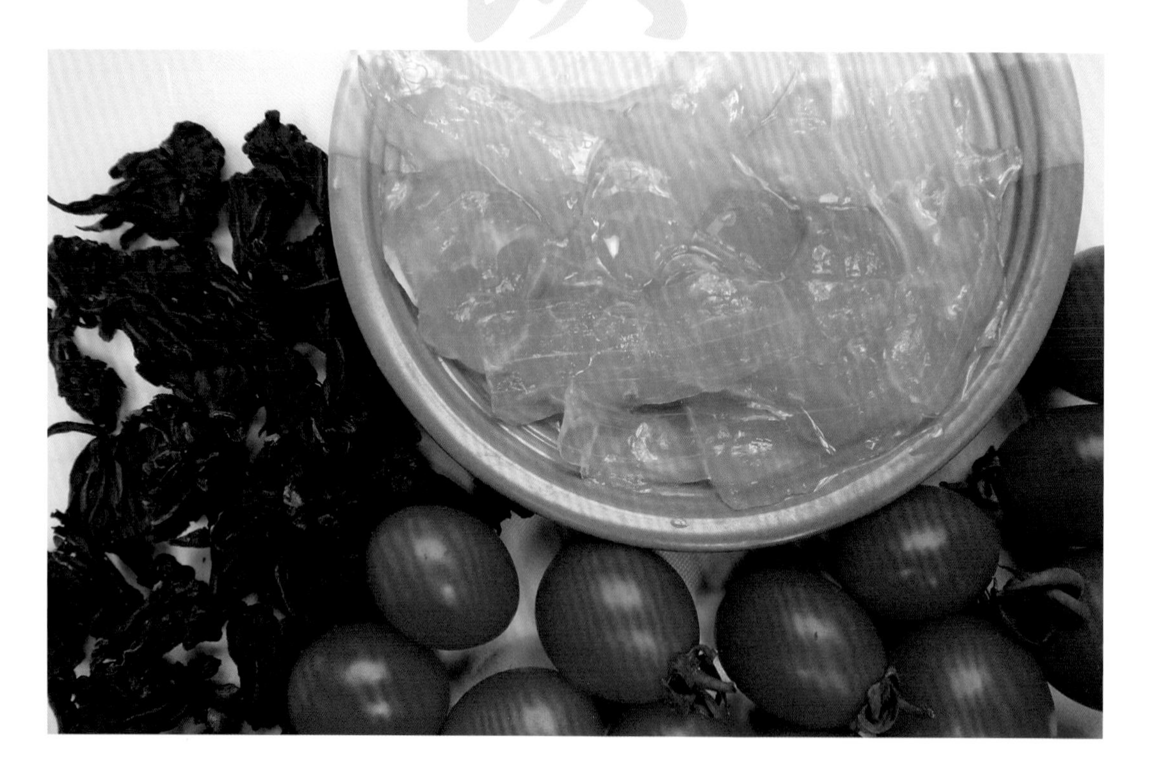

材料

洛神花 5 錢 鮮蘆薈（透明葉肉）30 克 番茄 200 克 蜂蜜適量

主要功效

美白淡斑、滋潤肌膚。

功效解說

蘆薈美白、保濕、防曬、祛班、排毒，它所含的多糖和多種維生素對人體皮膚有很好的營養、滋潤、增白作用，它的膠質能使皮膚、肌肉的細胞緊緻，能保持細胞水分，恢復彈性、消除皺紋、淡斑祛痘、滋潤皮膚。番茄所含的維生素C很高，有美白作用，它含有的穀胱甘肽可抑制黑色素，使沉著於內臟、皮膚的色素減退或消失；它也含有豐富的抗氧化劑，可以防止自由基對皮膚的破壞，有美容抗皺的功效；番茄紅素有祛色素、祛斑的效果。洛神花補血、活血、促進新陳代謝，也含有很高的維生素C，消除、防止皮膚色素沉澱，美容養顏、美白，有光潔細膩皮膚的功能。蜂蜜有很強的抗氧化作用，促進皮膚新陳代謝，減少色素沉著，使肌膚柔軟細膩、光滑潔白。

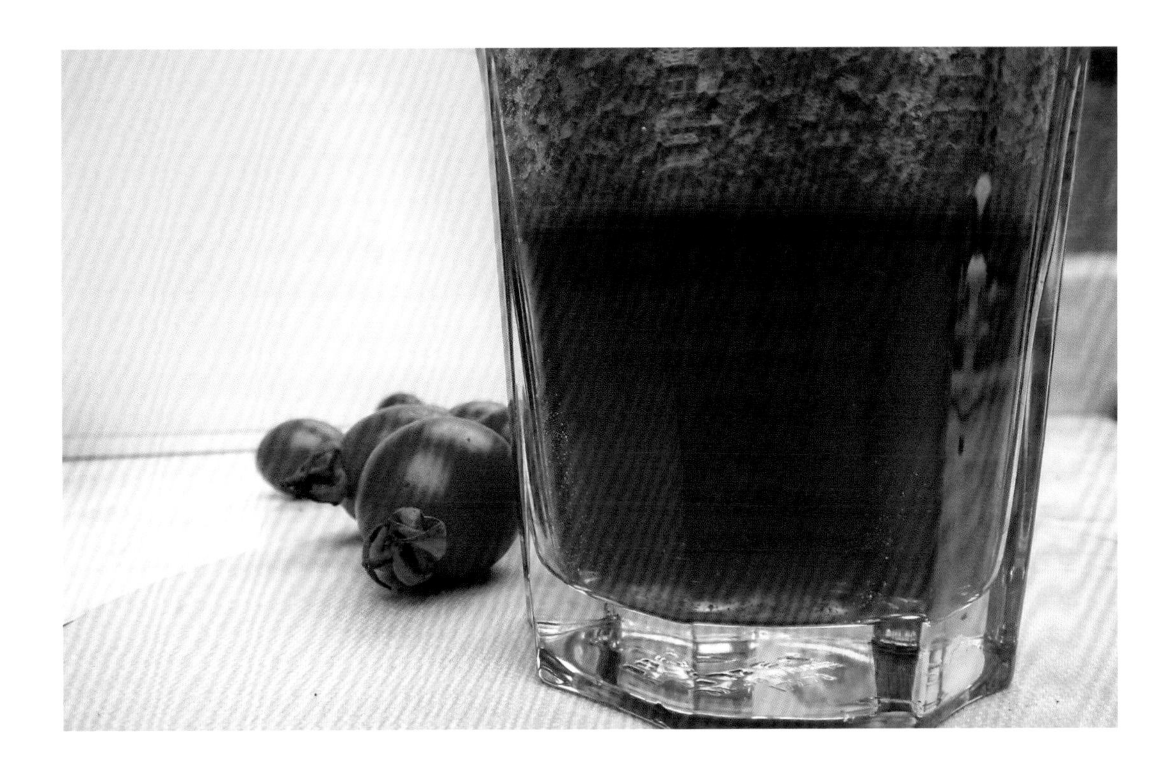

做法

1. 鮮蘆薈洗淨，瀝乾水，去皮，取皮內透明葉肉 30 克，備用。
2. 番茄洗淨去蒂，瀝乾水，冷開水洗過，切塊備用。
3. 洛神花洗淨，和蘆薈放入鍋，加 900CC 的清水，大火煮沸，改小火煮 30 分鐘，用筷子挾去洛神花（蘆薈留著），加入蜂蜜備用。
4. 將番茄、蘆薈及藥汁，放入果汁機內，打成果汁即可。

注意事項

1. 本飲品含有豐富的維生素 C，不宜和含有維生素 C 分解酶的食物（如：黃瓜、南瓜）同食，會破壞維生素 C 的吸收。
2. 蘆薈性寒，有通便作用，腹瀉者不宜食。蘆薈能使女性骨盆內臟器充血，促進子宮運動，易引起孕婦和經期婦女腹痛，導致嚴重出血，孕婦和經期中婦女忌食蘆薈。
3. 洛神花性涼味酸，胃酸過多者少食；脾胃虛寒、經期婦女、妊娠者不宜食。
4. 食用番茄的禁忌請見第 54 頁。

行氣止痛飲

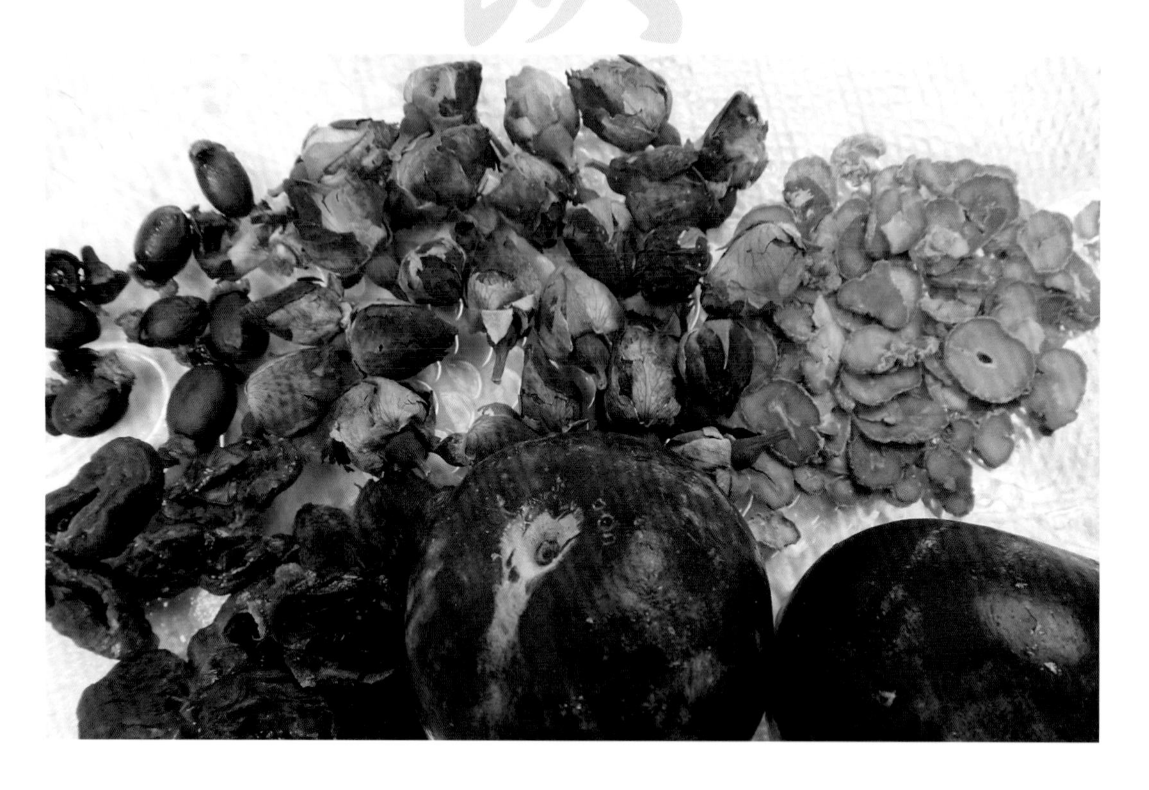

材料

荔枝核 5 錢 紅色玫瑰花（乾品）6 克 延胡索 3 錢 恐龍蛋（蜜李）200 克
乾荔枝肉 70 克 紅糖適量

主要功效

行氣止痛，也可改善婦女經來腹痛。

功效解說

延胡索活血散瘀、利氣止痛，能行血中氣滯、氣中血滯，可治胃脘痛、胸腹痛、經行腹痛、產後血瘀腹痛、跌撲疼痛，尤其對內臟疾病所致疼痛及神經痛、痛經等效果較好。荔枝肉填精隨、理氣益氣補血、補脾益肝、溫中止痛、消腫解毒。荔枝核理氣行氣、散結、散寒止痛。玫瑰花行氣行血、活血散瘀、通絡止痛、解鬱，可治婦女月經不調。李子補血，有促進血紅蛋白的再生作用，含維生素 E，促進血液循環。紅糖有行血、活血、散瘀、散寒、解痛的功效。

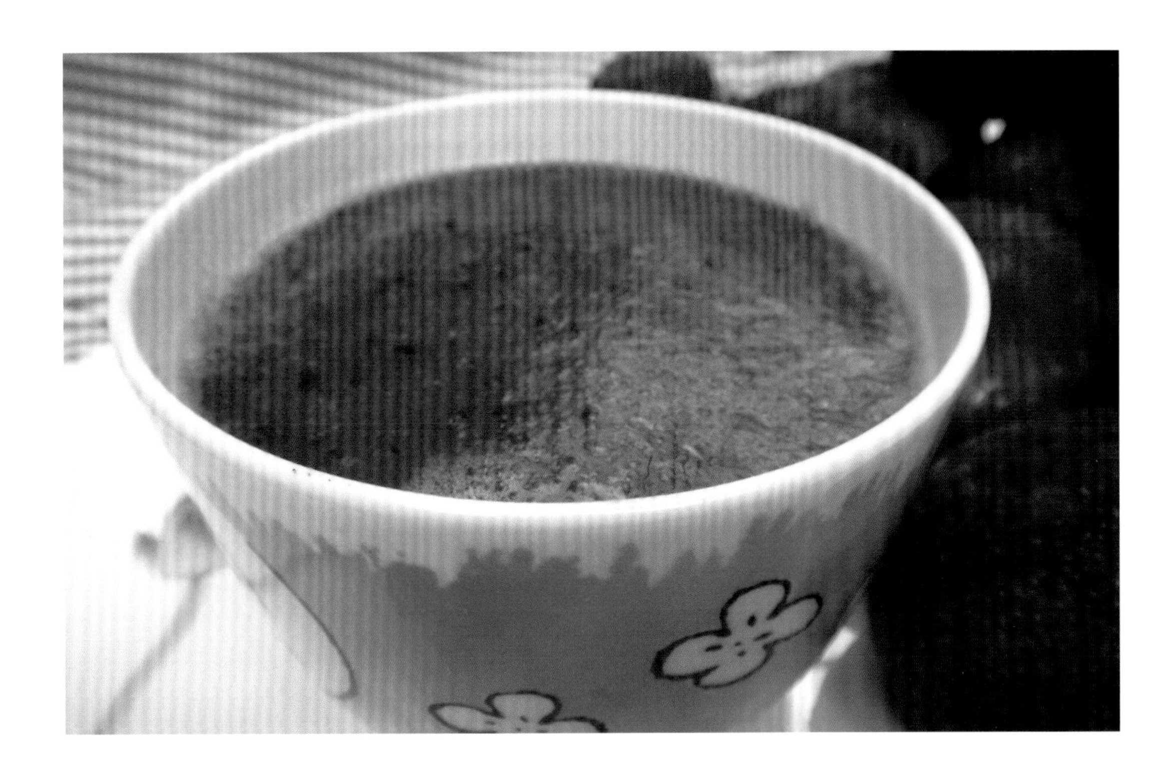

做法

1. 乾荔枝肉冷開水洗淨備用。
2. 荔枝核洗淨備用。
3. 蜜李洗淨，瀝乾水，冷開水洗過，去籽，切塊備用。
4. 延胡索洗淨備用。
5. 紅色玫瑰花揀去雜質，剝開花苞備用。
6. 延胡索、荔枝核放入鍋內，加1000CC的清水，**大火煮沸，改小火煮25分鐘，熄火，放入玫瑰花燜5分鐘**，去藥渣，取汁加紅糖，再將荔枝肉放入藥汁中浸泡，備用。
7. 將蜜李、荔枝肉及藥汁放入果汁機內，打成果汁即可。

注意事項

1. 任何品種的李子皆可，或以葡萄、櫻桃代替李子。
2. 可用新鮮荔枝代替乾荔枝。
3. 延胡索及玫瑰花皆性溫，陰虛火旺者忌服；皆能活血散瘀，孕婦忌服。
5. 荔枝核行氣散結、祛寒止痛（尤其用於寒疝腹痛、睪丸腫痛），無寒濕滯氣者勿服；性溫，陰虛火旺者慎服。
6. 荔枝性溫助火，陰虛火旺者（例如：流鼻血、牙齦腫痛出血、咽腫喉痛、胃熱口苦）不宜食用；多食荔枝肉令人發熱瘡；如果吃荔枝上火者，用荔枝殼煎湯喝，可以清火。荔枝吃太多，會在體內引起糖代謝紊亂，並有噁心、乏力、頭暈等症狀，稱之為荔枝病，尤其兒童易得荔枝病，所以兒童不宜多食。
7. 李子含高量的果酸，多食傷脾胃、易生痰濕、損齒，脾虛痰濕者、小孩不宜多食；過量食用，易引起胃痛、輕瀉，急、慢性胃腸炎、胃潰瘍患者、腸胃虛弱者慎食。
8. 經來腹痛體質虛寒者，平日忌吃寒涼食物。
9. 喝本飲品後，無論疼痛是否減輕，都應就醫，找出疼痛原因。

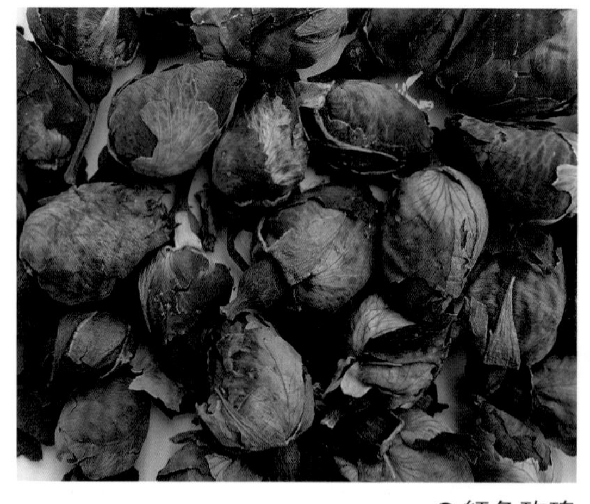

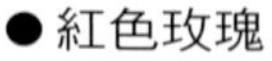

● 紅色玫瑰

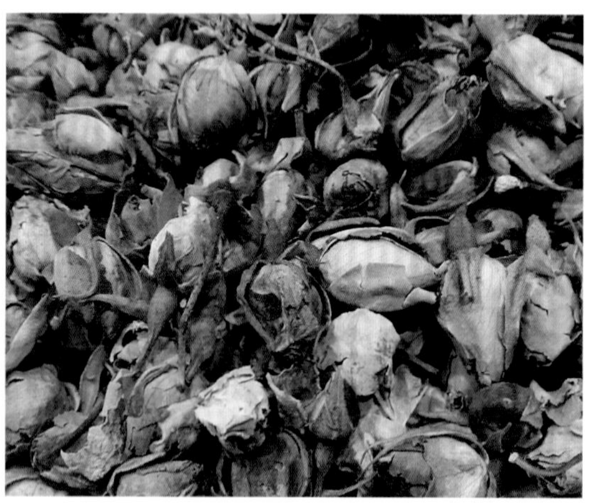

● 粉色玫瑰

養肝、降火茶

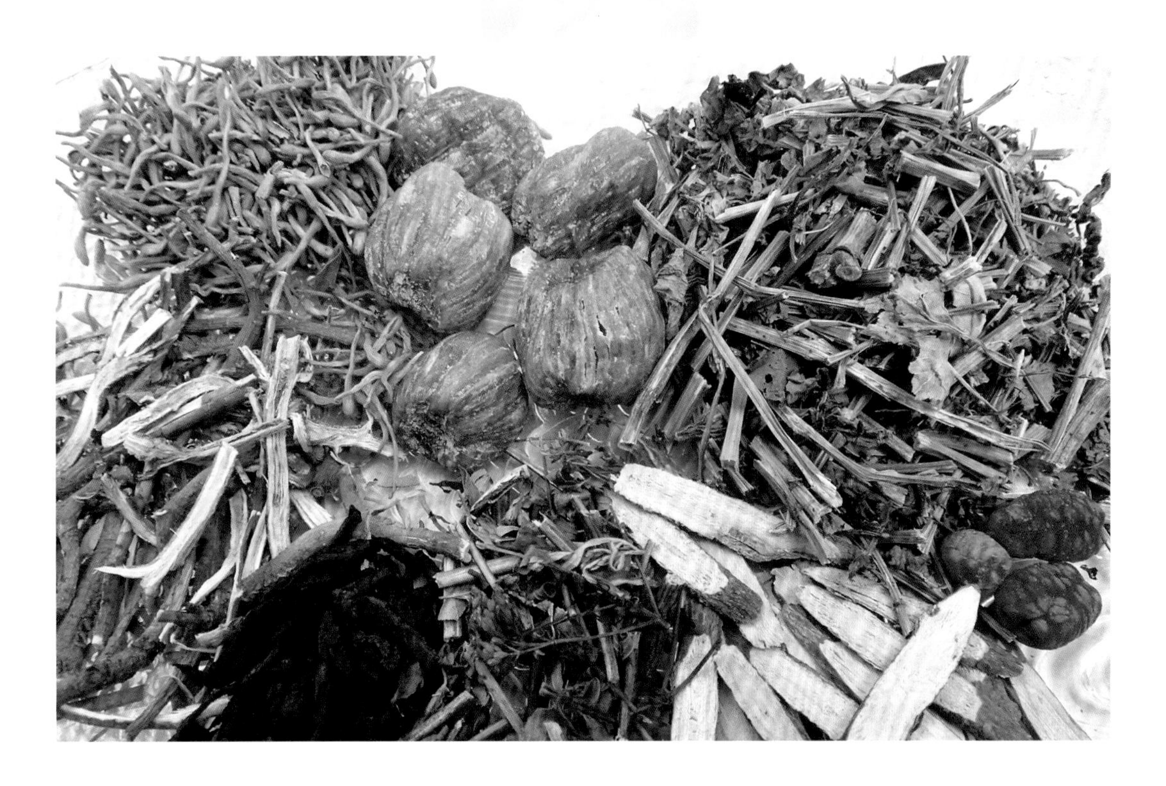

材料

金銀花 2 錢　蜜棗 60 克　咸豐草 2 錢　山梔子 2 錢　甘草 2 錢　茵陳蒿 1 錢　陳皮 1 錢　柴胡 2 錢

主要功效

保肝、養肝、退肝火。

功效解說

咸豐草清熱、解毒、瀉火、消炎清肝。梔子清熱、瀉火、解毒。甘草清熱、解毒。茵陳蒿清熱利濕、消退黃疸，有保肝作用，預防肝炎。陳皮有利膽作用、通氣解鬱。柴胡退熱疏肝解鬱，有保肝作用，能降低轉氨酶，恢復肝功能，減輕肝損傷。金銀花清熱解毒，保護肝細胞，抑制肝纖維化，抗脂肪肝，促進肝細胞再生。蜜棗甘溫益氣，滋陰養血，能提高免疫力，提高血清白蛋白，保護肝臟。

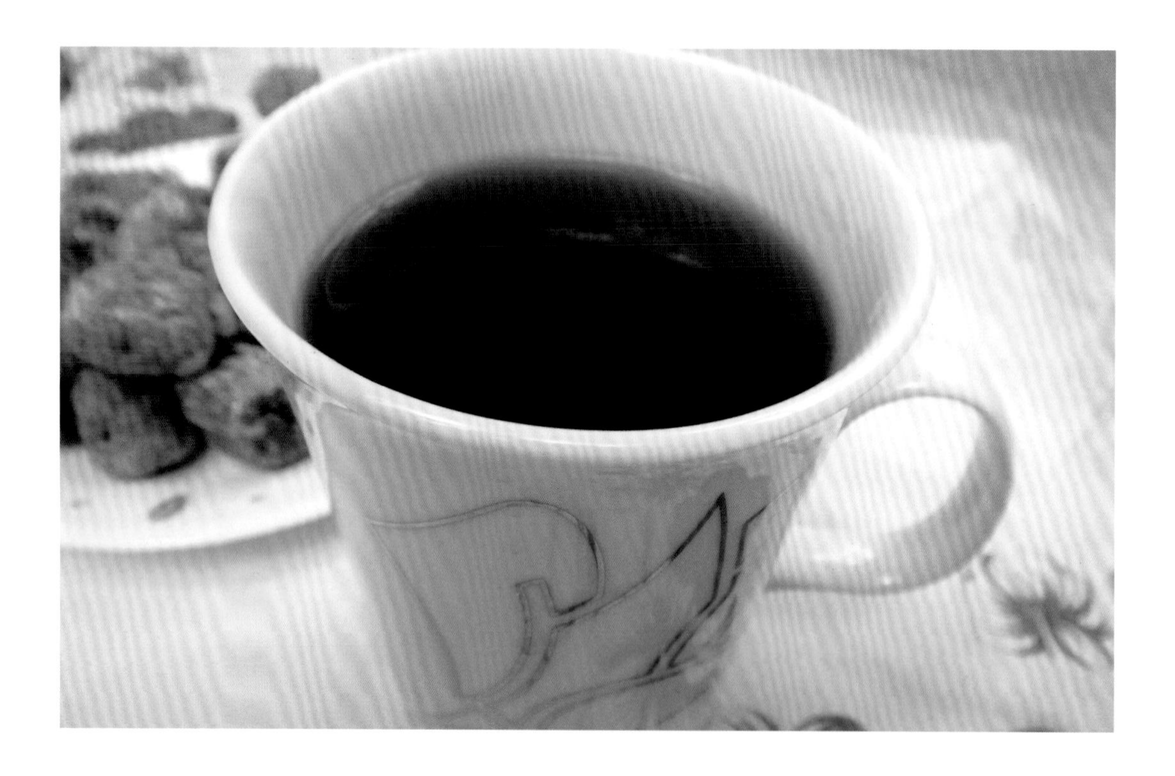

做法

1. 將所有藥材洗淨，放入鍋加入 1200CC 的清水，大火煮沸，改小火煮 30 分鐘，去藥渣，取藥汁趁熱倒入保溫杯內。
2. 將蜜棗切碎，放入保溫杯中，燜 30 分鐘，即可慢慢飲用。

注意事項

1. 本飲品適合肝火旺者飲用。
2. 咸豐草清熱、梔子苦寒傷胃，脾虛便溏者皆忌服。茵陳蒿主治濕熱發黃，非濕熱引起的發黃、蓄血發黃、血虛萎黃者忌服；孕婦慎用茵陳蒿。柴胡性升散，有陰虛火旺者慎用、氣機上逆者忌用。金銀花性寒，脾胃虛寒及氣虛瘡瘍膿清者忌服。
3. 食用甘草的禁忌請見第 123 頁、陳皮的禁忌請見第 165 頁。
4. 蜜棗甘溫質潤，有宿疾者、便秘患者慎食；不易消化，脾胃虛弱者不宜多吃。蜜棗糖分高，牙病患者不宜食用、糖尿病患者慎食。
5. 本飲品可養肝、保肝，如有肝病仍應就醫。中草藥茶不宜長期、大量飲用。

潤喉消炎茶

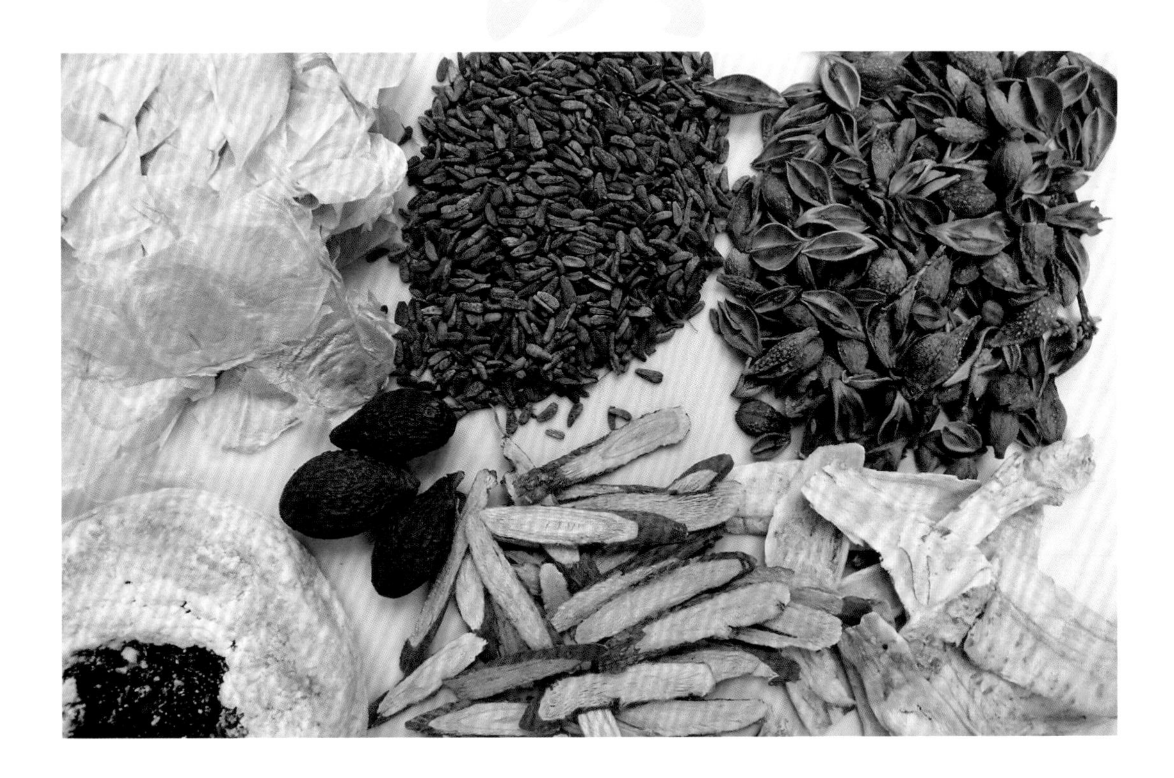

材料

木蝴蝶 1 錢 牛蒡子 3 錢 連翹 2 錢 桔梗 3 錢 甘草 3 錢 胖大海 3 粒
有柿霜的柿餅 1 塊 白糖適量

主要功效

感冒聲音沙啞、咽乾咽疼。

功效解說

木蝴蝶潤肺開音，可預防及治療聲帶疾患、聲音嘶啞、喉頭炎、扁桃腺炎、咽喉乾痛和急、慢性咽喉炎。牛蒡子疏風散熱、利咽，有抗菌作用，消炎解毒，可治咽喉腫痛。連翹清熱解毒，所含連翹酚能抑制多種細菌，達到抗炎作用，控制呼吸道炎症療效較好。甘草清熱解毒、潤肺抗炎。桔梗利咽消腫，可治咽喉炎、聲音嘶啞、聲帶充血水腫，與甘草併用，效果更好。胖大海治療感冒引起的聲音嘶啞，對咽喉炎能消腫消炎。柿餅清熱化痰、生津止渴，它的外層有白色粉末結晶叫柿霜，有清熱潤燥作用，可治咽乾喉痛、口角炎、口瘡。

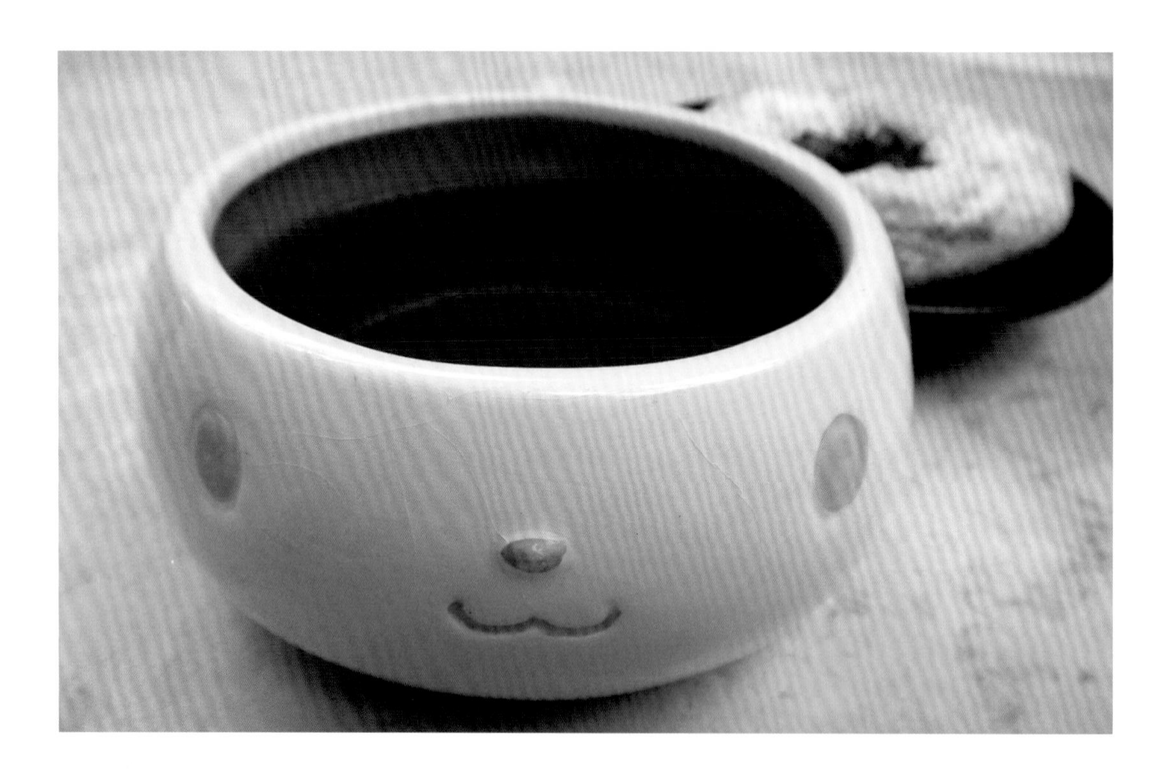

做法

1. 柿餅去蒂，在盤子上將柿餅剪碎（盤子可接住柿霜），全部倒入保溫杯內備用。
2. 將全部藥材洗淨，放入鍋內，加入 1500CC 的清水，大火煮沸，改小火煮 30 分鐘，去藥渣，取汁趁熱倒入保溫杯內，柿餅燜半小時後，即可慢慢飲用，喜甜者可加適量白糖。（白糖清熱消炎，可治口腔發炎、咽喉腫痛。）

注意事項

1. 木蝴蝶性寒涼，脾胃虛弱者慎服。牛旁子性寒，滑腸通便，氣虛便溏者慎用。連翹性寒，清熱解毒，脾胃虛寒及氣虛膿清者不宜用。桔梗性升散，凡陰虛火旺、咳血、嘔吐、嗆咳、眩暈、氣逆等症者不宜服用；用量過大，易引起噁心、嘔吐。胖大海性寒，風寒咳嗽白黏痰者、脾胃虛寒、腹瀉、胸悶、噁心等忌用；有小毒，代茶飲不可超過 3 粒，以防中毒；不可久服，久服會產生腹瀉、胸悶、脾胃虛寒、食慾不振、身體消瘦等情形。
2. 服用柿子的禁忌請見第 28 頁。服用甘草的禁忌請見第 123 頁。
3. 本飲品見效就收，無效請即刻就醫。中草藥茶不宜長期、大量飲用。

降膽固醇（血壓）、減肥茶

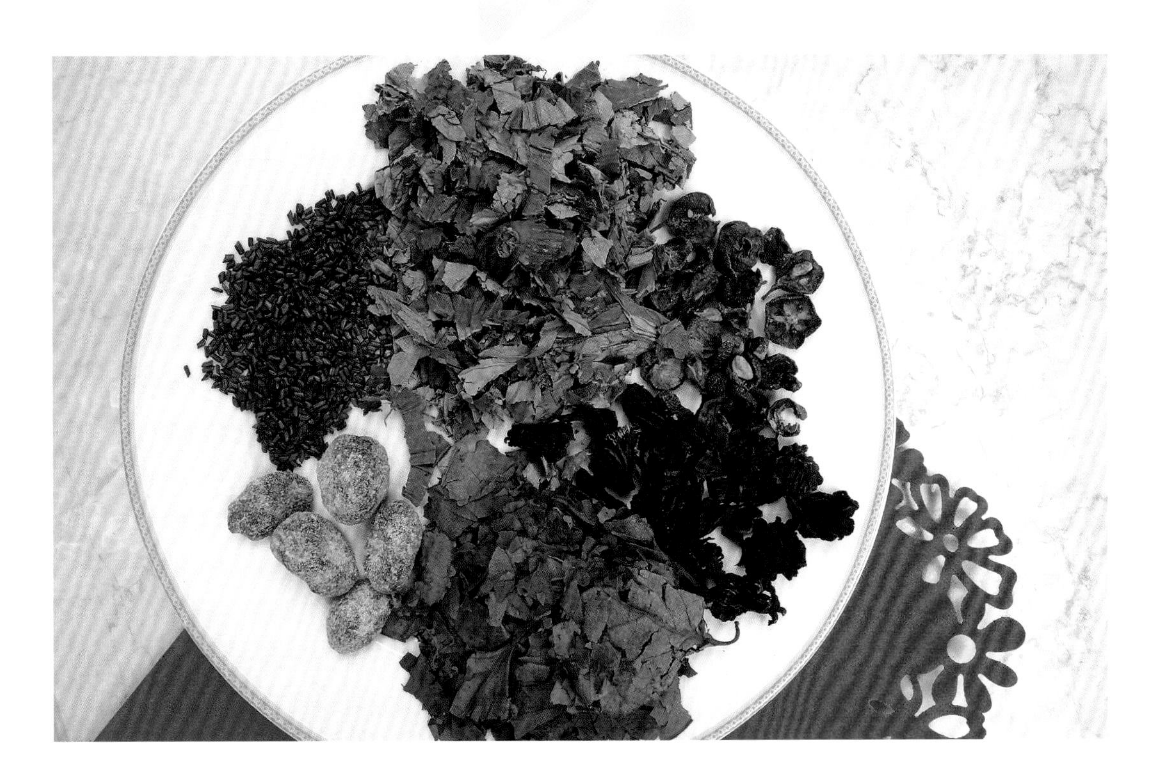

材料

決明子 5 錢　荷葉 3 錢　山楂 3 錢　洛神花 3 錢　柿葉 3 錢　金桔餅 30 克

主要功效

降膽固醇、降三酸甘油脂、降血壓、減肥。

功效解說

決明子清熱明目、潤腸通便，有降低三酸甘油脂、降血清膽固醇、降血壓的作用。荷葉中的生物鹼，具有明顯的降血脂功效，荷葉的荷葉鹼可擴張血管，有降血壓的作用；荷葉可以減肥，是因為它在人體腸壁上會形成一層脂肪隔離膜，有效阻止脂肪吸收。山楂有降血壓、降膽固醇及血脂的功效。洛神花有通便、降血脂肪、降血壓、降膽固醇的功效。柿葉活血清血、促進新陳代謝，含有黃酮甙能降低血壓、增加冠狀動脈血流量，和山楂合用，可降低血脂肪，對防治冠心病、高脂血症、高血壓有幫助。金桔富含維生素 C、金桔甙，對維護心血管功能、防止血管硬化、防治高血壓有一定的作用。

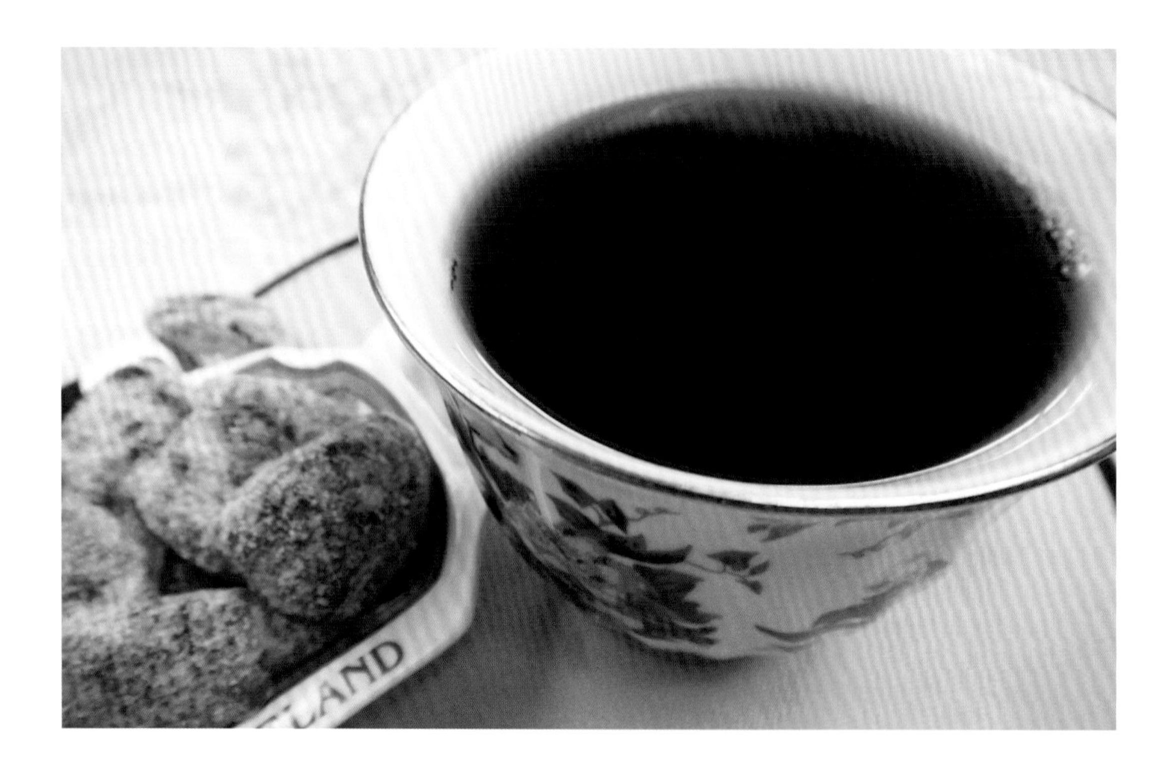

做法

1. 將所有藥材洗淨，放入鍋內，加入 1500CC 的清水，大火煮沸，改小火煮 30 分鐘，去藥渣，取汁趁熱倒入保溫杯內。
2. 將金桔餅切碎，放入保溫杯內藥汁中，燜半小時，即可飲用。

注意事項

1. 決明子有潤腸通便作用，氣虛便溏者忌服。
2. 山楂會促進消化液分泌，體弱氣血虛弱者、胃酸過多、胃潰瘍患者慎服。荷葉可消脂減肥，體瘦氣血虛弱者慎服。洛神花的禁忌請見第 173 頁。
3. 吃鮮金桔前後不可喝牛奶，因金桔的果酸會和牛奶的蛋白質結成凝固體，不易消化吸收，容易引起腹脹；飯前或空腹亦不可吃鮮金桔，因金桔的有機酸會刺激胃壁黏膜，引起不適感。本飲品請用金桔餅。
4. 中草藥茶不宜長期、大量飲用。

安神助眠茶

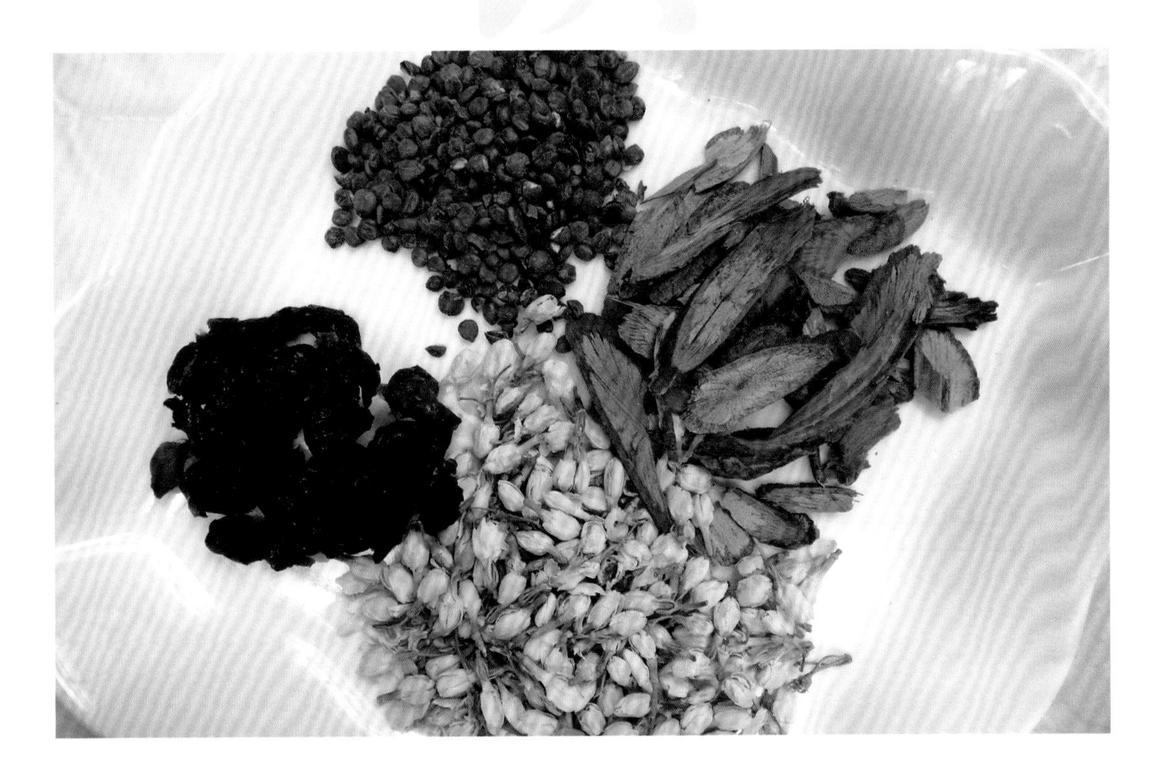

材料

炒酸棗仁 3 錢 夜交藤 3 錢 茉莉花 5 克 桂圓肉 30 克

主要功效

寧心、安神、助眠。

功效解説

酸棗仁寧心安神，有鎮靜催眠的作用，治療神經衰弱、心悸不安、失眠多夢、易驚易醒、思慮過度而失眠。夜交藤養心安神，可治神經衰弱引起的失眠、多夢、易驚。桂圓肉安神養血、補益心脾，可治失眠、健忘、驚悸。茉莉花有鬆弛神經的功效，可保持穩定的情緒。

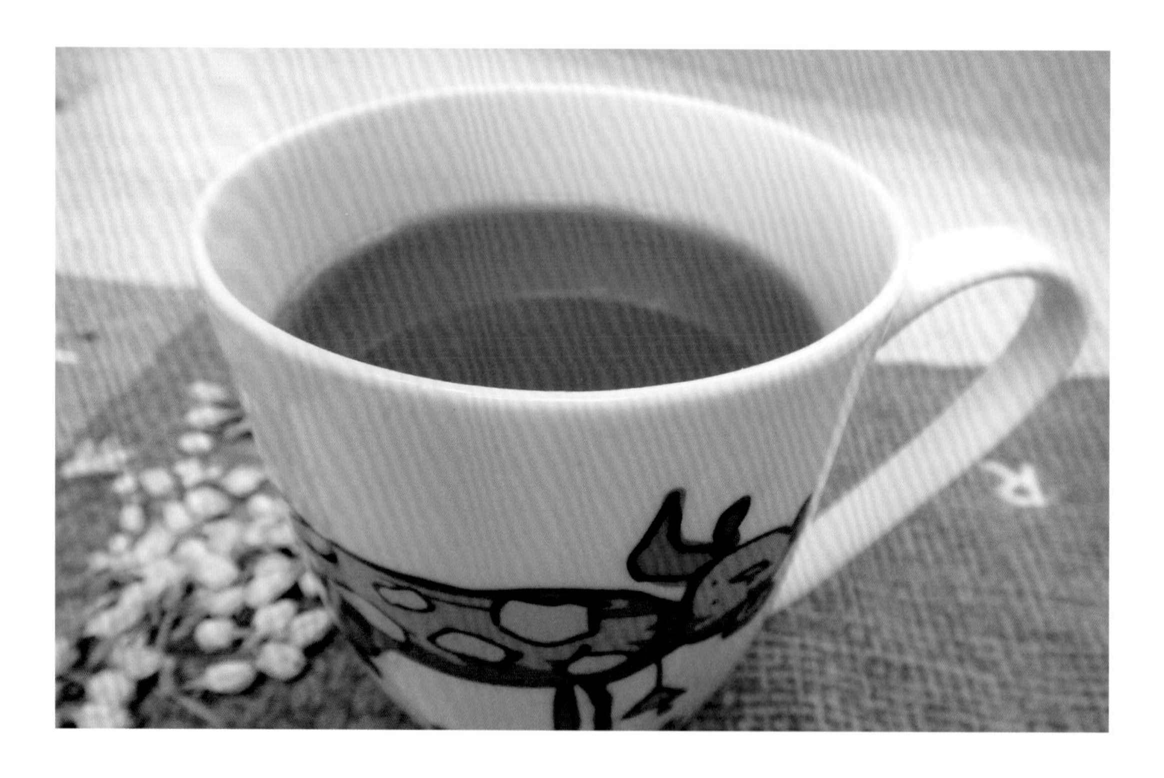

做法

1. 炒酸棗仁、夜交藤、茉莉花洗淨，放入鍋內，加 1200CC 的清水，大火煮沸，改小火煮 30 分鐘，去藥渣，取汁趁熱倒入保溫杯內。
2. 將桂圓肉切碎，放入保溫杯內藥汁中，燜 30 分鐘，即可飲用。

注意事項

1. 本飲品有火氣者不宜食用。
2. 酸棗仁含大量脂肪油，有潤滑作用，孕婦及慢性、過敏性腸炎者均應慎用。高熱驚厥而睡不安穩者，慎用酸棗仁。
3. 燥狂屬實火者慎服夜交藤。
4. 茉莉花辛香偏溫，火熱內盛、燥結便秘者慎食。
5. 多食桂圓肉易生濕熱，內有鬱熱（火氣）的人，不宜食用桂圓肉；桂圓肉不易消化，易脹氣者慎食。
6. 飲用本品後無效果，要即刻就醫。
7. 中草藥茶不宜長期、大量飲用。

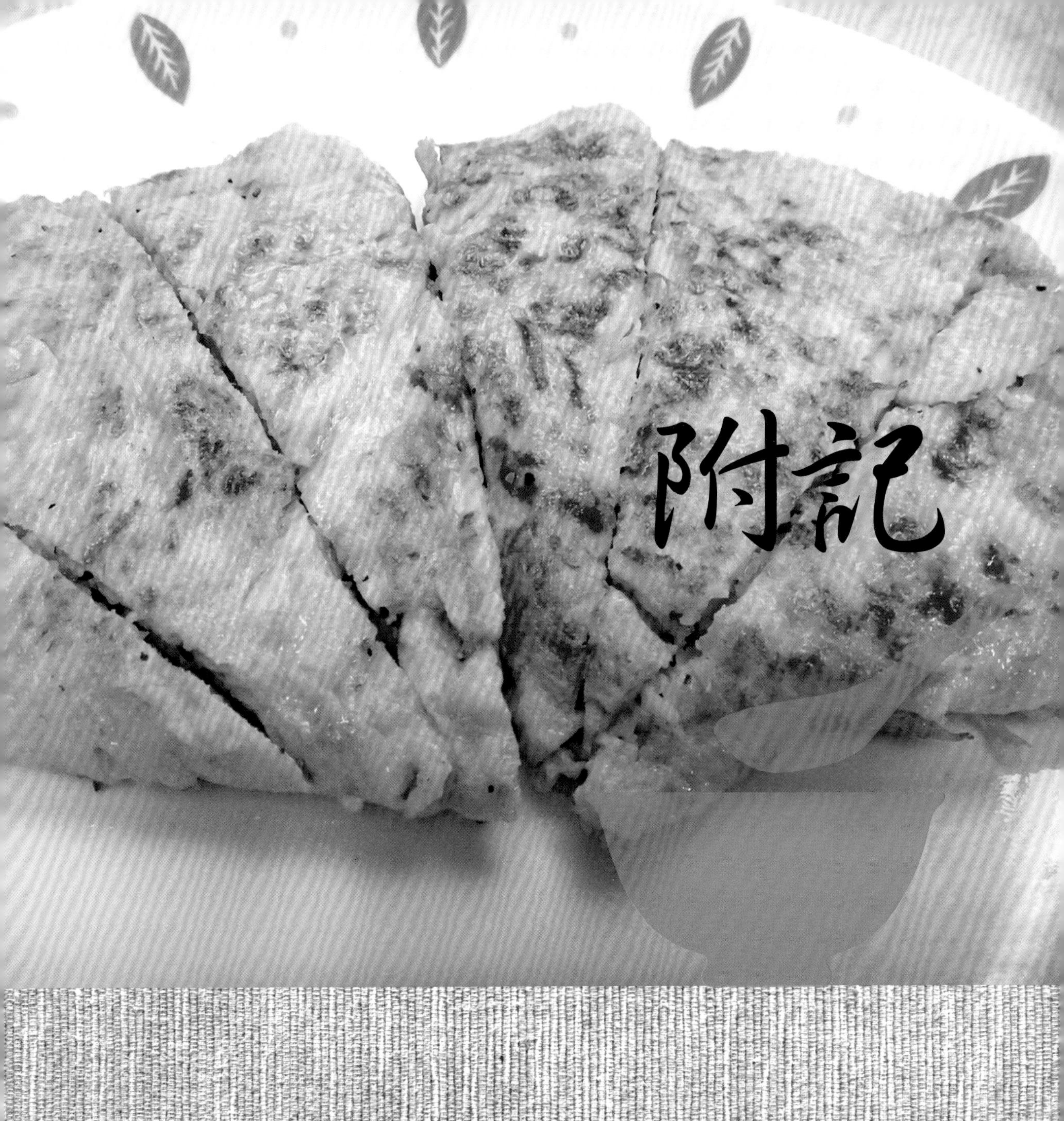

附記

益智水餃

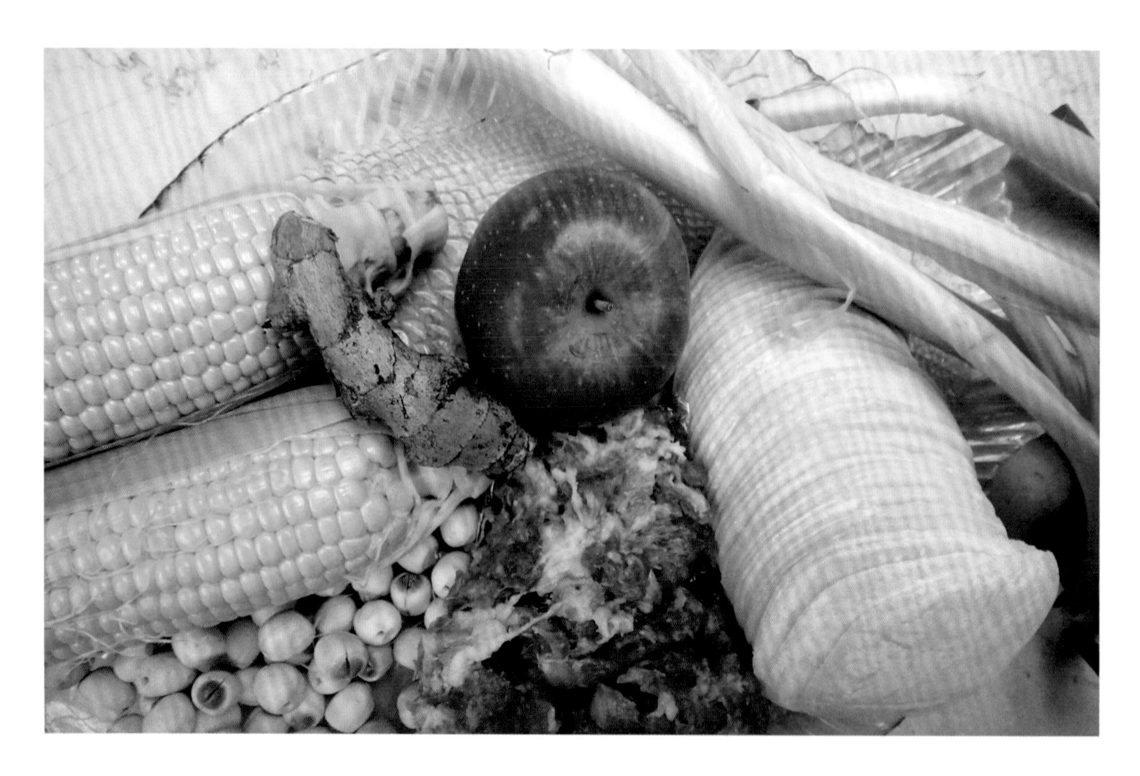

材料：（約可包 70 粒水餃）

鮮蓮子 80 克 新鮮黃玉米 2 支 薑 20 克 小蘋果 1 粒（約 150 克）

蒜苗 1 支（約 50 克） 蔥 2 支（約 50 克） 水餃皮 1 包

豬絞肉半斤（素食用蛋、香菇、太白粉代替） 鹽適量

主要功效

增強記憶力，健腦益智。

功效解說

蓮子養心安神，可以健腦益智。黃玉米含谷氨酸，幫助和促進腦細胞進行呼吸，幫助腦組織里氨的排除，可以健腦。蘋果含有鋅，可以增強記憶智能。豬肉養血補氣，提神。

做法

1. 蔥、薑、蒜苗洗淨，切碎備用。
2. 蓮子洗淨，切碎備用。
3. 蘋果洗淨，去皮、籽，切碎備用。

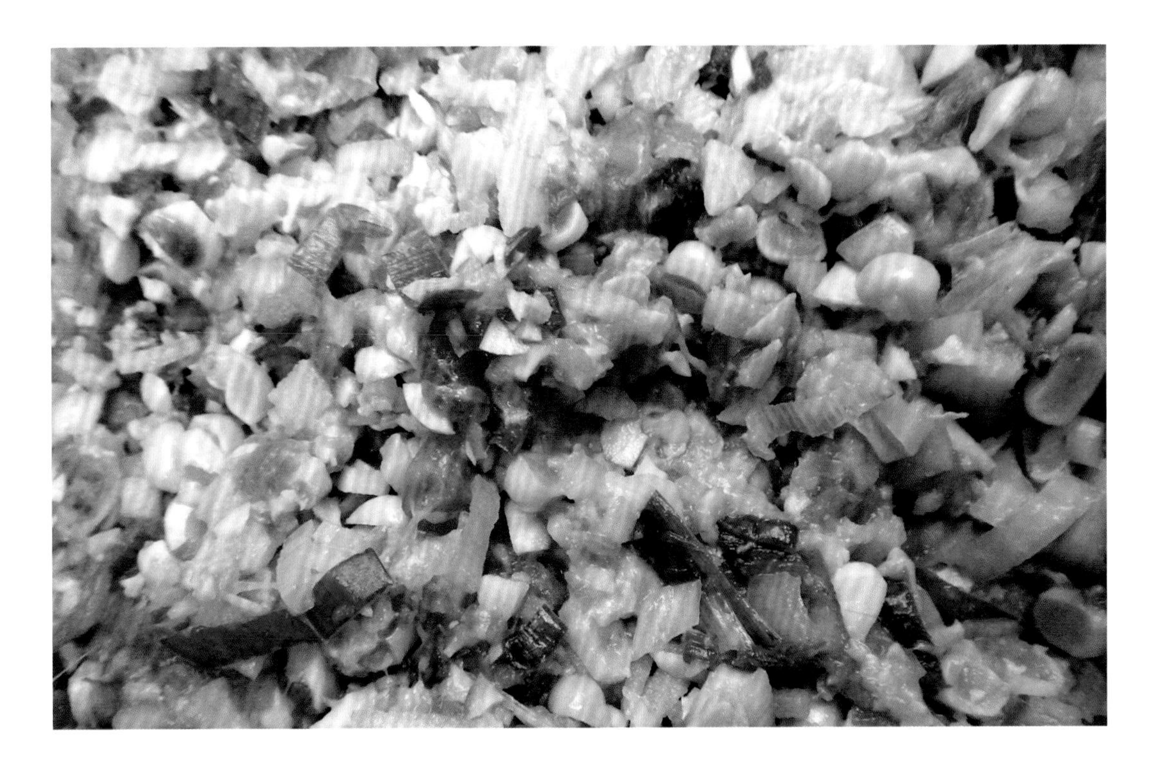

4. 玉米去外葉、鬚，洗淨，用刀將整支玉米削薄層（像在削皮一樣，不可用刨刀，刨刀刨下的玉米會變太薄），備用。
5. 將薑、蔥、蒜苗、蓮子、蘋果、玉米碎片、絞肉、適量的鹽，攪拌均勻，即可包水餃了。

注意事項

1. 蓮子有止瀉作用，大便燥結者慎用；不易消化，腹脹滿者慎食。
2. 蘋果富含糖類，糖尿病患者不宜多食；含有鉀鹽，腎炎患者慎食。蘋果中的酸會腐蝕牙齒，吃完最好漱口。
3. 發霉的玉米會產生黃麴毒素，有致癌作用，不可食用。
4. 素食者去掉豬絞肉、蔥、蒜苗末（有吃蔥、蒜苗者可放），改用玉米 3 支，再加入蛋 2 粒（蛋含有蛋白質、卵磷脂、膽鹼，可以提升記憶力）、香菇 30 克（要泡軟，擰乾水分，切碎）、太白粉 3 湯匙，全部攪拌均勻即可。

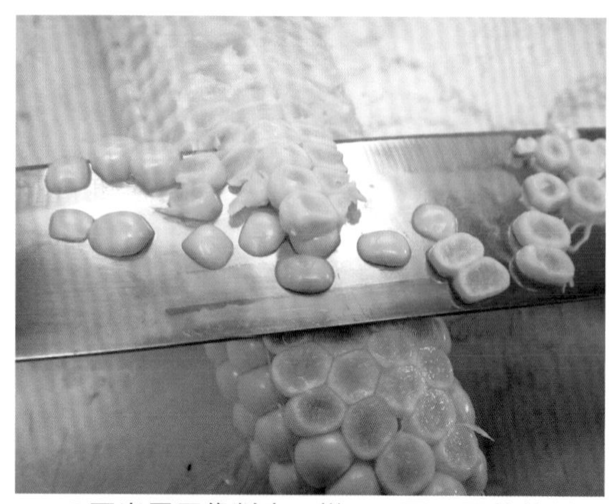

●玉米用刀像削皮一樣，一層一層薄薄削下

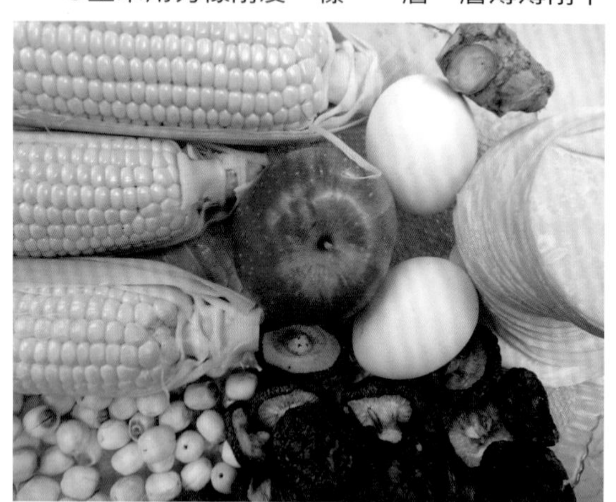

●素食益智水餃材料

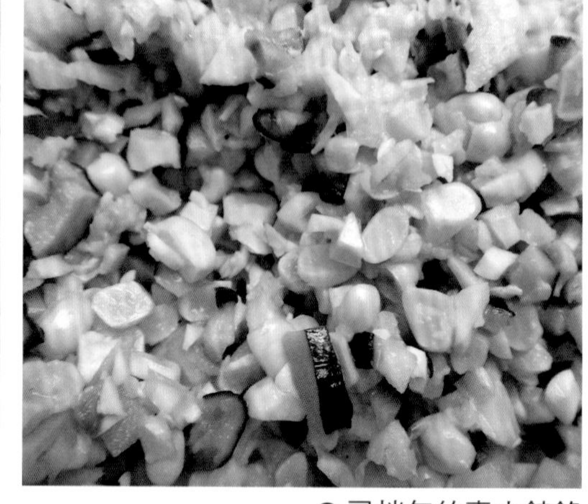

●已拌勻的素水餃餡

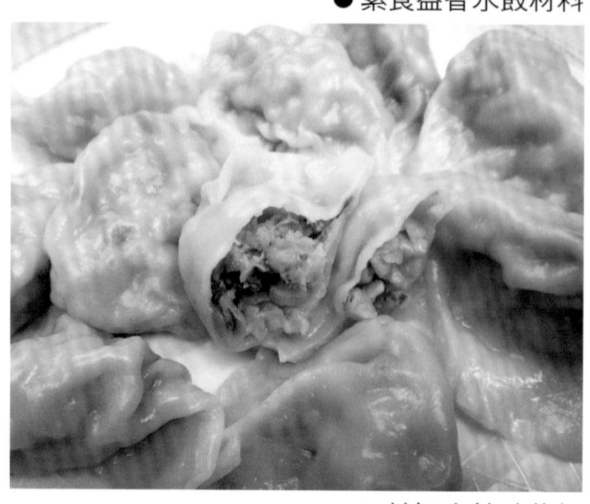

●益智水餃（葷）

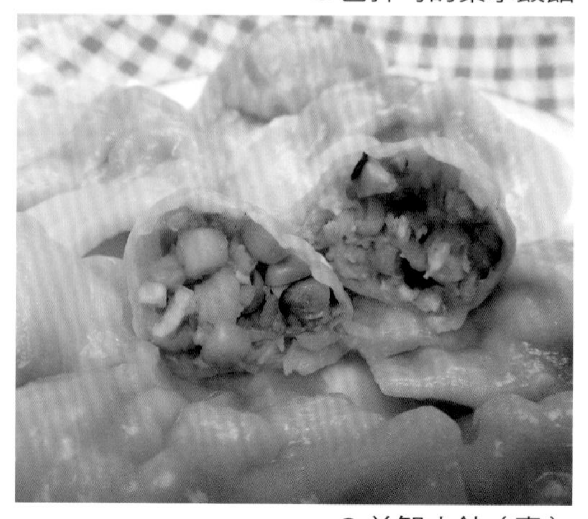

●益智水餃（素）

煎聰明蛋

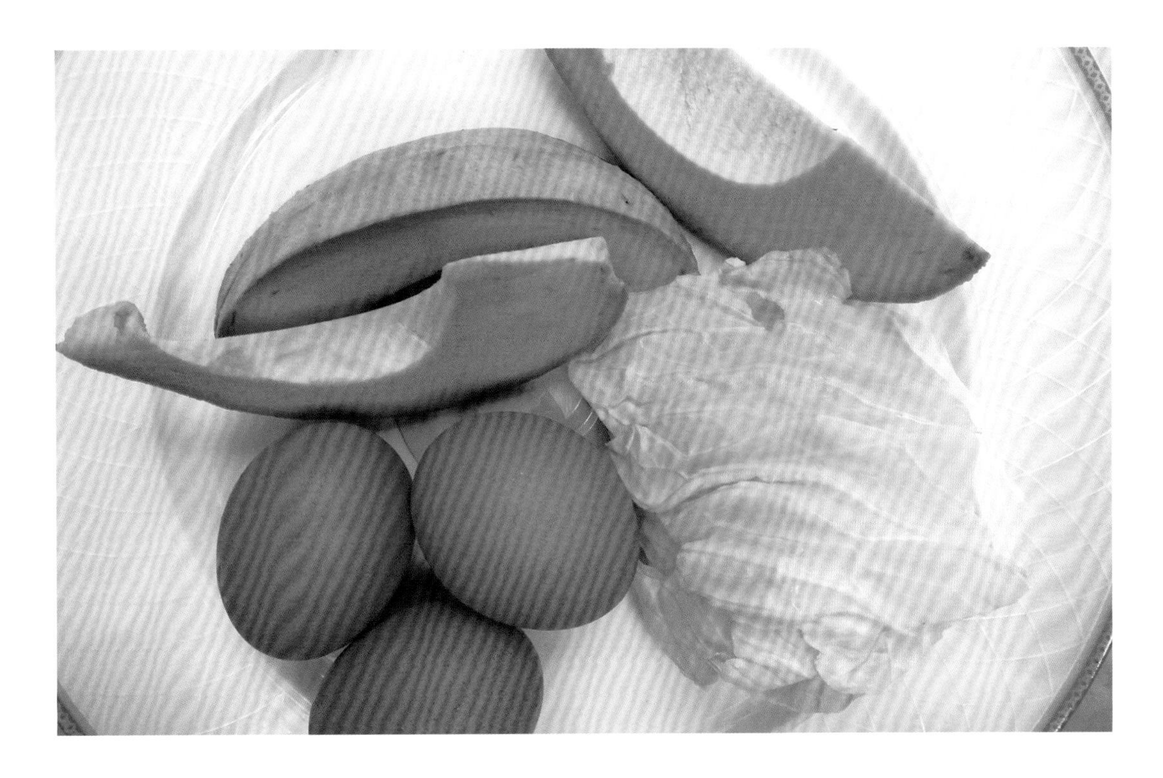

材料

酪梨果肉 100 克　高麗菜 80 克　雞蛋 3 粒　胡椒粉少許　鹽少許
橄欖油 3 湯匙

主要功效

提升聰明記憶力。

功效解說

酪梨含有高量的 Omega-3 脂肪酸，有健腦、增強記憶的功效。高麗菜含有豐富的多種維生素及人體必需的微量元素，有健腦作用，可治健忘。蛋含有蛋白質、卵磷脂、膽鹼，可以提升記憶力。

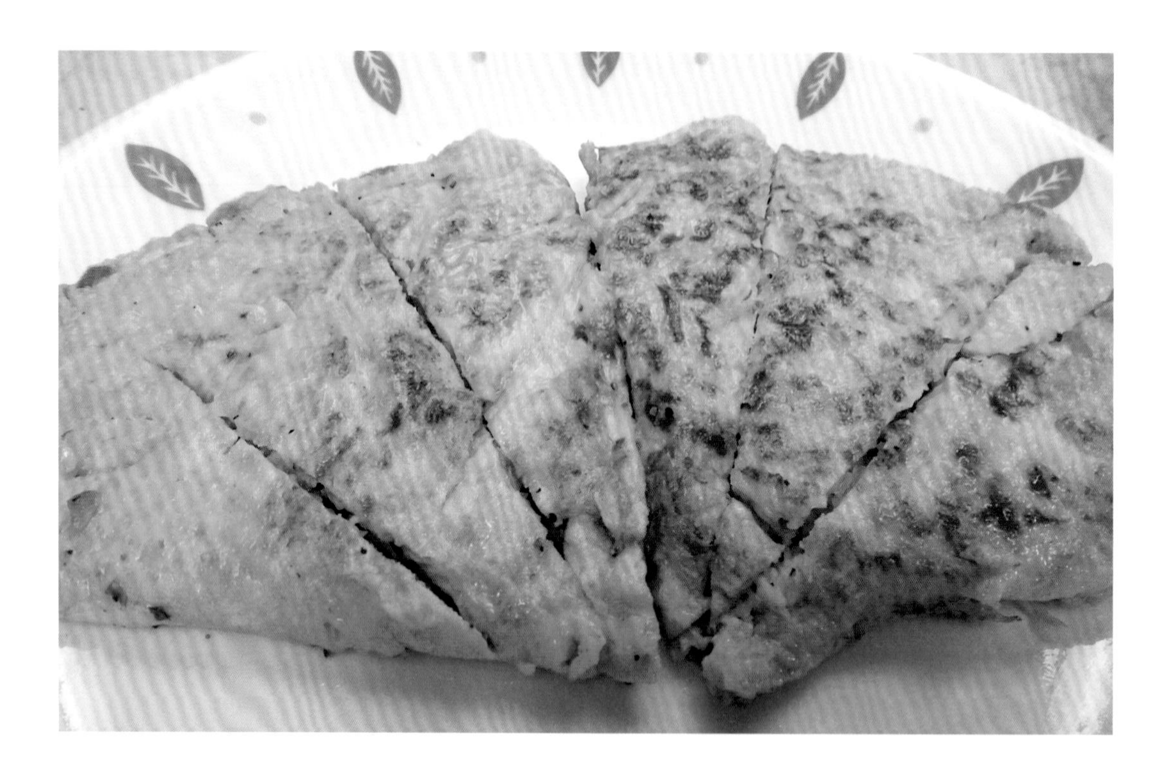

做法

1. 高麗菜洗淨，瀝乾水，切碎備用。
2. 酪梨洗淨，去皮、籽，取果肉 100 克切碎備用。
3. 蛋洗淨，去殼，蛋汁用大碗裝，放入高麗菜、鹽，打散打勻備用。
4. 橄欖油入鍋，中火加熱後，轉文火，倒入高麗菜蛋汁，搖動鍋子讓蛋汁分散到四周（中間才不會太厚）。
5. 蛋餅凝固成形，表面微有蛋汁未凝固時，均勻灑上酪梨後，將蛋餅翻半面成半月形，鍋鏟稍壓一下，反覆翻面煎，直至內層蛋汁熟，裝盤撒上胡椒粉即可。

注意事項

1. 高麗菜含豐富粗纖維，消化功能不佳、腹瀉者少食；含有抑制甲狀腺機能的成分，甲狀腺功能失調者勿大量食用。
2. 酪梨富含鉀，腎功能不全和急、慢性腎炎者忌食。
3. 蛋白不易消化，多食令人腹脹滿，腸胃虛弱者不宜多食。
4. 手拿酪梨輕搖，感覺酪梨內種子搖動，表示酪梨果肉已成熟（酪梨皮上微有黑點）。

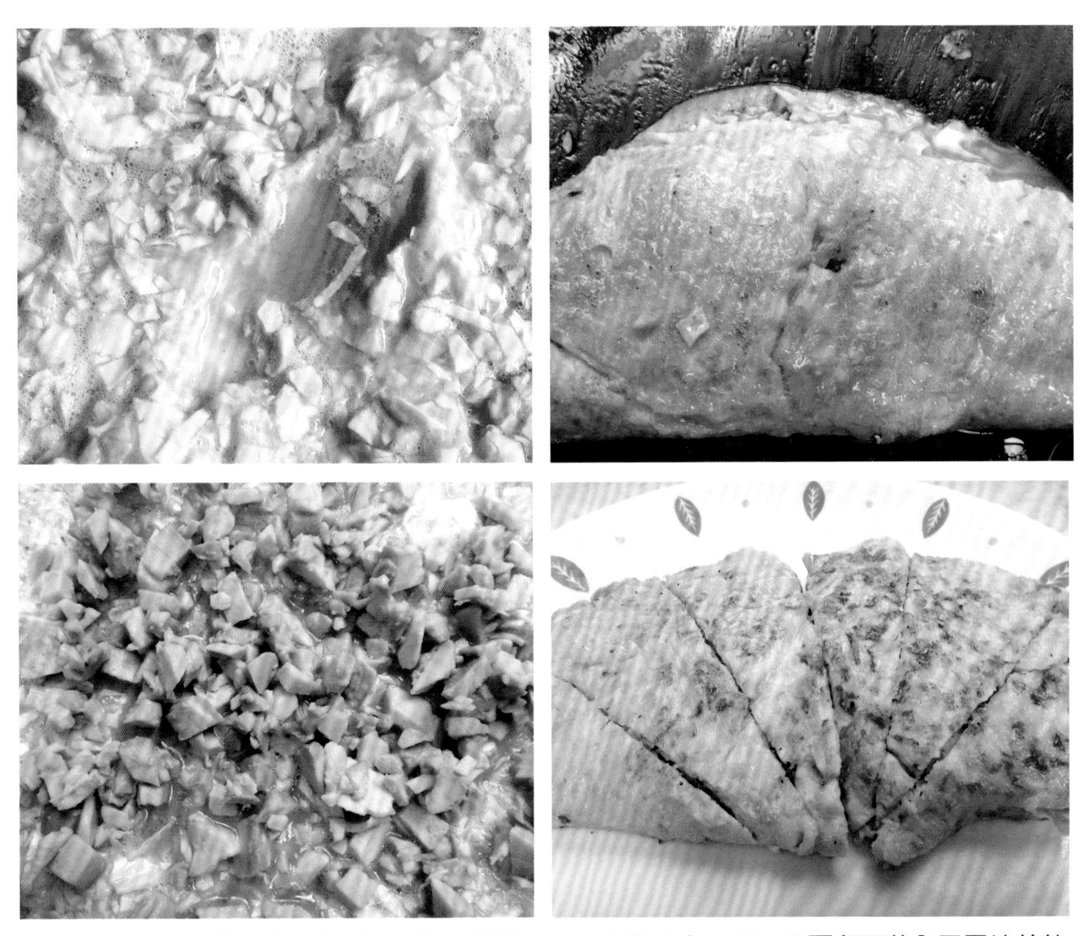

● 表面微有蛋汁未凝固，灑上酪梨

● 翻成半月形，反覆翻面將內層蛋汁煎熟

國家圖書館出版品預行編目資料

蔬果養生健康DIY／黃于芯編著．--初版．
--臺北市：幼獅，2015.04
面；　公分
ISBN 978-957-574-994-1（平裝）
1.食療2.果菜類3.食譜

413.98　　104003467

蔬果養生健康DIY

作　　者＝黃于芯
出 版 者＝幼獅文化事業股份有限公司
發 行 人＝李鍾桂
總 經 理＝王華金
總 編 輯＝劉淑華
副總編輯＝林碧琪
主　　編＝林泊瑜
編　　輯＝周雅娣
內頁編排＝裴蕙琴（全日照工作室）
總 公 司＝10045臺北市重慶南路1段66-1號3樓
電　　話＝(02)2311-2832
傳　　真＝(02)2311-5368
郵政劃撥＝00033368

門市
・松江展示中心：10422臺北市松江路219號
電話：(02)2502-5858轉734傳真：(02)2503-6601
・苗栗育達店：36143苗栗縣造橋鄉談文村學府路168號（育達科技大學內）
電話：(037)652-191傳真：(037)652-251

印刷＝龍祥印刷股份有限公司
定價＝399元
港幣＝133元
初版＝2015.04
書號＝998024

幼獅樂讀網
http://www.youth.com.tw
e-mail:customer@youth.com.tw

行政院新聞局核准登記證局版台業字第0143號